NATUR-RESILIENZ

MARIA M. KETTENRING
JASMIN SCHLIMM-THIERJUNG

NATUR-RESILIENZ

Finde deine **innere Balance** mit der Kraft der Natur

mankau

Impressum

Bibliografische Information der Deutschen Nationalbibliothek
Die Deutsche Nationalbibliothek verzeichnet diese Publikation in der Deutschen Nationalbibliografie; detaillierte bibliografische Daten sind im Internet über http://dnb.d-nb.de abrufbar.

Maria M. Kettenring | Jasmin Schlimm-Thierjung
Natur-Resilienz
Finde deine innere Balance mit der Kraft der Natur
ISBN 978-3-86374-791-6
1. Auflage März 2026

Mankau Verlag GmbH
Pfarrgasse 1, D-82497 Unterammergau
kontakt@mankau-verlag.de
Soziale Netzwerke: www.mankau-verlag.de/forum

Lektorat: Redaktionsbüro Julia Feldbaum, Augsburg
Endkorrektorat: Susanne Langer-Joffroy M. A., Germering
Innenteil: Lydia Kühn, Aix-en-Provence, Frankreich
Cover/Umschlaggestaltung: Andrea Janas, München

Bildnachweis: © **stock.adobe.com** 19, 115: kusumai; 83: StratfordProductions; 86–87: yanikap; 135: Andreichenko; 157: Evelyn Kobben; 159: Liami; 169: ihorhvozdetskiy; 209: Lumixera; 210: hirosumu; 216: Keyframe's; 235: Richard Griffin; 238: dule964; 245, 261: Scisetti Alfio; 253: Esin Deniz; 258: wasanajai
197: © **Jasmin Schlimm-Thierjung**

Druck: Westermann Druck Zwickau GmbH, Zwickau/Sachsen

FSC www.fsc.org
MIX
Papier | Fördert gute Waldnutzung
FSC® C110508

Wichtiger Hinweis des Verlags:
Die Autorinnen haben bei der Erstellung dieses Buches Informationen und Ratschläge mit Sorgfalt recherchiert und geprüft, dennoch erfolgen alle Angaben ohne Gewähr; Verlag und Autorinnen können keinerlei Haftung für etwaige Schäden oder Nachteile übernehmen, die sich aus der praktischen Umsetzung der in diesem Buch dargestellten Inhalte ergeben. Bitte respektieren Sie die Grenzen der Selbstbehandlung und suchen Sie bei Erkrankungen einen erfahrenen Arzt oder Heilpraktiker auf.

Inhalt

Geleitwort

von Dr. med. Michael Eitler

Als Arzt und Wissenschaftler, der seit vielen Jahren zu naturbasierten Interventionen und integrativer Medizin forscht, erlebe ich immer wieder dasselbe Paradox: Wir wissen intuitiv, dass Natur uns guttut, und zugleich fällt es unserer hochregulierten, evidenzorientierten Medizin schwer, dieses Wissen in Strukturen, Leitlinien und Versorgungswege zu übersetzen. Genau in diese Lücke stößt dieses Buch zur »Natur-Resilienz«.

Resilienz wird in der Forschung längst nicht mehr nur als individuelle Widerstandskraft verstanden, sondern als dynamischer Prozess: Menschen regulieren Stress, Emotionen und Aufmerksamkeit in Beziehung zu ihrer Umwelt. Natur ist dabei kein romantischer Hintergrund, sondern ein aktiver Co-Regulator. Wir sehen das in Studien zur Stressphysiologie (Puls, Blutdruck, Cortisol), zu Aufmerksamkeit und Erschöpfung *(Attention Restoration),* aber auch im qualitativen Arbeiten: Menschen berichten, dass Natur ihnen erlaubt, Abstand zu Symptomen zu gewinnen, Selbstwirksamkeit zu erleben und wieder Anschluss an Sinnquellen zu finden. Die Salutogenese nennt das *sense of coherence:* Natur kann genau diesen Kohärenzsinn stärken.

Was mir an diesem Ansatz gefällt: Er ist nicht eskapistisch. Es geht nicht darum, sich für eine Stunde aus der Realität zu verabschieden, sondern darum, Ressourcen zu aktivieren, die dann in den Alltag »rückkoppeln« – in Familie, Beruf, Pflegeverantwortung. Natur wird so zu einem niedrigschwelligen, kostengünstigen und hoch inklusiven

Resilienzfaktor. Und: Sie wirkt nicht nur auf Einzelne, sondern auch auf Gruppen – etwa in naturtherapeutischen Settings oder bei achtsamkeitsbasierten Spaziergängen. Das deckt sich sehr mit meinen eigenen Projekten und Patientenerfahrungen.

Dass die Autorinnen Naturerleben nicht nur beschreiben, sondern erfahrbar machen wollen, ist deshalb mehr als ein persönlicher Zugang – es ist wissenschaftlich plausibel. Resilienz entsteht im Tun, nicht im Theoretisieren. Dieses Buch lädt dazu ein, Natur nicht länger als *nice to have* zu betrachten, sondern als ernst zu nehmende, gesundheitsförderliche Umweltressource.

Ich wünsche allen Leserinnen und Lesern, dass sie sowohl Resonanz mit eigenen Erfahrungen spüren als auch Lust bekommen, diese Erfahrungen bewusster, regelmäßiger und vielleicht auch gemeinschaftlicher zu kultivieren – und damit ihre ganz persönliche Natur-Resilienz zu stärken.

Berlin, Oktober 2025
PD Dr. med. Michael Jeitler
(Charité – Universitätsmedizin Berlin/Universität Tübingen, Technische Wissenschaften)

Vorwort
Ein Kompass zu den sieben Säulen der Natur-Resilienz

In unserer modernen Welt, die von Beschleunigung, Stress und Unsicherheit geprägt ist, benötigen wir Menschen Resilienz – psychische Widerstandsfähigkeit –, um sich nicht zu verlieren. Dieses Buch lädt dazu ein, diese innere Stärke mithilfe der Natur, mit achtsamen Ritualen und ätherischen Ölen als Lebensbegleiter zu nähren und Schritt für Schritt in den Alltag zu integrieren.

Stellen Sie sich das Buch wie einen Weg durch sieben miteinander verbundene Landschaften vor. Jede Landschaft steht für eine Säule oder Wurzeln der Resilienz – Achtsamkeit, Akzeptanz, Optimismus, Selbstwirksamkeit, kreatives Lösungsdenken, Beziehungspflege und zielorientiertes Handeln. Auf diesem Weg geht es nicht um Perfektion, sondern um viele kleine, konkrete Schritte: eine Naturpause, ein bewusstes Atemritual, eine einfache Übung im Wald, ein sanfter Duft, der zur inneren Mitte zurückführt.

Die Natur ist dabei ein stiller und verlässlicher Begleiter. Sie zeigt, wie Wandlung und Erholung gelingen können: Nach jedem Sturm kommen neue Knospen, nach jeder Trockenheit zeigt sich der langsame Weg zur Regeneration. Kleine, gut umsetzbare Impulse und Übungen helfen, den Körper zu entspannen, den Geist zu klären und das seelische Immunsystem zu stärken – oft in nur wenigen Minuten am Tag.

Ätherische Öle und Düfte spielen eine besondere Rolle: Sie können zu Duftankern werden, die an Ruhe, Zuversicht oder Freude erinnern und so innere Ressourcen aktivieren. Ob als Begleitung bei einem Naturspaziergang, in einer kurzen Auszeit zu Hause oder in der Aromaküche – sie unterstützen dabei, sich wieder mit sich selbst und der Umwelt zu verbinden.

Ein weiterer Faden dieses Buches ist die spirituelle Dimension von Naturerleben und Achtsamkeit. Spiritualität zeigt sich hier im Alltag: in Momenten der Stille, im bewussten Atmen, im Lauschen auf die Natur und in kleinen Auszeiten, bis hin zu Retreats, die Körper, Geist und Seele stärken. So kann nach und nach ein innerer Raum entstehen, in dem Frieden, Verbundenheit und Klarheit wachsen dürfen.

Wir möchten Sie ermutigen, die eigenen Bedürfnisse wahrzunehmen, der persönlichen Natur-Resilienz zu vertrauen und ihr Raum zu geben. Möge dieses Buch Sie ein Stück auf Ihrem Weg zu mehr Gelassenheit, Verbundenheit und innerer Stärke begleiten.

Kapitel 1
Die Grundlagen der Natur-Resilienz

Die Natur selbst ist ein Meister der Resilienz, da sie sich nach Störungen stets schrittweise erholt und an neue Gegebenheiten anpasst. In der Natur wird auch unser seelisches wie körperliches Immunsystem trainiert. Angeborene Eigenschaften werden durch gezielte Erfahrungen und verschiedene Formen von Übungen in der Natur gestärkt, Ressourcen werden aktiviert, und dabei stellen sich oft wunderbar kreative Lösungen ein.

Resilienz – der »Selbstschutz-Schild« gegen Lebenskrisen

Das Leben ist voller Herausforderungen ... auch wenn dieser Satz banal klingt, so ist er doch wahr. Jeder lebenserfahrene Mensch wird zustimmend nicken. Beruflicher oder privater Stress, Schicksalsschläge und radikale Veränderungen begleiten das Leben.

Ursprünglich leitet sich Resilienz aus der Physik ab und stammt vom lateinischen Wort *resilire* für *abprallen* oder *zurückspringen*. Resilienz steht ganz allgemein für die Anpassungsfähigkeit an Veränderungen. In den letzten Jahrzehnten hat sich der Begriff vor allem in der Psychologie und ihrer praktischen Forschung weitgehend durchgesetzt. So legte die angewandte Wissenschaft einen ihrer Schwerpunkte darauf, wie Menschen trotz Krisen, schwerer Lebensumstände oder belastender Veränderungen seelisch gesund bleiben können.

Die Herausforderungen des Lebens belasten Menschen unterschiedlich: Manche scheinen alles problemlos wegzustecken, andere rutschen in ein Burn-out oder eine Depression. Auch lassen sich viele körperliche Leiden auf die Psyche zurückführen, zum Beispiel Bluthochdruck-, Herz- oder Rückenprobleme. Die Fähigkeit, mit Belastungen des Lebens umzugehen, wird mit Resilienz beschrieben.

Resilienz ist eine besondere Kraft der Psyche, Belastungen auszuhalten – eine ausgeprägt lebensmutige Haltung. Ein resilienter Mensch lässt sich durch Schicksalsschläge nicht aus der Bahn werfen. Resilienz ist die Fähigkeit, gelassener auf Stress auslösende Reize zu reagieren. Das heißt, wir können Stress entweder ausweichen oder durch eine starke Resilienz minimieren, also durch Widerstandsfähigkeit. Sie funktioniert wie ein mentales Immunsystem gegenüber den Einflüssen, die uns auf Dauer krank machen können. Resiliente Personen besitzen die Fähigkeit, Möglichkeiten dort zu ergreifen, wo sie sich bieten.

Warum ist Resilienz wichtig?

Resilienz hilft dabei, die Herausforderungen des Lebens zu meistern und Lebenskrisen zu bewältigen. Resiliente Menschen erleben Schicksalsschläge wie die Trennung vom Partner oder den Verlust eines geliebten Menschen auch als schmerzhaft, aber sie erholen sich leichter von diesem einschneidenden Ereignis. Chronische Erkrankungen oder permanente Geldsorgen belasten auch resiliente Menschen und können sie zeitweise verzweifeln lassen. Ihre Resilienz hilft ihnen jedoch dabei, nicht aufzugeben und ihren Lebensmut und ihre Lebensfreude immer wiederzufinden. Resilienz fördert die psychische und physische Gesundheit. Unbewältigt können schwere seelische Krisen zu psychischen

Störungen wie Angststörungen oder Depressionen führen. Da resiliente Menschen solche Krisen schneller überwinden und ihr seelisches Gleichgewicht wiederfinden, ist auch ihr Risiko für diese psychischen Erkrankungen geringer als bei vulnerablen Personen.

Im Organismus führen unbewältigte psychische Belastungen zu einem chronischen Stresssyndrom, das alle körperlichen Funktionen beeinflusst. Dabei können schwere, körperliche Beschwerden, wie beispielsweise Herz-Kreislauf-Krankheiten entstehen. Resiliente Menschen erholen sich schneller.

Aber was macht »dickfellig« bzw. belastbar im Umgang mit den Widrigkeiten des Lebens – was macht resilient? Resilienz besteht aus dem Zusammenspiel von genetischer Veranlagung, persönlichen Lebensumständen und psychischer Konstitution. Entscheidend ist: Resilienz lässt sich üben und gezielt fördern.

Was ist die biologische Grundlage der Resilienz?

Die biologischen Resilienzfaktoren sind größtenteils genetisch bedingt und werden vererbt. Die Resilienz wird aber von verschiedenen Außenfaktoren beeinflusst und ist teilweise bewusst erlern- und trainierbar.

Resiliente Personen erholen sich schneller, weil ihr Körper die verantwortlichen Stresshormone besser abbaut. Die rasche Erholung vom Stress hilft diesen Menschen auch, sich mehr an belastende Situationen zu gewöhnen. Sie reagieren oft gelassener auf Situationen, die bei anderen Menschen starken Stress auslösen können. Das Gehirn resilienter Menschen ist flexibler und anpassungsfähiger. Resiliente Menschen können dadurch mit psychischen Belastungen besser umgehen.

Die vier Grundprinzipien der Resilienz

Aufbauend auf wichtigen Arbeiten des Psychologieprofessors Jack Block (er untersuchte Resilienz bei Kleinkindern in den 1950er-Jahren) oder der Entwicklungspsychologin Emmy Werner (sie beobachtete ab 1955 den Werdegang einer Kohorte aus schwierigen Verhältnissen) entstanden einige psychologische Definitionen sowie infolgedessen auch Modelle der Resilienz. Aus der bisherigen Forschung gehen die folgenden essenziellen Grundsätze der Resilienz hervor:

1. Prinzip

Eine gewisse Haltung bzw. bestimmte Eigenschaften einer Person, damit Resilienz entstehen kann; ein etabliertes Modell von Ursula Nuber (1999) beschreibt die sieben Säulen der Resilienz, die eine positive Anpassung oder Bewältigung unterstützen:

1. Optimismus
2. Akzeptanz
3. Lösungsorientierung
4. Die Opferrolle verlassen
5. Verantwortung übernehmen
6. Netzwerkorientierung
7. Zukunftsplanung

2. Prinzip

Auch Umweltfaktoren (wie bspw. die aktuelle Lebenssituation) nehmen Einfluss darauf, inwiefern Krisen positiv bewältigt werden können. Besonders die Existenz eines unterstützenden sozialen Netzwerks wurde in zahlreichen Studien als starker Schutzfaktor angeführt. Eine Metapher dafür ist das Windrad: Es nutzt die Kraft des Windes und wandelt sie in Bewegung um. So wie der Wind das Rad antreibt, können äußere Einflüsse und Unterstützungssysteme den inneren »Motor« anregen, der Motivation und

Handlungskompetenz in kraftvolles, zielgerichtetes Tun transformiert.

3. Prinzip

Resilienz ist dynamisch und veränderbar. Die Fähigkeit zur Resilienz ist kontextabhängig und lässt sich je nach Erfahrung mit bestimmten Situationen variieren. Außerdem können Personen die eigene Bewältigungskompetenz bewusst trainieren und fördern.

4. Prinzip

Resiliente Menschen sind gesünder und glücklicher. Resilienz wurde oft als »Weg« zu Gesundheit und Wohlbefinden beschrieben. Denn je resilienter Personen sind, desto wahrscheinlicher ist es, dass sie negative Lebensereignisse positiv bewältigen, »keinen Schaden nehmen« und neue Bewältigungs- bzw. Gesundheitskompetenzen erwerben.

Zusammengefasst lässt sich Resilienz als dynamischer Prozess betrachten, der von vielen externen und internen Faktoren beeinflusst wird und einen positiven Effekt auf Gesundheit und Wohlbefinden hat. Resilienz ist trainierbar.

Die sieben Säulen der Resilienz

Eines der bekanntesten Modelle zur Resilienz ist das der »sieben Säulen der Resilienz«, das häufig in der Bildsprache eines Baumes dargestellt wird (siehe Seite 19). Ursula Nuber gilt als die Mutter des Modells in Deutschland. Die Pionierarbeit ist zurückzuführen auf Emmy Werner. Geprägt wurde der Begriff durch Kenneth Ginsburg, der die sieben Säulen der Resilienz entwickelte und sich darauf konzentrierte.

1. Säule: Achtsamkeit

Sich selbst und die Situation bewusst wahrnehmen. Den gegenwärtigen Moment bewusst erleben. Achtsam zu leben, achtsam zu denken und zu handeln und achtsam im Umgang mit anderen Menschen zu sein, erhöht die Reflexions- und Kommunikationsfähigkeit.

2. Säule: Akzeptanz

Annehmen, was nicht veränderbar ist. Erst dadurch ist Veränderung möglich. Sie ist die erste Stufe zur Bewältigung von Krisen. Oft sind wir im Hadern, anstatt Situationen anzunehmen und kreativ und achtsam damit umzugehen, sodass man krisenhafte Situationen besser meistert.

3. Säule: Optimismus

Vertrauen darauf, dass Krisen vorübergehen, und eine optimistische Zukunftsorientierung sind wichtige Bausteine für eine ausgeprägte Resilienz. Dieser veränderte Blick hilft bei der Bewältigung von Krisen und dabei, nicht nur das Negative darin zu sehen. Was will mir die Situation sagen? Dies gibt Hoffnung und Zuversicht.

4. Säule: Selbstregulierung und Selbstwirksamkeit
Überzeugt davon sein, selbst handeln und etwas bewirken zu können. An sich selbst und seine eigenen Fähigkeiten zu glauben hilft, die eigene Selbstfürsorge und Selbstliebe zu pflegen und dabei die eigenen Grenzen zu erkennen und zu respektieren.

5. Säule: Kreatives Lösungsdenken und zukunftsorientiertes Lösen
Flexibel auf Veränderungen reagieren. Lösungsorientiertes Denken und Handeln ist stark von den persönlichen Einstellungen, Erfahrungen, Glaubenssätzen und eigenen Zielvorstellungen abhängig. Mit Offenheit, Kreativität und »Out of the box«-Gedanken entstehen neue Lösungsansätze.

6. Säule: Beziehungspflege und Netzwerkorientierung
Empathie ist eine Voraussetzung, um Beziehungen zu pflegen. Ein stabiles soziales Umfeld schafft Geborgenheit, Sicherheit, ein Zugehörigkeitsgefühl und tragende Netzwerke. Es ist entscheidend, sie als Quelle von Hilfe und Sicherheit zu nutzen. Martin Bubers Gedanke »der Mensch wird am Du zum Ich« zeigt, dass ein funktionierendes, nährendes soziales Umfeld Voraussetzung dafür ist, Selbstfürsorge zu stärken.

7. Säule: Zielorientiertes Handeln
Finden realistischer Ziele, die uns nicht überfordern, sondern anregen, neue Gewohnheiten zu integrieren. Motiviert vorgehen, eigene Grenzen respektieren und Unterstützung annehmen. Wie weit geht die Bereitschaft, vollen Einsatz zu bringen und Verantwortung für das eigene Handeln zu übernehmen? Wohin soll die Reise gehen? Wofür brennen Sie, was sind die Bremsen und Stolpersteine?

Der Resilienzbaum

Der Baum mit seiner Krone, seinem Stamm und seinen Wurzeln ist ein passendes Bild, wie der Mensch allen Stürmen des Lebens, im Sinne der Resilienz, trotzen kann:

Die Wurzeln ernähren den Stamm und den Baum, damit er wächst und sich entfaltet. So, wie verschiedene Resilienzfaktoren unser Sein und unser Selbst bestimmen, so können Selbstfürsorge, Selbstbewusstsein, Selbstvertrauen, Selbstliebe und Selbstmitgefühl unsere innere Stärke nähren, damit wir in stürmischen Zeiten gut verwurzelt im Leben stehen und uns der Sturm des Lebens nichts anhaben kann.

Der Baumstamm bildet das stabile Gerüst und ist der Verbindungskanal zwischen Wurzeln und Krone, indem Wasser und Nährstoffe unentwegt von unten nach oben und zurück gepumpt werden. Beim Menschen sind dieses Gerüst die Wirbelsäule und das Rückenmark, der Lebenskanal zwischen Beckenregion und Kopf. Die Wirbelsäule hält den Menschen wie ein Stamm aufrecht und verleiht ihm Stabilität. Der Vergleich zwischen der Krone und dem menschlichen Kopfbereich scheint gewagter. Das Gehirn besteht aus einer verästelten Struktur von Nervenfasern, die in der Mikrostruktur einzelner Nervenzellen ihre Entsprechung finden. Die Nervenzelle als Ganzes gesehen, spiegelt zudem eine komplette Baumstruktur wider, die Synapsen entsprechen den Wurzeln, das ummantelte Axon dem Stamm mit der Rinde, die Dendriten sind mit der Kronen-Ast-Struktur vergleichbar.

Resilienz gleicht im Bild einem Baum: Sie wächst aus starken Wurzeln, einem stabilen Stamm und einer weit entfalteten Krone. Naturerfahrungen – ob durch Achtsamkeit, Bewegung oder Klimaeinflüsse – sind wertvolle Trainingsfelder. Sie fördern Körper, Geist und Seele gleichermaßen und helfen uns, innerlich widerstandsfähiger zu werden.

Die sieben Resilienzwurzeln in ihrem Einsatz und Wirkungsraum Natur

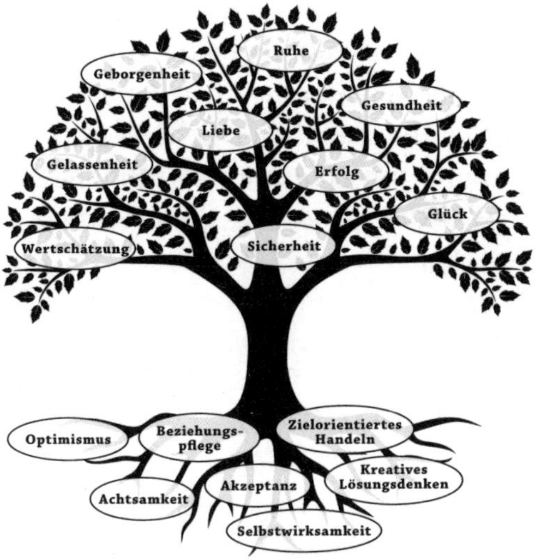

Baumkrone
Ziele des Resilienztrainings

Stamm
Mein Selbst – Mein Ich

Wurzeln der Resilienz
Optimismus, Beziehungspflege, Zielorientiertes Handeln, Achtsamkeit, Akzeptanz, Kreatives Lösungsdenken, Selbstwirksamkeit

Methode nach von Borcke und Schlimm-Thierjung

Die Resilienzansätze sind als Risikominderung bzw. Steigerung der Belastbarkeit einer Person zu verankern. Daher sind Naturressourcen eine Unterstützung, die wir von der Umwelt erhalten können. Ziel ist, unser eigenes Verhalten für unser Wohlbefinden zu optimieren, unsere Handlungsoptionen für zukünftige Lebensherausforderungen zu erweitern und eine neue andere Haltung für unsere eigene Achtsamkeit zu entwickeln.

Hierzu bedienen wir uns verschiedener Methoden und Inhalte. Wir lernen dabei, mit Achtsamkeit auf die Ressourcen der eigenen Umwelt zuzugehen. Dabei werden Veränderungsprozesse angestoßen und unterstützen sich somit gegenseitig.

Unsere sieben Resilienzwurzeln dienen als menschliches Fundament, als Prägung unseres ersten Lebensdrittels.

Wichtige Natur-Resilienz-Übungen

Diese Übungen basieren auf den Resilienzwurzeln und sollen uns dabei helfen, besser mit Stress und negativen Emotionen umzugehen und sie zu regulieren. Die jeweiligen Überschriften weisen auf die entsprechenden Aufgabenstellungen hin und schaffen Verbindungen zu den sieben Resilienzwurzeln: Achtsamkeit, Akzeptanz, Optimismus, Selbstwirksamkeit, Kreatives Lösungsdenken, Beziehungspflege, Zielorientiertes Handeln.

Übung

Resilienzwurzel »Zielorientiertes Handeln« Mein Motto

Was wollen Sie wirklich für Ihr Leben? Was ist Ihr Ziel, was sind Ihre Wünsche, was sind Ihre Bedürfnisse?

Vorbereitung: Stift und Block
Ort: vielfältige Landschaft
Übungsformat: allein oder mit einem Partner

Suchen Sie in Ihrer Umgebung einen Naturgegenstand oder eine Naturszenerie/ein Bild, das Sie anzieht. Überlegen Sie nicht lange, sondern entscheiden Sie schnell und spontan, ganz aus dem Bauch heraus. Stellen Sie sich die Frage: Warum habe ich genau diese Szenerie/diesen Gegenstand ausgewählt, was hat das mit mir zu tun? Notieren Sie Stichworte dazu. Nehmen Sie sich etwa 5 Minuten Zeit.

Wenn Sie die Übung mit einem Partner oder einer Partnerin machen, dann können Sie Ihre Stichwortliste durch seine oder Ihre Eindrücke erweitern, soweit diese für Sie stimmig sind.

Reduzieren Sie anschließend schrittweise die Anzahl Ihrer Begriffe (erst auf acht, dann auf fünf), bis letztend-

Übung

lich drei Kernbegriffe übrig bleiben. Formulieren Sie nun daraus Ihr Motto! Achten Sie darauf, dass Ihr Satz mit »Ich« beginnt und ein aktives Verb beinhaltet, das Ihr zukünftiges Tun widerspiegelt, z. B.: »Ich gehe heute motiviert zur Arbeit« oder »Ich werde diese Aufgabe gut bewältigen«.

Gehen Sie mit Ihrem selbst gewählten Mottosatz in sich. Suchen Sie sich dafür eine schöne Ecke in der Natur und üben ihn auf dieser Naturbühne. Tänzerisch, verbal, bildlich, als Skulptur mit Gegenständen aus der Natur, alles darf sein! Legen Sie sich ein Naturmandala mit Naturmaterialien, oder wählen Sie sich einen Ausschnitt auf dem Boden und ergänzen ihn mit Steinen, Blättern etc.

Resilienzwurzel »Akzeptanz« Hinter sich lassen

Wie werde Sie einen negativen Gedanken los? Indem Sie ihn hinter sich lassen – buchstäblich.

Ort: abwechslungsreiches Gelände mit Bäumen, Hecken, Wiese, Wasserlauf
Übungsformat: allein

Was geht Ihnen Unangenehmes im Kopf herum? Immer wieder? Da brauchen Sie vermutlich nicht lange nachzudenken. Ein belastendes Erlebnis, ein kritischer Mensch, eine herausfordernde Situation: Holen Sie sich den Gedanken (den man ja gern verdrängt) einmal ganz bewusst nach vorn.

Streifen Sie im Wald herum, und suchen Sie sich *zwei* gut erreichbare, unterschiedliche Plätze aus, z. B. zwei markante Bäume, einen Baum und einen Strauch oder was auch immer Sie mit Ihrem Gedanken in Verbindung brin-

Übung

gen möchten. Denken Sie sich eine Brücke zwischen diesen beiden Naturplätzen. Lassen Sie Ihren negativen Gedanken beim ersten Platz »liegen«, indem Sie sich sagen: »Ich lasse ihn hinter mir und nehme ihn auf dem weiteren Weg nicht mit!« Entfernen Sie sich von diesem Ort.

Steuern Sie nun den zweiten Platz an, und spüren Sie nach, wie Sie sich nun ohne diesen gedanklichen Ballast fühlen. »Überbrücken« Sie dabei gern Ihr Denken mit dem Gedanken an etwas Schönes.

Am zweiten Platz angekommen, stellen Sie sich die Frage: Wie fühlt es sich an ohne diesen negativen Gedanken?

Resilienzwurzel »Akzeptanz«
Übergänge/Umbrüche bewusst machen

Das Leben ist voller Übergänge oder Umbrüche: ein Arbeitswechsel, ein neuer Partner, ein Umzug, veränderte Lebensbedingungen. Die Liste ist ellenlang.

Ort: Gelände mit Bäumen, Wasserlauf
Übungsformat: allein

Wählen Sie einen Platz, der für das Thema »Übergang/Umbruch« stellvertretend sein kann. Das kann eine kleine Brücke sein, ein Bachlauf, den es zu überwinden gilt etc.

Suchen Sie dort nach einem Naturgegenstand, der das Thema symbolisiert, das Sie nicht mehr mit sich herumtragen wollen, weil es Neues zu entdecken gibt.

Betreten Sie langsam und sehr bewusst die Brücke oder die von Ihnen gewählte Naturszenerie und halten genau in der Mitte inne. Dort befinden Sie sich im gegenwärtigen Moment, dem Hier und Jetzt. Werden Sie sich an dieser

Stelle gewahr, dass die Vergangenheit hinter Ihnen (die Richtung, aus der Sie gekommen sind) und die Zukunft (die Richtung, in die Sie gehen werden) vor Ihnen liegt. Beides ist nicht (mehr) oder noch nicht beeinflussbar. Das »Alte« können Sie nicht mehr ändern, das »Neue« ist noch ungewiss, kann eintreten oder auch nicht. Nur im Jetzt, an dieser Stelle, können Sie handeln und sich entscheiden, wie es weitergehen darf.

Werden Sie genau an dieser Stelle – in der Mitte – Ihr Symbol für das los, was Sie nicht mehr mit in die Zukunft tragen möchten, ob schreiend, voller Inbrunst wegwerfend oder andächtig fallen gelassen, ganz so, wie es für Sie stimmig ist.

Nur wenn Altes losgelassen wird, kann Neues entstehen. Geben Sie sich eine Chance!

Resilienzwurzel »Kreatives Lösungsdenken« Naturfantasie

Was braucht Kreativität? Spaß und Freude, zum Beispiel die Idee: Lernen mit dem Schnee! Schaffen Sie eine Gelegenheit, die Dinge einmal anders zu erleben.

Ort: irgendwo draußen im Schnee
Übungsformat: allein oder in der Gemeinschaft

Entdecken Sie das Kind in sich! Beobachten Sie die fallenden Flocken und die endlose, friedliche weiße Schneedecke. Öffnen Sie Ihre Sinne, indem Sie die fallenden Flocken »hören« (wie Regen, nur leiser!) und den Schnee »riechen«. Wie ist der Unterschied zwischen Tief-, Firn- oder Matschschnee? Merken Sie, dass der Schnee Sie beruhigt? Stapfen

Übung

Sie hindurch, und hören Sie nur den Geräuschen zu. Fangen Sie Schneeflocken mit der Zunge, probieren Sie einmal »Schnee-Eis«.

Malen oder stampfen Sie geheimnisvolle Zeichen oder Bilder in den Schnee. Spielen Sie »Eisengel«. Wenn Sie mit mehreren Leuten im Schnee unterwegs sind, dann bauen Sie einen Schneemann, gehen in den Spuren der anderen, oder toben Sie sich in einer Schneeballschlacht aus. Und wenn es immer noch nicht genug ist, seifen Sie sich gegenseitig voller Lust ein!

Resilienzwurzel »Selbstwirksamkeit« Innehalten und nach innen gehen

Wir laufen durchs Leben, oft rennen wir auch durch dessen Kulissen. Nun gehen und stehen wir einmal 5 Minuten lang ganz bewusst. Gehen um des Gehens willen.

Ort: irgendwo in der Natur
Übungsformat: allein

Fokussieren Sie sich ganz bewusst auf den Gehprozess, und nehmen Sie ihn in seinen unterschiedlichen Phasen wahr. Dies kann gern 5 Minuten, aber auch 15 Minuten benötigen, bis sie in den Flow kommen:

1. Wann setzt der eine, wann der andere Fuß auf?
2. Wann setzt die Ferse auf, wann löst sie sich wieder?
3. Wann spüren Sie das Körpergewicht gleichmäßig – auf beiden Füßen – verteilt? Nehmen Sie in diesem Moment bewusst das Stehenbleiben, den Moment der Pause wahr, den Moment, wenn einfach mal nichts getan werden muss.
4. Wie fühlt sich diese Pause an?

Übung

Ändern Sie danach auch mal die Richtung. Dabei ist es wichtig, dass Sie auch den Richtungswechsel sehr bewusst durchführen: Bevor die Richtungsänderung erfolgen soll, bleiben Sie erst einmal stehen, stellen die Füße parallel nebeneinander, und richten Sie sich in die angestrebte Richtung aus. Erst dann gehen Sie achtsam und analog den bereits bekannten Prozess weiter. Gönnen Sie sich auch im Alltag immer wieder mal diese Pausen – Langsamkeit spüren und innehalten, um runterzukommen und einfach mal nichts zu tun.

Resilienzwurzel »Zielorientiertes Handeln« Der Gang über den Rubikon

»Alea iacta est«, soll Julius Caesar im Jahr 49 v. Chr. gesagt haben: »Der Würfel ist gefallen.« Auf der anderen Seite des Flusses Rubikon gab es kein Zurück mehr: Es kam unweigerlich zum Krieg. Mit der Überschreitung des »persönlichen Rubikon« lernt man Entscheiden und Handeln.

Ort: Brücke, Bachlauf, Hindernis in der Natur
Übungsformat: allein

Überlegen Sie sich eine Situation aus Ihrem Leben, wo es »so einfach nicht weitergeht«. Suchen Sie sich in der Natur ein »Rubikon-Symbol«, eine Brücke, einen kleinen Bachlauf, einen Baumstamm, oder legen Sie mit Steinen, Zapfen, Naturmaterialien oder Ähnlichem Ihren eigenen Rubikon, dessen Überquerung bedeutet, dass das gegenüberliegende Ziel erreicht wird. Fixieren Sie innerlich und achtsam Ihre herausfordernde Lebenssituation. Überlegen Sie sich, wie das Leben ohne diese aussehen könnte. Was wird leichter,

Übung

was werden Sie nicht mehr vermissen, was kommt danach? Lassen Sie die Situation buchstäblich hinter sich. »Schreiten« Sie auf Ihrer Brücke voran. Nehmen Sie sich alle Zeit der Welt dafür. Am anderen Ufer brechen Sie idealerweise Ihre Brücke ab. Damit es wirklich kein Zurück gibt. Alternativ winken Sie Ihrer schlechten Assoziation ein letztes Mal zu, drehen sich um und gehen kraftvoll und zuversichtlich los, ohne sich noch einmal umzuschauen. Es gibt kein Zurück mehr. Nur noch ein Voran. Sie haben sich dazu entschieden.

Resilienzwurzel »Achtsamkeit«
Im Hier und Jetzt

Stellen Sie sich einen Baum vor. Und der Baum stellt sich Ihnen vor.

Ort: Naturszenerie mit Bäumen
Übungsformat: allein

Suchen Sie sich einen »Lieblingsbaum« in der Nähe aus. Beobachten Sie ihn aus der Distanz. In welchem Umfeld steht er? Wie ist er beschaffen? Welche Formen und welche Farben hat er? Was fällt Ihnen Besonderes auf? Dann nähern Sie sich ihm langsam und achtsam. Betrachten Sie ihn aus verschiedenen Perspektiven, indem Sie ihn umrunden. Schenken Sie sich Zeit, und erkunden Sie ihn mit all Ihren Sinnen. Tasten Sie seine Rinde ab und seinen Wurzelverlauf, riechen Sie an ihm etc. Werden Sie eins mit ihm.

Wenn Ihnen danach ist, dann lehnen, stellen oder setzen Sie sich an Ihren Baum und lauschen in seine Botschaften hinein, vielleicht hat er Ihnen ja etwas zu erzählen.

Übung

Schließen Sie Ihre Augen. Dabei öffnen sich Ihnen die anderen Sinne umso mehr. Beenden Sie die Übung, indem Sie sich ganz achtsam und langsam wieder von ihm entfernen. In der Geschwindigkeit, mit der Sie sich ihm auch genähert haben. Was stellen Sie nun fest?

Resilienzwurzel »Akzeptanz«
Berge versetzen ... oder zumindest Bäume?

Die Natur unterstützt uns mit ihren Botschaften, Dinge, die nicht zu ändern sind, zu akzeptieren!

Ort: Gelände mit kräftigen, einzeln stehenden Bäumen
Übungsformat: allein

Welche drei Dinge (im Alltag, in der Beziehung, im Leben) können Sie am wenigsten akzeptieren? Treten Sie mit diesen Akzeptanz-Blockaden im Bewusstsein an einen kräftigen, älteren Baum heran. Versuchen Sie, ihn wegzudrücken, während Sie nacheinander an die jeweilige Blockade denken. Hat sich der Baum bewegt? Hat sich bei Ihnen etwas bewegt? Sind die Blockaden noch da? Treten Sie nun ein paar Schritte zurück. Setzen oder stellen Sie sich in gebührendem Abstand vor ihn, und reflektieren Sie Ihre Handlung. Konnten Sie etwas erreichen? Was zeigt Ihnen das Verhalten des Baumes? Werden Sie sich bewusst, dass Akzeptieren bedeutet, die Dinge so zu nehmen, wie sie sind, sprich: »Ich kann sie nicht verändern.«

Übung

Resilienzwurzel »Akzeptanz«
Vom Vorwurf zum Mitgefühl

Ein Vorwurf ist unser Spiegel – fangen Sie bei sich an, anstatt den anderen ändern zu wollen. Alles ist eine Frage der Perspektive!

Vorbereitung: Notizkärtchen und Stifte
Ort: in der Natur oder zu Hause
Übungsformat: allein oder mit Partner

Formulieren Sie einen Vorwurf auf einem Zettel/Kärtchen, den Sie immer wieder einem anderen Menschen machen und in dem auch Sie vorkommen (z. B. »Du lässt mich nie ausreden«). Tauschen Sie nun die Pronomen aus, und beginnen Sie den Satz mit »ich«. Der Satz würde lauten: »Ich lasse dich nicht ausreden.« Stellen Sie sich nun die Frage, ob an der Aussage des neuen Satzes etwas Wahres dran sein könnte. Lassen auch Sie manchmal den anderen nicht ausreden? (Wenn Sie ehrlich zu sich selbst sind, werden Sie feststellen, dass auch Sie vielleicht darin nicht perfekt sind.)

Suchen Sie sich nun zwei Naturplätze, Naturgegenstände oder Naturbilder, die das Du und das Ich symbolisieren. Widmen Sie sich ihnen nun mit all Ihren Gedanken und Gefühlen, indem Sie immer wieder abwechselnd mal die eine, mal die andere Position einnehmen und hineinspüren. Wie fühlen Sie sich, wie mag sich wohl der andere fühlen, wenn Sie ihm diesen Vorwurf machen? Erkennen Sie, dass auch Sie nicht perfekt sind, und dass das, was Sie an einem anderen stört, auch immer etwas mit Ihnen selbst zu tun hat. Bleiben Sie im Hier und Jetzt.

Übung

Resilienzwurzel »Akzeptanz«
Licht und Schatten

Von Kindesalter an beschäftigen uns die Dualitäten. In diese einzutauchen schenkt uns Begeisterung und Kreativität.

Vorbereitung: Blatt Papier, Stifte, Naturgegenstände
Ort: zu Hause oder in der Natur
Übungsformat: allein oder mit Partner

Schreiben Sie spontan auf ein Blatt Papier Eigenschaften, die Sie als Stärke ausmachen, und solche, die Sie eher einer Schwäche zuordnen würden. Reduzieren Sie Ihre Eigenschaft auf jeweils eine Stärke und eine Schwäche. Suchen Sie dafür jeweils einen Naturgegenstand als Repräsentant. Betrachten Sie nun Ihren Gegenstand ganz genau – was drückt er aus, was hat er mit Ihrer Stärke und Schwäche zu tun? Stellen Sie sich auch die Frage, ob Ihre Stärke auch eine (kleine) Schwäche sein kann oder ob Ihre Schwäche auch stärkende Elemente in sich trägt.

Fokussieren Sie sich nun nur auf Ihre Schwäche, und überlegen Sie, inwieweit diese auch eine Stärke sein kann. Wenn Sie mit einem Partner oder in einer Kleingruppe unterwegs sind, dann fragen Sie die anderen, welche stärkenden Elemente Sie in Ihrer Schwäche sehen.

Nehmen Sie an, dass in jeder Schwäche – auch in Ihrer – eine Stärke liegen kann. Beides macht uns aus und gehört zu unserer Persönlichkeit. Es liegt an unserer Sichtweise, das Positive zu entdecken.

Übung

Resilienzwurzel »Zielorientiertes Handeln« Es gibt viele Wege zum Ziel

Viele haben Ziele, und nicht jeder hat einen Kompass. Es gibt unterschiedliche Wege, um ein Ziel zu erreichen.

Ort: abwechslungsreiches Gelände, leicht wellig oder mit Steigungen
Übungsformat: allein oder mit Partner

Nennen Sie für sich ein Ziel, das Sie erreichen möchten. Egal, ob es ein privates oder berufliches ist, groß oder klein, für Sie allein oder für eine Gruppe. Schauen Sie sich um, und finden Sie es in der Natur. Projizieren Sie Ihr Ziel auf einen fernen Gegenstand im Wald (z. B. einen Baum, eine herrliche Stelle im Moos etc.). Es sollte nicht zu nah und nicht zu weit entfernt sein (zwischen hundert und dreihundert Metern). Schließen Sie die Augen, und stellen Sie sich vor, wie es sich wohl anfühlen mag, wenn Sie dort angekommen sind. Was soll sich geändert haben? Gehen Sie achtsam auf Ihr Wald-Ziel zu, indem Sie auf alles achten, was beim Gehen wahrnehmbar ist. Halten Sie Ihr Ziel dabei im Blick – Ihr äußerliches Wald- und Ihr innerliches wahres Ziel!

Bleiben Sie in der Mitte stehen. Überprüfen Sie, ob alles noch so ist wie am Beginn Ihrer »Fußreise«. Haben Sie noch Lust weiterzugehen? Wenn nicht, ist es auch in Ordnung, vielleicht hat sich ja bereits ein anderer Weg aufgetan, dem Sie gern folgen möchten. Stellen Sie sich die Frage, warum Sie so und nicht anders den Weg gewählt haben. Wollten Sie schnell und ohne Umwege ankommen, oder haben Sie sich Zeit gelassen, die Schätze am Wegesrand einzusammeln? Hat sich auf Ihrem Weg vielleicht sogar das Ziel geändert, oder gab es Zwischenziele? Alles darf sein, es ist *Ihr* Weg!

Übung

Resilienzwurzel »Selbstwirksamkeit« Mein natürlicher Kompass

Vorbereitung: Notizkärtchen und Stifte
Ort: möglichst viel Weite und Raum
Übungsformat: allein

Suchen Sie sich einen Ort, an dem Sie in die Weite blicken können, der Ihr Herz öffnet, wo Sie alles zulassen dürfen, was sein darf. Schreiben Sie folgende Fragen jeweils auf ein Notizkärtchen und betiteln es mit jeweils einem Naturelement (Feuer, Wasser, Luft, Erde). Verteilen Sie sie auf dem Boden an unterschiedlichen Stellen:

- ★ Feuer: Wofür brenne ich, was treibt mich an?
- ★ Erde: Was sind meine Wurzeln, was festigt mich?
- ★ Wasser: Wo will ich hin, was sind meine Ziele?
- ★ Luft: Was ist mir wichtig im Leben, was will ich in mein Leben bringen?

Beantworten Sie nun diese vier Fragen nacheinander, indem Sie laut vor sich hinsprechen, sodass Ihr Ohr »mithört«. Lassen Sie sich ausreichend Zeit bei jeder Frage, bis Sie das Gefühl haben, Sie haben genügend Klarheit über das Thema erreicht. Führen Sie einfach ein ausführliches Selbstgespräch mit Fragen und Antworten. Gedanken laut zu artikulieren führt zu mehr Klarheit und Erkenntnissen. Lassen Sie es einfach zu. Lauschen Sie sich selbst? Vielleicht möchten Sie an einer anderen Stelle noch einmal eine »Runde« drehen. Vielleicht gibt es da noch Neues zu entdecken. Sie können diese Übung zu einem anderen Zeitpunkt immer wieder machen – an einem anderen Ort. Antworten können sich verändern. So wie das Leben sind Ihre Gedanken auch immer im Fluss.

Übung

Resilienzwurzel »Beziehungspflege« Mein Beziehungsgeflecht

Wir Menschen sind dazu gemacht, um mit anderen zu netzwerken, ins Gespräch und in den Austausch zu gehen. Die Übungen helfen uns dabei, hier Anknüpfungen zu finden.

Vorbereitung: Notizkärtchen und Stifte
Ort: Wohlfühlplatz, an dem es einiges zu sammeln gibt
Übungsformat: allein

Suchen Sie sich Ihren Wohlfühlplatz in der Natur. Stellen Sie sich die Frage: »Was macht für mich eine gute Beziehung aus?« Erstellen Sie eine Stichwortliste. Schreiben Sie die für Sie wichtigsten Begriffe einzeln auf ein Kärtchen. Bestimmen Sie nun diesen Wohlfühlplatz als Ihr Zentrum, als den Mittelpunkt Ihres Seins und Handelns.

Bestimmen Sie nun, in welchem Abstand das jeweilige Kärtchen zu Ihrem Mittelpunkt im unmittelbaren Umfeld seinen Platz finden darf. Das kann an einem Baum sein, einer Hecke, einer Blume, an einem Naturbild etc. Wenn alle Kärtchen liegen, stellen Sie sich die Frage, ob Sie etwas beeinflussen können, um diese Beziehung zu verbessern: Hier erkennen Sie auch, wie nah Sie zu Mensch, Tier und Natur stehen.

Übung

Resilienzwurzel »Optimismus« Die vier Himmelsrichtungen

Reflektieren Sie mithilfe der Fragen verschiedene Aspekte des eigenen Lebens.

Vorbereitung: Notizblock und Stift
Ort: Wohlfühlort im Freien
Übungsformat: allein oder mit Partner

Suchen Sie sich einen Ort, der möglichst viel Weite, Raum und Sicht bietet. Nehmen Sie einige tiefe Atemzüge, um sich mit der Örtlichkeit zu verbinden. Beantworten Sie nun zu jeder Himmelsrichtung je eine Frage:

★ Süden: Was sind meine Leidenschaften?
★ Westen: Was gibt mir Halt?
★ Norden: Was sind meine Ziele?
★ Osten: Was ist mir wichtig im Leben?

Die Antworten werden entweder laut vor sich hin gesprochen (mehr Verbindlichkeit) oder notiert. Variation als Partnerübung: Der nicht agierende Partner hört genau hin und beobachtet Stimmlage, Gesichtsausdruck und Körperhaltung.

Resilienzwurzel »Beziehungspflege« Selbstbild

Vorbereitung: Notizblock und Stift
Ort: Wohlfühlort im Freien oder Gegenstand aus der Natur
Übungsformat: Partnerübung

Schreiben Sie auf ein Blatt Papier Ihre Stärken und Schwächen. Wählen Sie je eine Stärke und eine Schwäche aus, und

Übung

suchen Sie dafür entweder einen passenden Naturgegenstand, einen besonderen Platz in der Natur oder ein Naturszenario. Nun stellen Sie sich gegenseitig Ihre Naturgegenstände, Plätze oder Szenarien vor und was diese mit Ihrer Stärke und Schwäche zu tun haben. Der Partner oder die Partnerin fokussiert sich nach der Vorstellung ausschließlich auf die Schwäche des anderen und wandelt sie in eine Stärke um (Reframing).

Die Bedeutung der Natur für die Resilienz

Nach der psychoevolutionären Theorie bevorzugt der Mensch Landschaften, die die Grundbedürfnisse befriedigen und das Überleben sichern. Werden Landschaften als »überlebenstauglich« bewertet, setzen Erholungsreaktionen ein. Die absichtslose sinnliche Begegnung mit der Natur und ihren Phänomenen hilft, innere Ruhe und Gelassenheit zu entwickeln. Dies finden wir auch bei dem Konzept der Achtsamkeit wieder, bei der das wertfreie Erleben der Sinnlichkeit im Augenblick entscheidend ist. Dinge absichtslos und ohne Bewertung wahrzunehmen, fällt in der Natur leichter als in einem menschlich geprägten Umfeld. Die Natur nimmt den Menschen an, wie er ist. Diese Wirkungskraft wurde im Rahmen des Naturcoachings häufig genutzt. Die Natur zu beobachten, ihr mit Neugier und Entdeckergeist zu begegnen und Analogien zu bilden, bietet die Möglichkeit, Anregungen für die eigene Lebensgestaltung zu finden. Bedingt durch die evolutionäre Verbundenheit des Menschen unterstützt die Natur dabei, die inneren Resilienz-Mechanismen zu aktivieren und zu steigern. Auf körperlicher Ebene wird das Immunsystem durch Terpene gestärkt, Atemwege werden entlastet, und der Körper wird mit sauerstoffreicher Luft versorgt.

Weiter wird die Vitamin-D-Produktion aktiviert und die Produktion von Hormonen wie Melatonin und körpereigenen Botenstoffen wie Adrenalin oder Dopamin positiv beeinflusst. All dies steigert das körperliche Wohlbefinden und führt zu Entspannung. Entspannung sorgt für eine Auszeit für den Geist und wird vom Parasympathikus gesteuert. Dies fördert kreatives Tun und Denken und gibt Raum für Gedanken und Reflexion. Neue Möglichkeiten, Sicht- und Verhaltensweisen eröffnen sich, und Problemlösungsstrategien können geprüft werden. Bilder der Natur lösen ein Ruhe- und Sicherheitsgefühl im Gehirn aus. Naturgeräusche beruhigen, Grün wirkt entspannend und mindert Reizüberflutung des Alltags. Die Sinne öffnen sich für absichtslose Begegnung mit sich selbst, mit anderen Menschen und sorgen für neue Erfahrungen.

Die *Attention Restoration Theory* (ART), die Aufmerksamkeits-Erholungs-Theorie, erklärt diesen Effekt: Die natürliche Umgebung lenkt unsere Aufmerksamkeit sanft und ermöglicht so mentale Regeneration. Das Betrachten von Natur-, Gebirgslandschaften, Wäldern und Stränden hilft dem Geist dabei, frei zu wandern und der strengeren Konzentration des Alltags zu entkommen. Anders als in Städten, wo zahlreiche Reize unsere kognitiven Ressourcen beanspruchen, bieten natürliche Umgebungen eine entspannende Atmosphäre, die das Gehirn entlastet. Tageslicht fördert die Produktion von Serotonin, einem Botenstoff, der die Stimmung hebt und depressive Neigungen lindert. Gleichzeitig hilft der natürliche Tag-Nacht-Rhythmus, den Schlaf-Wach-Zyklus zu regulieren und Schlafprobleme zu reduzieren. Zahlreiche Untersuchungen belegen, dass Menschen, die regelmäßig Zeit im Freien verbringen, eine gesteigerte Lebenszufriedenheit aufweisen. Insbesondere lange Aufenthalte in natürlichen Umgebungen können helfen, chronischen Stress zu reduzieren und das allgemeine Wohlbefinden nachhaltig zu verbessern.

Salutogenese

Der Begriff »Salutogenese« geht auf den Soziologen Aaron Antonovsky (1923–1994) zurück. Er stellte die Frage in den Mittelpunkt, was der Körper braucht, um körperlich und seelisch gesund zu bleiben oder gesund zu werden (lateinisch *salus* für *Gesundheit, Unverletztheit, Heil, Glück;* griechisch *genesis* für *Entstehung*). Die individuelle Fähigkeit, mit Stress umzugehen, entspricht einer Persönlichkeitseigenschaft, die von Antonovsky *Kohärenzgefühl* genannt wird. Grundlagen für den *Sense of Coherence* (SOC – frei übersetzt: Sinn der Zusammenhänge) sind:

1. *Comprehensibility:* die kognitive Fähigkeit, die Zusammenhänge und Herausforderungen des Lebens zu analysieren und zu verstehen
2. *Meaningfulness:* die affektiv-motivationale Fähigkeit, dem eigenen Tun einen Sinn zu geben
3. *Manageability:* die kognitiv-emotionale Fähigkeit, davon überzeugt zu sein, ausreichende Ressourcen zu haben, um das Leben erfolgreich gestalten zu können

Menschen mit einem hohen Empfinden von Kohärenz (SOC) sind besser in der Lage, unterschiedlichste Stresssituationen zu bewältigen. Grund dafür sind generalisierte Widerstandsressourcen, d.h. individuelle, kulturelle und soziale Fähigkeiten und Möglichkeiten, mit herausfordernden Situationen umzugehen.

Auf Negativität positiv reagieren

Wenn wir vertrauter mit unserem eigenen Seelenleben werden, fällt es uns leichter, eine seelenvolle Verbindung zu anderen Menschen herzustellen. Wenn wir die Ansammlung positiven Karmas (Bewusstheit über Ursache und Wirkung) üben, leben wir auf einer bewussteren Ebene und erweitern die Dimension unseres Seins auf etwas Größeres, das über uns hinausgeht. Es ist nicht immer einfach, auf Negativität von anderen Menschen positiv zu reagieren, das weist auf das karmische Gesetz von Ursache und Wirkung hin und verdeutlicht, dass jede von uns ausgesendete Freundlichkeit zu uns zurückkommt. Wenn wir etwas Gutes für einen Menschen bewirken, laden wir andere ein, das Gleiche für uns zu tun.

Positive Psychologie und ihre Ansätze

Aufbauend auf der »Bedürfnispyramide« nach dem Psychologen Abraham Maslow (1908–1970) beschäftigt sich die ressourcenorientierte Forschung mit der Frage, wie Ressourcen gestärkt werden können, um den Organismus widerstandsfähiger zu machen.

Dabei müssen die Lebensgeschichte und das System des Einzelnen berücksichtigt werden. Man geht weiter davon aus, dass der Gesundheitszustand des Menschen wesentlich durch seine allgemeine Grundhaltung gegenüber der Welt und dem eigenen Leben beeinflusst ist (individuell, psychologisch). Ergänzend fügt der deutsche Entwicklungspsychologe Toni Faltermaier folgende Faktoren wie Alltag, Lebens- und Handlungsbedingungen, Einstellung zur Gesundheit, individuelles Gesundheitsverhalten und -handeln dazu. Der Arzt Theodor Dierk Petzold entwickelte den salutogenen Kommunikationsansatz mit Fragen zu Aktivität, Selbstwahrnehmung, Lernen und Reflexion. Nach dem Psychologen und Psychotherapeuten Klaus Grawe (1943–2005) ist jeder Patient selbst für Veränderung verantwortlich. Vorhandene Ressourcen sowie Stärken und Erfahrungen zu nutzen ist dabei Voraussetzung.

Resilienz wird heute besonders in der sogenannten Positiven Psychologie erforscht. Dabei geht man – im Sinne der Salutogenese – nicht der Frage nach »Wie kann das psychische Leiden eines Menschen vermindert werden?«, sondern widmet sich dem Thema: »Wie kann das psychische Wohlbefinden eines Menschen erhöht werden?«

Achtsamkeit

Achtsamkeit ist in aller Munde – doch was steckt wirklich dahinter? Seit rund vierzig Jahren hat sie Einzug in das westliche Gesundheitssystem gehalten, und ihre Wirksamkeit ist heute wissenschaftlich gut belegt. Aber warum ist gerade Achtsamkeit ein so kraftvolles Instrument, um die mentale Gesundheit zu stärken? Oft wird sie mit Aufmerksamkeit verwechselt. Doch Achtsamkeit geht weiter: Aufmerksamkeit und Konzentration auf Körperregionen, Objekte oder Vorgänge sind zwar Wege, um Achtsamkeit zu üben – aber sie sind nicht gleichbedeutend. Achtsamkeit ist sowohl eine innere Haltung als auch eine Praxisform. Sie beruht auf bestimmten Werten und wird im Rahmen der Meditation (formell und informell) kultiviert. Kennzeichen einer achtsamen Haltung sind: wohlwollend und akzeptierend, nicht urteilend oder wertend, nicht einteilend oder kategorisierend, nicht identifizierend mit dem Beobachteten, aber dennoch unmittelbar an der Erfahrung teilhabend, offen, unvoreingenommen – mit einem Blick auf die Welt, wie Kinder ihn haben. Diese Offenheit wird im Buddhismus und Daoismus als der »Anfängergeist« bezeichnet – eine Haltung des Staunens und des Lernens, im Hier und Jetzt zu sein.

Du bist mehr als deine Gedanken

Wir sind nicht unsere Gedanken, auch wenn sie uns oft beherrschen. Wenn wir die Gegenwart mit Sorgen über morgen oder Erinnerungen an gestern füllen, verpassen wir das Leben, das jetzt stattfindet. Achtsamkeit bedeutet, im gegenwärtigen Moment anzukommen. Der Körper hilft uns dabei, die Augen zu öffnen und zu sehen, was uns umgibt, mit den Sinnen zu hören, zu spüren, zu riechen und zu schmecken – und so wieder im eigenen Erleben zu landen. Das Ergebnis ist ein Gefühl von Lebendigkeit, Frische und Präsenz.

Anfangs funkt das Denken oft dazwischen. Es will benennen, einordnen, abschließen: »Ah, ein Apfelbaum« und so weiter. Doch Achtsamkeit lädt uns ein, diese mentale Gewohnheit zu bemerken und tiefer in die sinnliche Wahrnehmung einzutauchen. Für viele Gerüche etwa fehlen uns die Worte. Riechen Sie einmal bewusst an einem Sommerflieder, an einer Rose oder an einer Douglasie, an einem Bergbach oder am Schnee im eisigen Winter oder bei Tauwetter. Kein Begriff kann die Vielschichtigkeit dieser Düfte einfangen – sie sind lebendige Kompositionen, komplex wie die Natur selbst. Achtsamkeit öffnet uns für genau diese Erfahrung: den Reichtum des Moments.

Achtsamkeit bewertet nicht

Achtsamkeit teilt nicht ein, sie labelt nicht, sie unterscheidet nicht zwischen »Richtig« oder »Falsch«.

Sie taucht in die Wahrnehmung ein – jenseits von Konzepten, Urteilen und Gewohnheitsmustern.

Dabei begleitet sie ein kindlicher Entdeckergeist, der sogenannte Anfängergeist, wie er in der buddhistischen Tradition gelehrt wird: offen, neugierig, lernbereit. Der Kopf braucht eine Pause. Achtsamkeit bedeutet nicht, den Verstand abzuschalten. Denken, Analysieren und Planen sind wertvolle Fähigkeiten – doch sie müssen nicht ständig aktiv sein.

Oft entstehen unsere Gedanken aus Stimmungen heraus, etwa aus Müdigkeit oder Anspannung. Dann ist es klüger, erst die Energie wieder aufzuladen, bevor man sich den

Inhalten widmet. Achtsamkeit schafft diese Pause – einen Raum, in dem Sie beobachten, statt automatisch zu reagieren.

Aufmerksamkeitsfokussierung

Unser Geist ist formbar. Wenn wir ihn bewusst ausrichten, können wir neue Gewohnheiten, Denk- und Gefühlsmuster entwickeln. Eine alte indianische Geschichte erzählt von zwei Wölfen – einem schwarzen und einem weißen, die in uns wohnen. Der Wolf, den wir füttern, wächst. Ähnlich beschreibt der Buddhismus, dass die Samen unserer Charaktereigenschaften je nach Aufmerksamkeit und Fürsorge gedeihen. In unserer Kultur neigen wir dazu, Probleme endlos zu analysieren, in der Hoffnung, allein das Verstehen führe zur Lösung. Doch Verstehen allein reicht selten. Veränderung braucht Praxis, Fokus und freundliche Entschlossenheit.

Fragen Sie sich:

★ Wie soll es sein, damit es mir wirklich gut geht?
★ Wie würde ich mein Leben gestalten, wenn ich der Gestalter wäre – nicht nur der Kritiker?

Ein wesentlicher Kern der Achtsamkeit ist die wohlwollende Grundhaltung. Alles darf sein, weil es ohnehin da ist, sobald Sie es wahrnehmen. Widerstand, Ablehnung oder Festhalten führen nur zu Spannung. Akzeptanz bedeutet, im Fluss zu bleiben und Wandel anzuerkennen, statt sich ihm zu widersetzen. Sie geht über Schwarz-Weiß-Denken hinaus, über Kategorien, über Bewertungen. Es ist das, was man *Beyond Thinking* nennen könnte – Denken, das sich seiner selbst bewusst ist. Das heißt nicht, alles tatenlos hinzunehmen. Es bedeutet, nicht im Widerstand zu sein, sondern aus Mitgefühl und Klarheit zu handeln. Ein Beispiel: Bei Liebeskummer können Sie sich darüber ärgern, traurig zu sein – doch dieser Widerstand verstärkt das Gefühl. Unser Gehirn reagiert nicht auf Verneinung: Versuchen Sie, nicht an einen rosafarbenen Elefanten zu denken, er erscheint sofort vor Ihrem inneren Auge. Erlauben Sie dem Gefühl, da zu sein.

Akzeptanz und Annahme lassen Energie wieder fließen. Gefühle, die anerkannt werden, lösen sich natürlicherweise, statt sich im Körper festzusetzen. Wenn Sie sich mit achtsamem Mitgefühl begegnen, entsteht Raum für Verständnis – auch für Wut, Traurigkeit oder Angst. Diese Gefühle sind natürliche Ausdrucksformen Ihrer Innenwelt. Sie dürfen da sein, und sie verändern sich, wenn sie gesehen werden.

Der Dalai Lama beschreibt, dass Achtsamkeit und Mitgefühl nichts mit religiösem Glauben zu tun haben, sondern mit der Erfahrung und dem gesunden Menschenverstand. Gleichzeitig bestätigen wissenschaftliche Erkenntnisse, dass es uns besser geht, wenn wir positive Qualitäten in uns entwickeln. Schon nach wenigen Wochen Mitgefühlspraxis zeigen sich messbare Veränderungen: Der Blutdruck sinkt, Stress reduziert sich, das Wohlbefinden steigt. Diese Effekte sind für jeden nachvollziehbar. Die Schulung des Geistes hilft uns, ein besseres, bewussteres Leben zu führen.[1] Durch Achtsamkeit treten wir in Verbindung mit unserem inneren Erleben – auch mit jenen Bereichen, die zuvor noch nicht bewusst wahrnehmbar waren. Die Aufmerksamkeit wird in den Körper gelenkt, der Körper wird von innen gespürt.

Achtsam zu sein bedeutet, alles, was auftaucht, wahrzunehmen und willkommen zu heißen. Diese Haltung schließt angenehme und unangenehme Empfindungen, Gedanken oder Bilder gleichermaßen ein. Man könnte sagen: »Hallo, du bist auch da, du gehörst zu mir.« So entsteht eine freundliche innere Atmosphäre, in der alles, was sich zeigt, seinen Platz finden darf. Es ist, als würde man wie eine gute Mutter oder ein guter Vater einem Neugeborenen mit liebevoller

Annahme begegnen. Diese Haltung ist dem westlichen Denken eher fremd.

Seit René Descartes' berühmtem Satz »Ich denke, also bin ich« – »Cogito ergo sum« – steht das Denken, Analysieren und Problemlösen im Mittelpunkt. Unsere Kultur betont den Verstand, doch gerade die Gedanken sind es oft, die Stress erzeugen: »Du musst noch« ..., »Du sollst nicht ...«, »Wenn du das tust, dann aber ...« Es sind Gedanken über Vergangenes, das wir ungeschehen machen möchten, oder Sorgen über eine Zukunft, die noch nicht eingetreten ist. Wir hören ihnen zu, glauben ihnen und verlieren dadurch den Kontakt zum gegenwärtigen Moment.

Gedanken über Gedanken, Stimmen vergangener Situationen oder Menschen wirken in uns weiter. Wir hängen in Erinnerungen oder Grübeleien, anstatt wirklich im Hier und Jetzt zu sein. Dabei ist unser Erleben selten neutral, sondern von Stimmungen gefärbt, sodass die Gegenwart nur mit halbem Bewusstsein wahrgenommen wird.[2]

Achtsamkeit bedeutet, sich bewusst dem zuzuwenden, was jetzt geschieht. Sie hilft, Körper und Geist wieder in Einklang zu bringen. Indem wir unsere Aufmerksamkeit in den gegenwärtigen Moment lenken, entsteht eine Erfahrung von Ruhe, Klarheit und innerer Präsenz – dort, wo das Leben tatsächlich stattfindet. Erwecken Sie in sich einen inneren Beobachter, der das Geschehen im Geist und Körper aufmerksam, wohlwollend und ohne Bewertung wahrnimmt – neugierig, aber zugleich gelassen und akzeptierend, so, als würden Sie auf einer Leinwand einen Film betrachten. Sie sind nicht mehr der Akteur, sondern der stille Zeuge dessen, was geschieht. Diese Haltung beruhigt den Geist, weil er nicht sofort handeln oder eingreifen muss. Er darf alles kommen und gehen lassen, in entspannter Wachheit. Neurobiologisch fördert dieser Zustand eine klare, stabile und kreative Präsenz – eine bewusste Konzentration ohne Anspannung.

Achtsamkeit lässt sich anwenden, indem man den Kontakt zum eigenen inneren Erleben herstellt. Die Aufmerksamkeit wird in den Körper gelenkt, der von innen gespürt wird. Sie ist sowohl eine mentale Technik als auch eine Haltung, die mit Werten und einer bewussten Sicht auf das Leben verbunden ist. Je mehr dieser innere Beobachter gestärkt wird, desto weniger handeln wir reaktiv, desto mehr entsteht Bewusstheit und Wahlfreiheit. Reaktives Handeln ist Aktivität, während Achtsamkeit ein Zustand des Seins ist.

Der Neuropsychologe Daniel Siegel unterscheidet verschiedene Formen der Achtsamkeit je nach Aufmerksamkeitsfokus. Die innere Achtsamkeit richtet sich auf geistige Prozesse wie Gedanken, Glaubenssätze, Emotionen oder den inneren Kritiker.

Auch Körperempfindungen – etwa Atmung, Muskelspannung, Schmerz oder Wärme – gehören dazu. Äußere Achtsamkeit bezieht sich auf die fünf Sinne: Sehen, Hören, Riechen, Fühlen und Schmecken. Eine weitere Dimension umfasst die achtsame Beziehung zur Umwelt, zur Natur und zu anderen Menschen. In allen Fällen bedeutet Achtsamkeit, sich dem zuzuwenden, was im gegenwärtigen Moment geschieht, um Körper und Geist miteinander in Einklang zu bringen.

In der Praxis wird Achtsamkeit oft auch als die Fähigkeit beschrieben, mit ungeteilter Aufmerksamkeit jeweils nur eine Sache zu tun. Der vietnamesische Mönch Thích Nhất Hạnh, einer der bekanntesten Vertreter der modernen Achtsamkeitslehre, empfiehlt genau das: eins nach dem anderen, mit vollem Bewusstsein.

Die vier Arbeitsblätter zur Achtsamkeit (siehe Anhang Seite 278 ff.) sind eine Anleitung zur Reflexion und eine Hilfestellung für Sie persönlich, eine Achtsamkeitspraxis zu entwickeln.

Meditation ist nicht gleich Achtsamkeit

Häufig werden Achtsamkeit und Meditation gleichgesetzt. Viele, die neu in diesen Themenbereich eintreten, erleben das als verwirrend, weil die Begriffe oft synonym verwendet werden. Tatsächlich sind sie miteinander verbunden, unterscheiden sich aber in ihrem Wesen grundlegend. Meditation ist eine formelle Praxis mit klarer Struktur, während Achtsamkeit eine Haltung ist, die in jeden Moment des Lebens einfließen kann – ob beim Gehen, Atmen, Arbeiten oder Zuhören. Meditation kann Achtsamkeit vertiefen, doch Achtsamkeit selbst ist weit mehr: eine Art, dem Leben zu begegnen.

Kapitel 2
Natur-Kulturen

Schon die Weisen der Antike wussten um die tiefe Verbindung zwischen Mensch und Natur. Sie sahen in ihr nicht nur eine äußere Kraft, sondern auch einen Spiegel des inneren Lebensrhythmus. Homer und Platon beschrieben neben der äußeren Natur auch die »innere Natur« des Menschen – jene einzigartigen Anlagen, Begabungen und Neigungen, die in uns schlummern. Wenn wir sie nicht entfalten, entfremden wir uns von uns selbst und verlieren die Verbindung zu unserer ursprünglichen Lebenskraft.

Die Natur lehrt uns, Rhythmus und Wandel zu akzeptieren, im Fluss des Lebens zu bleiben und im Gleichgewicht zu handeln. Sie lädt uns ein, achtsam zu werden – zu fühlen, zu spüren und wahrzunehmen, anstatt zu kontrollieren.

Auch in der Weisheit indigener Kulturen spiegelt sich dieses Verständnis. Ein Heiler des Yakima-Volkes, eines indigenen Stammes in Nordamerika, brachte es so zum Ausdruck: »Der weiße Mann spricht über Geist, Körper und Seele, als wären sie getrennt. Für uns sind sie eins. Unser ganzes Leben ist spirituell – vom Aufstehen bis zum Schlafengehen.«

Über Jahrtausende hinweg haben Kulturen auf der ganzen Welt Wege gefunden, mit Belastungen umzugehen, Krisen zu bewältigen und innere Stärke zu kultivieren. Werte, Rituale, Metaphern und Symbole aus diesen Traditionen bieten bis heute wertvolle Inspirationen.

Ob die östliche Lebenskunst Japans, die in Konzepten wie *Nagomi* – der Harmonie und Balance zwischen Herz, Geist und Umwelt – oder *Ikigai,* dem Sinn des Lebens, ihren

Ausdruck findet, oder die westlichen Heiltraditionen, die Körper, Seele und Geist als Einheit betrachten, beide Wege führen zu einer gemeinsamen Erkenntnis: Resilienz entsteht, wenn wir in Einklang mit der Natur leben.

Die Heilkunst der Düfte

Duft ist Erinnerung, Medizin und Magie zugleich. Seit Jahrtausenden prägt er das Leben der Menschen – in Ritualen, Religion, Küche und Heilkunst. Schon früh erkannte man, dass Düfte nicht nur die Sinne berühren, sondern auch Geist und Seele in Bewegung setzen. Bereits vor siebentausend Jahren verfeinerten die Chinesen ihren Wein mit duftenden Essenzen. Damals waren Heiliges und Heilendes noch untrennbar miteinander verbunden. Auch das Räuchern – vom lateinischen *per fumum (durch den Rauch)* – galt als heilige Handlung: eine Brücke zwischen Mensch und Göttlichem, zwischen Seele und Himmel.

In Ägypten nutzte man aromatische Pflanzen und Öle für medizinische, rituelle und kosmetische Zwecke. Der berühmte *Duftbecher* dieser Zeit wurde vor Mahlzeiten gereicht oder von Pharaonen vor Beratungen verwendet – als Symbol für Reinigung, Konzentration und Würde. Der Duft stieg auf und wurde vom Pharao aufgenommen und inhaliert, eine Art bewusste Inhalation.

Auch im antiken Griechenland war der Duft fester Bestandteil der Heilkunde. Aristoteles empfahl, wohlriechende Öle auf das Haupt aufzutragen, um Krankheiten zu vertreiben. Später setzten die Alchemisten des Mittelalters ätherische Öle zur Herstellung spagyrischer Heilmittel ein – jene Essenzen, die Körper und Geist zugleich reinigen sollten.

Während der Pestzeit dienten in Essig und ätherischen Ölen getränkte Atemmasken als Schutz vor Ansteckung – ein frühes Beispiel für die medizinische Kraft der Düfte.

Auch Paracelsus erkannte den Geist der Pflanzen und ihr heilendes Potenzial. In Hieronymus Brunschwigs Werk *Die wahre Kunst zu destillieren,* einem Meilenstein der Naturmedizin, finden sich bereits präzise Beschreibungen über die Herstellung und Wirkung ätherischer Öle.

So zieht sich die Geschichte der Düfte wie ein aromatischer Faden durch die Kulturen der Welt. Vom Rauch der Tempel bis zum Duft der Rosen in modernen Aromatherapien – sie alle erzählen von der tiefen Verbindung zwischen Mensch, Natur und Seele.

Ätherische Öle

Ätherische Öle sind das Essenzielle einer Pflanze. Pflanzen produzieren durch Stoffwechselprozesse ätherische Öle, eine Art pflanzlichen »Arzneischrank«; dies sind Vielstoffgemische aus biochemischen Verbindungen, sie sind nicht wasser-, jedoch fettlöslich.

Paolo Rovesti (1902–1983), der Vater der Osmotherapie – der Therapie mit Naturdüften auf unseren Geruchssinn – unternahm viele Forschungsreisen, unter anderem in den Vorderen Orient. Dabei entdeckte er in Taxila, im heutigen Pakistan, die erste Destille mit ihrer ausgefeilten Kühltechnik – von vor über 5000 Jahren. Die Destille ist dort im Museum zu sehen. Er selbst erkannte die Möglichkeit, Ängste mit ätherischen Ölen zu lindern, vor allem Bergamotte spielte dabei eine große Rolle; es war die Geburtsstunde der Psycho-Aromatherapie. Er selbst forschte an der Mailänder Universität und stand mit dem Gründer der Aromatherapie René-Maurice Gattfossé in Kontakt und Austausch.

Grasse – Die »Weltstadt der Nasen«

Der französische Begriff *parfum* tauchte erstmals im frühen 16. Jahrhundert auf. Zuvor sprach man von *basme,* einem

Wort, aus dem später *baume,* also Balsam, wurde. Der Parfümeur Edmond Roudnitska, eine prägende Figur der modernen Parfumkunst, trug ab den 1950er-Jahren wesentlich dazu bei, die heutige Duftästhetik zu formen.

Die Geschichte des Parfums ist eng mit der französischen Stadt Grasse verbunden. Im 17. Jahrhundert brachte Katharina von Medici die hohe Kunst der Parfumherstellung aus Italien nach Frankreich und machte Grasse zum Zentrum der Duftkultur. Hier entstanden die berühmten »Duftorgeln«, an denen Parfümeure ihre Kompositionen zusammenstellten. Bis ins 19. Jahrhundert produzierten die Parfumhäuser nicht nur kostbare Düfte, sondern auch Toilettenwasser, Puder, Seifen, Zahnpasta, Mundwässer und Kosmetika – alles, was zur duftenden Pflege des Körpers diente.

Von der Parfumkunst zur Aromatherapie

René-Maurice Gattefossé prägte den Begriff »Aromatherapie« und veröffentlichte 1937 das erste Buch zu diesem Thema. Während des Ersten Weltkriegs entwickelte er eine antiseptische Seife auf Lavendelölbasis, nachdem er selbst die heilende Wirkung des ätherischen Lavendelöls bei einem Laborunfall mit Brandwunden erfahren hatte.

Auf ihn folgte der Militärarzt Jean Valnet, der in den 1950er-Jahren während des Indochinakrieges Verwundete mit ätherischen Ölen behandelte. Seine Forschungen legten die Basis für die medizinische Aromatherapie in Frankreich. In den 60er-Jahren forschten er und Professor Griffon an der Wirkung ätherischer Öle bezüglich der Reinheit der Raumluft. Vor und nach dem Versprühen verschiedener ätherischer Öle wurde die Vitalität von Krankheitskeimen bestimmt. Nach 30 Minuten waren noch vier von 210 Bakterien nachweisbar, sämtliche Schimmelpilze und Staphylokokken-Kulturen waren vernichtet worden. Besonders wirksam erwiesen sich Thymian, Oregano, Salbei, Zirbelkiefer, Latschenkiefer, Fichtennadel und Zitrone. Sie konnten mit sogenannten Aromatogrammen nachgewiesen werden.

Die Atmosphäre eines Fichtenwaldes vor Paris und seine positive Atemqualität wurden bereits zwanzig Jahre vor den japanischen Studien zum Waldbaden (siehe Seite 52 f., 61 ff.) erkannt.

In England verbreitete sich die Aromatherapie in den 1970er-Jahren – vor allem über Massagen und Bäder. Die ätherischen Öle wurden dabei mit pflegenden Basisölen wie Mandel-, Jojoba- oder Sesamöl gemischt. Durch Autoren wie Robert Tisserand und Shirley Price fand die Methode weltweite Anerkennung.

Studien aus Bulgarien und Wien von Professor Gerhard Buchbauer belegten in den 90er-Jahren, dass Lavendelöl die Blut-Hirn-Schranke überwinden und dadurch beruhigend, angstlösend und stressmindernd wirken kann.

In Deutschland etablierte sich die Aromatherapie ab Mitte der 1980er-Jahre zunächst über Raumbeduftung mit Duftlampen. Heute gehört sie zu den anerkannten komplementären Pflegemethoden und findet Anwendung in der Geburtshilfe, Onkologie, Palliativpflege, Hospizarbeit und ambulanter Pflege.

Aromatherapie als Weg zu Balance und Resilienz

Aromatherapie ist ein Teilbereich der Phytotherapie und somit fest in der westlichen Naturheilkunde verankert. Sie nutzt die Kraft ätherischer Öle zur Prävention, Pflege und ganzheitlichen Gesundheitsförderung. Ihre Wirkungen sind vielseitig: Sie mobilisiert Selbstheilungskräfte, stärkt das Immunsystem und harmonisiert das vegetative Nervensystem. Sie fördert emotionale Ausgeglichenheit, baut Stress ab und unterstützt einen ruhigen Schlaf. Sie begleitet sanft durch alle Lebensphasen – von der Geburt bis zum Lebensabend.

In der Aromapflege kommen ätherische Öle sowohl äußerlich (z. B. in Massagen, Einreibungen, Bädern) als auch über den Geruchssinn zum Einsatz. Ihr Duft wirkt unmittelbar auf das limbische System, den Sitz unserer Emotionen.

Damit ist die Aromatherapie nicht nur ein Werkzeug der Heilkunst, sondern auch eine tägliche Lebensbegleiterin – eine Haus- und Reiseapotheke aus der Natur, die uns hilft, innere Ruhe, Freude und Resilienz zu stärken. (Mehr zur Aromatherapie, siehe Seite 219 ff.)

Duft und Geschmack

Schon früh erkannten Menschen den engen Zusammenhang zwischen Genuss und Heilung. Düfte und Geschmack sind weit mehr als sinnliche Erfahrungen, sie sind Tore zur Erinnerung, zum Wohlbefinden und zur inneren Balance.

Ein fein duftendes Essen öffnet die Sinne und weckt paradiesische Gefühle. Im Mittelalter galten Gewürze wie Ingwer, Kardamom, Muskat, Nelken und Zimt als Vermittler zwischen Erde und Himmel – als kostbare Essenzen, die Leib und Seele zugleich berühren. In den sogenannten Liebes- oder Paradiesgärten verbanden sich Duft, Geschmack und Symbolik zu einer heiligen Einheit: Sinnlichkeit als Weg zur Heilung und Verbundenheit.

Das alte Sprichwort »Liebe geht durch den Magen« ist weit mehr als eine Redewendung. Es erinnert uns daran, dass Sinnlichkeit duftet, berührt und nährt – auf körperlicher, seelischer und geistiger Ebene.

Ein besonders feines Beispiel dieser Verbindung von Achtsamkeit, Nahrung und Spiritualität findet sich in der japanischen Klosterküche *Shojin Ryori* – die »Küche der Hingabe«. Diese traditionelle vegetarische Kochkunst wird seit

Jahrhunderten in buddhistischen Tempeln Japans gepflegt. Sie ist weit mehr als eine Ernährungsform – sie ist eine spirituelle Praxis. Jede Handlung, vom Waschen des Reises bis zum Anrichten der Speisen, ist Ausdruck von Respekt, Dankbarkeit und Schlichtheit. *Shojin Ryori* lehrt uns, Nahrung als Teil des Ganzen zu betrachten – als gegenseitigen Austausch zwischen Mensch und Natur. In jedem Bissen, in jeder Zutat lebt die Achtsamkeit weiter, die in ihrer Zubereitung liegt. So wird Essen zur Meditation und Kochen zu einem stillen Akt der Hingabe.

Die Wertschätzung des Einfachen

In Japan ist Achtsamkeit keine Technik, sondern eine gelebte Haltung. Ein glückliches, gesundes Leben zählt nicht als Ziel, das es zu erreichen gilt, sondern als selbstverständlicher Bestandteil des Alltags. Seit Jahrhunderten verwandeln die Japaner alltägliche Handlungen in kleine Zeremonien der Selbstfürsorge: Kochen, Spazierengehen, Teetrinken, Blumen-Arrangieren oder Baden werden zu Formen der Kontemplation und Meditation.

Das Geheimnis liegt in der Aufmerksamkeit für das Kleine, im bewussten Erleben des Moments. Dabei wird akzeptiert, dass das Leben chaotisch, unvollkommen und vergänglich ist und gerade darin die Schönheit liegt. Dieses Verständnis spiegelt sich im Konzept des *Nagomi* wider: ein Zustand innerer Ruhe, Leichtigkeit und Harmonie.

Die Hauptaspekte des *Ikigai,* der japanischen Lebenskunst vom Sinn des Daseins, fassen diese Haltung zusammen: klein anfangen, loslassen lernen, Harmonie und Nachhaltigkeit leben, Freude an kleinen Dingen entdecken, im Hier und Jetzt sein.

Ikigai und *Nagomi* sind eng verwoben mit dem ästhetischen Ideal des *Wabi-Sabi* – der Wertschätzung für das Einfache, Unvollkommene und Vergängliche. Dieser Gedanke geht zurück auf den Tee-Meister Sen no Rikyū (16. Jh.) und ist stark vom Zen-Buddhismus, Feng Shui und Konfuzianismus geprägt. Bis heute prägt *Wabi-Sabi* die japanische Kultur – von der Architektur über die Kalligrafie *(Shodō)* bis zur Teezeremonie *(Chadō)*.

In der Teezeremonie wird diese Haltung spürbar: Jeder Handgriff ist bewusst, jeder Moment einzigartig – *Ichi-go Ichi-e:* eine Zeit, eine Begegnung.

Der Teeweg lehrt Harmonie, Respekt, Reinheit und Gelassenheit, also Qualitäten, dic in der modernen Welt wieder neu entdeckt werden.

Das Gegenmittel zu einem ferngesteuerten, schnellen Sein heißt in Japan seit jeher »Achtsamkeit im Tun«. Anders als im Westen, wo man sie oft mit stiller Meditation *(Zazen)* verbindet, ist sie hier ein Teil des gelebten Alltags: bewusstes Essen, Baden, Gehen, Handeln.

Nagomi steht für die Ruhe von Herz und Geist – nicht für Abkürzungen zu Glück oder Erfolg, sondern für das bewusste Annehmen des Lebens mit all seinen Facetten. Aus dieser Haltung heraus entstand auch die Technik des *Kintsugi,* der *goldenen Verbindung.* Zerbrochene Keramik wird mit Gold repariert, die Bruchstellen nicht versteckt, sondern betont. So wird das Unvollkommene zu etwas Kostbarem und trägt seine Geschichte mit Würde.

Ein weiteres Beispiel dieser Philosophie ist *Shodō* – der Weg des Schreibens. Die klassische japanische Kalligrafie gilt als Meditation in Bewegung: Mit jedem Pinselstrich werden Konzentration, Atem und Geist in Einklang gebracht. Ziel ist nicht Perfektion, sondern Präsenz im Augenblick – eine stille Form der Achtsamkeit, die den Geist klärt und die Seele stärkt.

Um inneren Frieden zu finden und neue Kraft zu schöpfen, haben die Japaner eine tief verwurzelte Praxis entwickelt: *Shinrin Yoku,* das »Waldbaden«. Es bedeutet, in die

Atmosphäre des Waldes einzutauchen – mit allen Sinnen. Beim Gehen zwischen den Bäumen nimmt man die Geräusche, Gerüche und das Lichtspiel des Waldes bewusst wahr. Das langsame, absichtslose Verweilen in der Natur wirkt dabei regenerierend auf Körper, Geist und Seele.

Zahlreiche wissenschaftliche Studien belegen die gesundheitsfördernden Wirkungen dieser Praxis: Reduktion von Stresshormonen, Verbesserung des Schlafs, Förderung von Konzentration und Kreativität, Stärkung des Immunsystems, Senkung von Blutdruck und Herzfrequenz, Steigerung des allgemeinen Wohlbefindens.

Waldbaden ist in Japan eine anerkannte Therapieform und wird dort medizinisch begleitet. Doch auch ohne Anleitung entfaltet es seine Wirkung – durch das einfache Sein in der Natur.

Die Heilkraft des Wassers

Bäder begleiten die Menschheit seit Jahrtausenden als Mittel zur Reinigung, Beruhigung und Heilung. Schon im 18. Jahrhundert v. Chr. gab es im Palast von Knossos auf Kreta ausgeklügelte Baderäume. Im 1. Jahrhundert n. Chr. nutzten die Römer Thermalquellen und Seen, etwa in Italien, als Orte der Erholung und Therapie. Ihre Badehäuser waren Orte der Gesundheit, Begegnung und Kultur; viele existieren bis heute.

Während der viktorianischen Zeit erlebte die Badekultur eine Renaissance. Medizin und Naturheilkunde begannen, die Wirkung von Heilwasser systematisch zu erforschen, und die ersten modernen Kur- und Heilbäder entstanden.

Der Begriff Balneotherapie leitet sich aus dem Griechischen ab: *balneo* für Bad, *therapeia* für Heilung oder Heilanwendung.

Wörtlich bedeutet er also »Heilung durch Bäder«. Sie gilt als ein Teilbereich der Hydrotherapie, der Heilung durch Wasser, und verbindet alte Erfahrungsmedizin mit moderner Gesundheitswissenschaft.

Balneotherapie kann sowohl körperlich als auch seelisch tiefgreifend wirken. Sie fördert die Durchblutung, entspannt die Muskulatur, lindert Schmerzen, unterstützt die Atemwege, stärkt das Immunsystem und hilft, Stress und psychosomatische Belastungen zu reduzieren.

»Möge sich jeder eine Badegelegenheit und damit eine große Wohltat für seine Gesundheit erschaffen.«
Sebastian Kneipp

Als Begründer der modernen Hydro- und Balneotherapie gelten Sebastian Kneipp (1821–1897), bekannt als der »Wasserdoktor«, und Vincenz Prießnitz (1799–1851), der die Wasserheilkunde systematisierte.

Ein zeitgenössisches Beispiel für diese Heiltradition ist das isländische Baderitual, auch *Skjól*-Ritual genannt (siehe Seite 111 ff.). Es vereint Körperpflege, Entspannung und Naturerlebnis in einem ganzheitlichen Sieben-Schritte-Programm – eine moderne Interpretation der uralten Idee: Heilung geschieht im Wasser, wenn Körper, Geist und Natur eins werden.

Die Weisheit des Qigong

Qigong ist eine jahrtausendealte chinesische Heil- und Bewegungslehre, die Atmung, Bewegung und Meditation miteinander verbindet. Ihr Ziel ist die Harmonisierung des Qi, der Lebensenergie, um Gesundheit und innere Balance zu fördern. Eine besondere Form ist das Duft-Qigong *(Xiang Gong)* – wörtlich übersetzt *Duft-Übung*. Das Wort *Xiang* steht hier symbolisch für frei fließende, wohltuende Energie und verweist zugleich auf den buddhistischen Begriff der Leere – den Zustand, in dem der kontrollierende Geist zur Ruhe kommt. Diese Übungstradition geht auf die Tang-Dynastie (618–906 n. Chr.) zurück und wurde über Generationen hinweg nur an ausgewählte Schüler weitergegeben. Erst 1988 machte der Qigong-Meister Tian Rui Sheng das Duft-Qigong einer breiten Öffentlichkeit zugänglich.

In China erfreut sich Qigong heute großer Beliebtheit: Es wird in Parks praktiziert, in Kliniken eingesetzt und als Mittel zur Stressreduktion, Atemschulung und Immunsystemstärkung empfohlen. Studien bestätigen die positiven Effekte – regelmäßiges Üben verbessert die Atemkapazität, senkt den Blutdruck und führt zu mehr Gelassenheit und Lebensenergie.

Im Einklang mit der Natur

Die Traditionen der indigenen Völker Nordamerikas basierten nicht auf heiligen Schriften oder Dogmen, sondern auf einer intuitiven, beobachtenden Spiritualität. Ihre Weisheit entsprang dem direkten Erleben der Natur – dem *Buch der Welt,* geschrieben in den Rhythmen der Jahreszeiten, den Zyklen von Sonne und Mond, den Stimmen von Wind, Tieren und Bäumen. Das Jahr wurde als heiliger Kreis verstanden – ohne Anfang und Ende, in stetiger Bewegung. Dieser Kreis, oft als *Erdrad* oder *Medizinrad* bezeichnet, symbolisierte das Netz des Lebens, in dem alles miteinander verbunden ist. Jede Richtung, jede Farbe, jedes Element steht dabei für eine bestimmte Kraft, einen Aspekt des Seins.

Im Gegensatz zu unserer heutigen wissenschaftlich-materialistischen Weltanschauung, in der allem ein physischer Ursprung zugeschrieben wird, betrachteten die indigenen Menschen das Leben als Ausdruck von Geist und Bewusstsein. Alles, was existierte, war manifestierte Energie – verbunden durch Licht, Farbe und Klang.

Dieses Verständnis spiegelt sich auch in der Philosophie des *Indian Balance* wider – einer modernen Achtsamkeitspraxis, die auf diesen alten Lehren beruht. Sie lehrt, den Körper und Geist wieder zu spüren, im Hier und Jetzt zu verweilen und die Balance zwischen Bewegung und Stille zu finden.

Die Zahl vier spielt dabei eine zentrale Rolle: Der Osten steht für Neubeginn, Familie und Beziehungen – die Kraft des Aufgangs der Sonne. Der Süden symbolisiert Lebensfreude und Wachstum, die Energie des Herzens. Der Westen verkörpert Rückzug, Heilung und innere Balance. Der Norden steht für Weisheit, Klarheit und geistige Führung.

Für die Ureinwohner lag die Heilkraft immer im Inneren des Menschen. Alles, was zur Genesung gebraucht wird, ist bereits vorhanden – es gilt, die eigene Verbindung zum großen Ganzen wieder zu erinnern. So wird Heilung zu einem spirituellen Prozess des Wieder-Eins-Werdens mit der Natur.

Im Mittelpunkt der Navajo-Philosophie steht der Begriff *Hózhó*, der sich nur schwer in ein einzelnes deutsches Wort übersetzen lässt. Er bedeutet Frieden, Gleichgewicht, Harmonie und Schönheit – und umfasst zugleich ein tiefes spirituelles, ästhetisches und ethisches Prinzip.

Hózhó beschreibt den Zustand innerer und äußerer Balance im Menschen, in der Natur und im Kosmos – miteinander im Einklang. Diese Harmonie entsteht, wenn der Mensch in Respekt vor allem Lebendigen lebt, in Achtsamkeit denkt und handelt. Ziel des Lebens ist es, *Hózhó* zu bewahren, also Frieden und Schönheit in allem zu sehen – selbst in Krisen und Herausforderungen.

Natur als Heiligtum

Das Leben der Kelten war geprägt von einer tiefen spirituellen Verbindung zur Natur und ihren Lebenszyklen. Manche Bäume und Tiere galten als heilig, viele Götter standen mit Naturkräften in Verbindung, Druiden besaßen fundierte Pflanzenkenntnisse, kannten die Naturgesetze und die Sternbilder, Rituale wurden unter freiem Himmel durchgeführt. Quellen, Wälder, Berge und Bäume waren Heiligtümer.

Jahreszeitenfeste wie Samhain und Beltane waren Zäsuren im Jahr. Im keltischen Kalender begann das neue Jahr am 31. Oktober mit dem Fest Samhain – dem Übergang vom Sommer zum Winter. Auf Hügeln wurden Freudenfeuer entzündet, um böse Geister fernzuhalten. Und die Menschen verkleideten sich, um sich vor ihnen zu schützen. Man glaubte, dass in dieser Zeit die Grenze zwischen der Welt der Lebenden und der Toten besonders dünn sei. Das Wort *Samhain* (gesprochen *sow-in)* bedeutet sinngemäß »Sommerende«. Die Kelten feierten die Fülle der Ernte als Gabe der Erde, die ihnen über den Winter helfen sollte.

Kapitel 3
Natur bewegt

In unserer heutigen schnelllebigen Zeit, in der wir Menschen von Erfolgszwang getrieben und von Stress und Eile geplagt sind, nehmen wir unser Selbst und unsere Umgebung nur noch unterbewusst wahr. Es wird höchste Zeit, dies im Sinne unserer Gesundheit und unseres Wohlbefindens zu ändern.

Unsere Körperwahrnehmung in der Bewegungslehre

In der modernen Bewegungslehre wird die Körperwahrnehmung mit dem Fachausdruck *Embodiment* umschrieben. Übersetzt bedeutet dies *Verkörperung* oder *Verleiblichung.*

Die westliche Medizin schenkt dem Zusammenspiel zwischen Körper und Seele nur wenig Beachtung. In der Anatomie zerteilt sie unseren menschlichen Körper so, dass seine Strukturen einzeln sichtbar werden, und versucht, diese systematisch zu erfassen. Sie sieht als Ursache vieler Krankheiten einen unterbrochenen Funktionsablauf einzelner Organsysteme und konzentriert sich in erster Linie auf das Beseitigen der Symptome.

Die fernöstlichen Medizinlehren hingegen sehen den Körper in seinem funktionierenden Ganzen – in einer Einheit aus Körper, Geist und Seele. Dabei wird der Körper als eine Häufung von miteinander verbundenen und in wechselseitiger Wirkung stehenden Systemen betrachtet.

Der Grundgedanke des *Embodiment* basiert auf der

Überzeugung, dass unsere Körperwahrnehmung aus einem Zusammenspiel bzw. einer Wechselwirkung von Körper, Geist, Seele und Emotionen entsteht. Sie bilden ein komplexes Gesamtpaket. Nichts davon funktioniert ohne das andere.

Jede Kognition, jede Emotion und jeder Affekt haben eine sensomotorische Komponente. Schlechte Laune zum Beispiel sieht man an einer schlaffen Haltung. Die Umgebung nimmt einen selbst auch entsprechend wahr. Ist man hingegen glücklich, blüht man förmlich auf. Die gute Laune wirkt ansteckend und zieht die Menschen in unserer Umgebung an.

Diese Feststellung kann man für sich selbst nutzen. Richtet man seinen Körper auf, lächelt und strahlt Freude und Selbstbewusstsein aus, wird man von seiner Umwelt auch entsprechend wahrgenommen. Denn alles, was Sie geben, erhalten Sie zurück.

Bewegung, Klima und Thermoregulation

Sonne, Wind, Kälte und Regen sind Reize, die den Körper herausfordern und stärken (und natürlich auch schwächen). Durch leichte Kältereize trainiert der Körper seine Anpassungsfähigkeit, ähnlich wie beim Ausdauertraining. Die Auseinandersetzung des Körpers mit der Bewegung und der damit verbundenen Anstrengung, den klimatischen Bedingungen und die aktive Wahrnehmung der Auswirkungen sind bedeutsame Körpererfahrungen. Diese moderaten Herausforderungen stärken die psychosozialen Gesundheitsressourcen wie Stimmung, Selbstwirksamkeit, Körperkonzept, soziale Kompetenz und Einbindung ins Umfeld. In diesem Kontext gehört zum Training der Ausdauerleistungsfähigkeit das sogenannte Thermoregulationstraining, das gesundheitsfördernde Effekte auf den Körper und den

Organismus hat. Leichte Kaltreize auf der Haut, z. B. kühle Luft oder Wind, bewirken ein Training des Thermoregulationssystems. Wiederholte Kaltreize auf der Haut führen zu einer Adaption – ähnlich wie beim Ausdauertraining. Das Zwiebelschalenprinzip bei der Kleidung erleichtert die Steuerung. Sonnenlicht steigert die Serotoninproduktion und reguliert den Tag-Nacht-Rhythmus. Hierbei spielt einerseits die angenehme Wärme der Sonnenstrahlen eine Rolle und andererseits die positiven Effekte der höheren Lichtintensität im Freien. Diese therapeutischen Eigenschaften nutzt auch die Balneo- und Hydrotherapie mithilfe des Wassers und setzt dabei auch entsprechende Kältereize ein: Abreibung, Abklatschen, Bäder, Bewegungsbäder, Kneipp-Güsse, Wasserstrahltherapie, Wassertreten und andere.

Resilienztraining in der Natur

In der Natur ist es für Menschen aus der Zivilisation einfacher, den Alltag hinter sich zu lassen und sich auf das Innere zu konzentrieren. Der Anblick, die Geräusche, der Geruch, das Beobachten eines fließenden Gewässers, eines Baumes, eines Käfers – oder alles in Kombination beispielsweise mit einem Sonnenuntergang – löst etwas in uns aus. Naturnahe grüne Umgebung, Vogelgezwitscher, Naturgeräusche und Zivilisationsferne lassen uns entspannen, weil wir Sicherheit spüren. Der übliche Bewertungskodex fällt weg, denn Natur bewertet nicht. Es ist dann leichter möglich, den Geist zu öffnen und neuen Gedanken Raum zu geben. Achtsamkeit ist einer der Schlüssel zur Veränderung. Achtsamkeit bedeutet Bewusst-Machen, dies ist Voraussetzung für Veränderung. Achtsamkeit lässt sich in der Natur leichter üben.

Die Rolle des Waldes für das Wohlbefinden

»Wandern in Muße ist Nicht-Handeln.
Wunschlosigkeit ist leicht zu ernähren, Bedürfnislosigkeit braucht keinen Aufwand. Die alten Weisen nannten das: Wanderschaft, bei der man die Wahrheit pflückt.«
Zhuangzi

Wälder spielen eine zentrale Rolle für die psychische und körperliche Gesundheit. Sie bieten nicht nur frische Luft und Ruhe, sondern auch eine Umgebung, die alle Sinne anspricht. Sie bilden kulturelle Ökosystemleistungen an, die mehr die immateriellen und emotionalen Werte stärken. Diese natürlichen Ökosysteme dienen dem menschlichen Wohlbefinden.

Der Aufenthalt im Wald reduziert nachweislich Stress, senkt den Blutdruck und stabilisiert den Herzschlag. Die natürlichen Geräusche, das wechselnde Lichtspiel zwischen den Bäumen und der Duft des Waldbodens, der Bäume, Moose und Pilze wirken beruhigend auf das Nervensystem. Studien belegen, dass regelmäßige Aufenthalte im Wald die Stimmung heben, Ängste reduzieren und sogar das Immunsystem stärken können. Der Wald wird so zu einem heilsamen Raum, der innere Ruhe, Achtsamkeit und Regeneration fördert – ein geeigneter Gegenpol zum hektischen Alltag. Die Kraft der Natur für unser psychisches Wohlbefinden und unsere mentale Gesundheit lässt sich gar nicht hoch genug einschätzen.

Beim Waldbaden handelt es sich um einen Spaziergang mit Achtsamkeits- und/oder Atemübungen und Entspannungstechniken aus dem Yoga oder Qigong. So weit, so nüchtern. Das allein erklärt aber nicht, warum es neuerdings so viele Menschen in den Wald zieht und das Interesse wächst, sich dort auch gemeinsam mit anderen aufzuhalten. Ein Antrieb mag sein, sich in veränderten Zeiten – wie beispielsweise während der Pandemie – neue (Frei-)Räume zu erschließen und dafür positive Erfahrungen zu reaktivieren oder Fragen einmal anders und vertieft in den Blick zu nehmen. Der Wald ist eine Einladung zum Durchatmen, zum Einlassen auf Ruhe und darauf, sinnlichen Wahrnehmungen nachzuspüren. Grübelgedanken, Sorgen und Herausforderungen dürfen Pause machen.

Mentale Gesundheit und Umweltfaktoren stehen in enger Wechselwirkung. Die Natur bietet Erholung, stärkt die Resilienz und fördert die Selbstwirksamkeit. Studien der Psychologin Simone Kühn, Direktorin am Max-Planck-Institut für Bildungsforschung, zeigen, dass der Aufenthalt im Grünen die Konzentrationsfähigkeit verbessert und das allgemeine Wohlbefinden steigert.[3]

Natürliche Landschaften haben eine beruhigende Wirkung, senken Stresshormone und fördern die innere Ruhe. Besonders Wälder, Berge, Wiesen und Gewässer entfalten diese positive Effekte auf die Psyche.

Wälder spielen also eine zentrale Rolle für die Erholung und die Förderung der Gesundheit. Darüber hinaus aktiviert der Wald alle Sinne: Zwitschernde Vögel, knisternde Blätter, das weiche Moos, der Duft der Erde – all diese Reize wirken beruhigend und fördern die Achtsamkeit. Menschen, die regelmäßig Zeit im Wald verbringen, berichten von mehr Ausgeglichenheit, innerer Klarheit und einer verbesserten Stimmung.

Shinrin Yoku – Waldbaden

Besonders das aus Japan stammende Konzept des *Shinrin Yoku* bedeutet so viel wie: in die Atmosphäre des Waldes eintauchen. Das Riechen, Hören, Sehen und Spüren berührt alle Sinne und macht die heilende Wirkung der Waldatmosphäre erfahrbar. Die jahrhundertealte Tradition wurde in den 80er-Jahren durch Qing Li und Yoshifumi Miyazaki neu belebt und von ihnen in die Gesundheitsvorsorge integriert. In Japan ist diese Anwendung bereits auf Rezept erhältlich. Dabei geht es nicht um sportliche Betätigung, sondern um das achtsame Verweilen im Wald, um die wohltuende Wirkung bewusst aufzunehmen. Studien zeigen, dass Waldbaden das Nervensystem beruhigt, das Herz-Kreislauf-System stabilisiert und Ängste lindert.

Wälder fördern die körperliche Aktivität auf eine sanfte Weise, verbessern die Beweglichkeit und wirken sich positiv auf die Schlafqualität aus. Gleichzeitig regen sie die Kreativität an und fördern die emotionale Ausgeglichenheit. Nicht zuletzt schafft der Wald eine Verbindung zwischen Mensch und Natur, die das Gefühl von Zugehörigkeit stärkt. Diese emotionale Bindung fördert das Umweltbewusstsein und das Bedürfnis, natürliche Lebensräume zu schützen – ein Aspekt, der auch zur psychischen Stabilität beiträgt.

Terpenoide

Besonders im Nadelwald spüren wir beim Atmen einen besonderen Hauch ganz spezieller Phytonzide: Die intensiv riechenden Terpenoide gelten medizinisch als intensiv wirksam und werden insbesondere von Nadelbäumen wie Fichten, Tannen und Kiefern verströmt. Diese Duftstoffe sind es auch, die unsere Immunabwehr mit mehr Schutzzellen versorgen. So zeigen uns Studien, dass ein Tag im Wald diese wichtigen natürlichen Killerzellen um bis zu 40 Prozent erhöht. Der Effekt kann bis zu einer Woche anhalten. Bei 48 Stunden im Wald verdoppelt sich die Wirkung deutlich, und sie kann einen ganzen Monat anhalten, bevor das Niveau wieder sinkt.

Nadelwälder sind rund um das Jahr grün. Auch Mischwälder haben ihren besonderen Reiz und wirken durch Pflanzen und Strauchschichten beruhigend auf unseren Körper und Geist und beflügeln besonders die Seele. Das Bewegen unter Bäumen hilft, weniger Atemwegserkrankungen und Erkältungen zu bekommen.

Der Wald unterstützt uns mit seiner grünen Lunge. Der Lärmpegel wird durch die Baumkronen gedämpft (um 90 Prozent). Aus der akustischen Ökologie wissen wir schon mehr über den Klang eines Ökosystems und können hier bereits Rückschlüsse auf die positive Wirkung auf den Menschen schließen. Denn der Wald klingt – und beruhigt somit unser Gedankenkarussell.

Eine Studie des Instituts für Landschaftsarchitektur der *BOKU Wien* hat an drei verschiedenen Kraftorten Herzfrequenz und vegetative Reaktionen von fünfzehn Probanden gemessen. Die Wissenschaftler kamen einerseits zu dem Schluss, dass Kraftorte am Wasser positiv anregend wirken und andererseits den Herzschlag auch um immerhin fünf Schläge pro Minute verringern können.

Wahrnehmungsfelder bei der Walderfahrung

Die folgenden Erfahrungen sind die Basis für die Arbeit in der »Deutschen Akademie für Waldbaden und Gesundheit«. Seit 2019 beschäftigt sich Jasmin Schlimm-Thierjung und deren Mitentwicklerin Bea von Borcke mit Konzepten der Selbstfürsorge und mithilfe der Natur. Dabei unterstützen die verschiedenen Wahrnehmungsfelder den Menschen, die Resilienzfähigkeit zu stärken und zu entwickeln. Die Teilnehmer und Teilnehmerinnen lernen, mit Herausforderungen besser umzugehen.

Wahrnehmungsfeld: Bewegung in der Natur

Wandern, Spazieren, Radfahren, Walken, bewusstes oder meditatives Gehen setzen stimmungsaufhellende Endorphine frei und fördern die körperliche und psychische Gesundheit.

Wahrnehmungsfeld: Sinneswahrnehmungen aktivieren
Naturgeräusche, Düfte, Berührungen und rezeptives Sehen (nach innen aufnehmendes Sehen) wirken beruhigend und helfen dabei, Stress abzubauen.

Wahrnehmungsfeld: Selbstwirksamkeit erleben
Herausforderungen in der Natur, wie das Besteigen eines Berges oder das Wandern über unebenes Gelände, fördern das Vertrauen in die eigenen Fähigkeiten. Durch regelmäßige Naturaufenthalte lernt das Nervensystem, sich schneller zu regulieren. Studien zeigen, dass Menschen, die viel Zeit in der Natur verbringen, eine höhere Stressresistenz und eine bessere emotionale Balance entwickeln.

Wahrnehmungsfeld: Mikro-Natur-Pause
Fenster öffnen, Natur atmen, rausschauen, bewusst 4 Sekunden ein- und 6 Sekunden ausatmen. Eine kurze Pause von 2–3 Minuten hilft schon, zu regenerieren und das Grübeln abzustellen.

Übung

Übung aus den Resilienzkarten: »Innehalten und nach innen gehen«

Durch einen klaren Stopp in der Natur lernen wir, uns wieder besser zu fokussieren.

Gehen Sie 5 Minuten in einem langsamen Tempo, und bleiben Sie dann für 5 Minuten stehen. Was löst es in Ihnen aus? Welche Empfindungen und Gedanken kommen hoch?[4]

Übung

Achtsamkeitsübung: »In die Tiefe atmen«

Auf ein Stück Naturmaterial Baumrinde, Zapfen oder Holz träufeln Sie 1 Tropfen ätherisches Douglasfichte-, Zirbelkiefer- oder Lärchenöl – was Ihnen gut gefällt oder zur Verfügung steht. Die oben genannte Übung »Innehalten und nach innen gehen« kann mit dieser Dufterfahrung noch ergänzt werden.

Nach einer Weile halten Sie das beduftete Holz ca. 5 cm vor Ihre Nase und riechen daran. Nehmen Sie einen tiefen Atemzug. Spüren Sie, wie ein natürlicher tieferer Atemreflex entsteht, sich der Brustkorb mehr und mehr weitet und entfaltet? Es entsteht mehr innerer Raum, und eine natürliche innere Lebendigkeit breitet sich nach und nach aus. Genießen Sie jeden Atemzug bewusst, und bleiben Sie mit Ihrer Aufmerksamkeit beim Atemstrom. Beobachten Sie den wahrgenommenen Duft. Erinnerungen tauchen auf, oder das Innehalten wird deutlich empfunden. Vielleicht intensivieren sich die im Moment wahrgenommenen Naturerlebnisse sogar noch etwas mehr? Ihre geistige Beweglichkeit nimmt zu, und Sie fühlen sich erfrischt.

Gehen Sie jetzt auf Ihrem Weg weiter, und schauen Sie, wie sich Ihre Naturbetrachtung verändert hat. Wird sie deutlicher, klarer, intensiver, und kommen Sie dadurch eventuell direkter ins Hier und Jetzt? Naturdüfte können diesen Erfahrungsmoment intensivieren und aktivieren. Das Gedankenkreisen und Grübeln hat die Chance, sich aufzulösen.

Wahrnehmungsfeld: Selbstwirksamkeit erfahren

Das Nervensystem lernt durch regelmäßige Naturaufenthalte schneller, sich zu regulieren. Studien zeigen, dass Menschen, die viel Zeit in der Natur verbringen, eine höhere Stressresistenz und mehr emotionale Balance entwickeln. Selbstwirksamkeit beschreibt das Vertrauen in die eigene Handlungsfähigkeit, das Vermögen, an sich selbst und die eigenen Fähigkeiten zu glauben und davon überzeugt zu sein, dass man damit aktiv Veränderungen bewirken kann. Wichtig dabei ist ein guter Umgang mit sich selbst durch Selbstfürsorge, Selbstliebe und Selbstmitgefühl – und die eigenen Grenzen zu kennen. Dabei unterstützt die Naturtherapie mehr und mehr die selbst erworbene Kompetenz und erweitert sie. Es gelingt, eigenständige Entscheidungen zu treffen: Beim Wandern, Gehen oder Klettern lernen wir, uns auf uns selbst zu verlassen und eigene Lösungsstrategien zu entwickeln. Sie bewältigen Herausforderungen. Hindernisse zu überwinden stärkt das Selbstvertrauen und reduziert Ängste.

Wahrnehmungsfeld: Bewusstes Entspannen

Meditieren Sie, machen Sie Atemübungen, gehen Sie an Ihren Wohlfühlort, um abzuschalten und den Frust in neue Energie umzuwandeln.

Wahrnehmungsfeld: Achtsamkeit und Reflexion

Naturerfahrungen fördern die Selbstwahrnehmung und emotionale Balance.

Wahrnehmungsfeld: Wiederholte Erfolgserlebnisse

Positive Naturerlebnisse festigen das Vertrauen in die eigene Wirksamkeit. In der Natur gibt es keine vorgegebenen Abläufe oder Anforderungen, was Raum für kreative Problemlösungen und eigenständige Entscheidungen schafft. Natur als therapeutischer Raum trägt dazu bei, sich kompetenter und handlungsfähiger zu fühlen. Natur als therapeutischer Raum ist in der Gruppe leichter zu erforschen, da ein entsprechendes Feedback durch einen anwesenden Partner direkt möglich ist. In Eigeninitiative gilt es, mehr Achtsamkeit und Umsicht zu entwickeln. Aus therapeutischer Sicht bedeutet das, die Natur nicht nur als angenehme Kulisse zu betrachten, sondern als aktiven Mitgestalter im Selbstheilungsprozess. Der Begriff »therapeutischer Raum« beschreibt dabei ein Umfeld, das heilsame Erfahrungen ermöglicht – sei es durch Ruhe, Anregung, Reflexion oder soziale Interaktion. Die Natur bietet all diese Elemente.

Wahrnehmungsfeld: Multisensorische Reize und Regulation des Nervensystems

Natürliche Umgebungen stimulieren unsere Sinne auf eine harmonisierende Weise – etwa durch sanftes Licht, natürliche Klänge und angenehme Gerüche. Diese Reize aktivieren das parasympathische Nervensystem, das für Erholung und Regeneration zuständig ist. Therapeutisch gesehen ist dies ein idealer Ausgangspunkt für Stressreduktion, emotionale Entlastung und somatische Stabilisierung.

Wahrnehmungsfeld: Symbolische und metaphorische Bedeutung

Die Natur ist reich an Symbolen. Bäume, Wege, Wiesen, Berge, Flüsse oder Jahreszeiten können therapeutisch genutzt werden, um innere Prozesse zu spiegeln. Menschen erleben die Natur oft als Spiegel für ihre Gefühle, Lebensphasen oder Herausforderungen. Diese Symbolik lässt sich mit Übungen oder in Gesprächen gezielt aufgreifen, um emotionale Tiefe und Einsicht zu fördern.

Wahrnehmungsfeld: Förderung von Selbstwirksamkeit und Handlungsfähigkeit

In der Natur machen Sie Erfahrungen, die direkt mit Ihrer

Selbstwirksamkeit verknüpft sind – etwa beim Überwinden kleiner Hindernisse oder beim Navigieren durch unbekanntes Gelände. Diese Erlebnisse werden therapeutisch aufgegriffen, um das Vertrauen in die eigene Kompetenz zu stärken.

Wahrnehmungsfeld: Beziehungserleben und Bindung

Der Kontakt zur Natur kann als korrigierendes Beziehungserlebnis verstanden werden: Die Natur bewertet nicht, sie verlangt keine Leistung – sie ist einfach da. In therapeutischen Prozessen wirkt diese bedingungslose Präsenz oft heilend, besonders bei Menschen mit Bindungsverletzungen oder niedrigem Selbstwert.

Wahrnehmungsfeld: Integration in Alltag und Lebensführung

Ein wichtiger Aspekt ist die Übertragbarkeit: Die in der Natur gemachten Erfahrungen lassen sich oft leicht in den Alltag integrieren – etwa durch Rituale (ein kleines Naturmandala legen), achtsame Spaziergänge oder bewusste Naturbeobachtungen (in die Weite oder in die Nähe schauen, Eichhörnchen beobachten etc.). Diese »Mini-Interventionen« fördern langfristig Selbstfürsorge und Stabilität. Naturbasierte Therapieformen wie Natur-Resilienz-Training oder Natur-Coaching nutzen gezielt die positiven Effekte der Natur für mentales Wohlbefinden. Diese Methoden helfen Menschen, bewusster zu leben und sich mit ihrer Umgebung zu verbinden.

Wahrnehmungsfeld: Nachhaltigkeit in der Naturtherapie

Naturtherapie ist untrennbar mit ökologischen Bedingungen verknüpft. Nachhaltigkeit ist deshalb nicht nur ethisch geboten, sondern therapeutisch notwendig. Denn Naturtherapie wirkt nur langfristig, wenn sie intakte Lebensräume respektiert und schützt.

Umweltbildung als Teil der Naturtherapie

Ein bewusster Umgang mit der Natur fördert nicht nur das Wohlbefinden, sondern auch das Verständnis für ökologische Zusammenhänge. Naturtherapie trägt dazu bei, ein ökologisches Bewusstsein zu stärken und Menschen für den Klimaschutz zu sensibilisieren. Es empfiehlt sich, naturtherapeutische Angebote so zu gestalten, dass sie möglichst geringe ökologische Fußabdrücke hinterlassen:

- Kurze Anfahrtswege, ressourcenschonende Methoden, der Verzicht auf Müll und die Nutzung nachhaltiger Materialien
- Anpassung an klimatische Veränderungen: Die Zunahme extremer Wetterereignisse und der Rückgang bestimmter Lebensräume erfordern eine flexible Gestaltung von Naturtherapie. Dies bedeutet etwa, schattige Plätze aufzusuchen, auf Hitzebelastung zu achten oder alternative Räume wie Naturgärten, urbane Grünflächen und Parks zu nutzen.
- Klimaschutz als Gesundheitsförderung: Der Erhalt von Biodiversität, Wäldern und Grünräumen ist auch ein Beitrag zur öffentlichen Gesundheit. Mit der Naturtherapie lassen sich diese Zusammenhänge bewusst machen und dazu motivieren, sich aktiv für den Erhalt natürlicher Ressourcen einzusetzen. Nachhaltigkeit in der Naturtherapie bedeutet also, sowohl die persönliche Gesundheit als auch das ökologische Gleichgewicht im Blick zu behalten. Damit ist sie nicht nur eine heilsame Praxis, sondern auch ein Beitrag zur Bewältigung globaler Herausforderungen.

Natur ist mehr als nur Erholung, sie ist mehr als Kulisse – sie ist Quelle von Kraft, Klarheit und Verbundenheit. Sie stärkt gezielt mentale Fähigkeiten wie Resilienz und Selbstwirksamkeit und lehrt zugleich Achtsamkeit und ökologische Verantwortung. Naturtherapie schafft so langfristige Vorteile – für die seelische Gesundheit und den Erhalt unseres Planeten.

Bewegung als natürliche Resilienzquelle

Der zunehmende Bewegungsmangel in modernen Gesellschaften ist nicht nur für die betroffenen Menschen, sondern auch für Gesundheitssysteme zunehmend problematisch, da daraus Folgeerkrankungen wie Übergewicht, Herz-Kreislauf-Erkrankungen oder Erkrankungen des Bewegungsapparates entstehen. »Regelmäßiges Wandern und Gehen ist ein passendes Gegenmittel. Körperliche Betätigung gehört zu den wichtigsten Aspekten eines gesunden Lebens. Sie verringert nicht nur das Risiko zahlreicher nicht übertragbarer Krankheiten, sondern hat auch günstige Auswirkungen auf die psychische Gesundheit und das seelische Wohlbefinden«, erklärt Dr. Kremlin Wickramasinghe, kommissarischer Leiter des europäischen Büros der WHO für die Prävention und Bekämpfung nicht übertragbarer Krankheiten. »Die WHO empfiehlt mindestens 150 Minuten moderate körperliche Aktivität pro Woche, und für mehr Gesundheit zählt jede Bewegung. Aus unserem neuesten Bericht geht klar hervor: Wenn alle Menschen in den EU-Staaten sich an das von der WHO empfohlene Maß an Bewegung halten würden, könnten dadurch mehr als 10 000 vorzeitige Todesfälle pro Jahr verhindert werden.«[5]

Bewegung in der Natur verbrennt Kalorien. Außerdem wird in Bewegung das Stresshormon Cortisol abgebaut, das das Immunsystem hemmt. Für diese beiden Auswirkungen gilt, dass der positive Effekt ins Negative kippt, wenn wir das System überfordern und es sich dadurch stresst.

Natur und Bewegung machen glücklich und werden sogar in der Therapie gegen Depressionen eingesetzt. Dabei gilt: Je mehr wir dabei in der Natur sind, weg von Siedlungen und Straßen, desto intensiver die Wirkung.

Beim Wandern kommen mehrere positive Effekte zusammen. Wandern stabilisiert und stärkt Bänder, Knochen, Hüft- und Kniegelenke und trainiert die Beinmuskulatur.

Bei moderater Bewegung werden Abwehrzellen gebildet. Der Aufenthalt in der Natur, Bewegung, der Aufenthalt im Freien und beim Wandern mit anderen stärken das Gemeinschaftserlebnis.

Eine Studie des Deutschen Wanderverbandes zeigt, dass sich 82,7 Prozent der Wanderer nach der Wanderung glücklich und zufrieden fühlen, 73,8 Prozent sind seelisch ausgeglichener. Naturaufenthalt mit Bewegung hat positive Auswirkungen auf die Gehirnleistung. Beispielsweise nimmt die Durchblutung des Gehirns bei geringen Gehbewegungen zu, der altersbedingte Abbau von Nervengewebe wird verlangsamt. Wandern erhöht die Verzweigungs- und Erneuerungsrate von Hirnnervenzellen und steigert das geistige Leistungsvermögen.[6]

Resilienzerfahrung in der Natur

Indigenes Waldbaden und Qigong sind beispielsweise Übungsformen, die auf natürliche Art und Weise Verbindung von Natur, Körperwahrnehmung und Achtsamkeit herstellen. Schon vor langer Zeit zeigte sich, dass bestimmte Bewegungen wohltuend sind und sogar dazu beitragen können, Krankheiten zu lindern. Als Grundlage für die Übungen dienten Natur- und Tierbeobachtungen. Es gibt also nicht »das eine« Qigong, welches wir in einem Kurs erlernen. Vielmehr ist Qigong ein Weg, auf den wir uns begeben können. Jede dieser Qigong-Formen hat andere Schwerpunkte. Bei den bewegten Formen werden körperliche Aspekte betont. Einige davon sind einfach, andere wiederum kompliziert. Bei den stillen Qigong-Formen liegt der Fokus darauf, dass der Geist geschult wird. Bei allen Qigong-Formen spielen Atmung und Bewusstsein eine besondere Rolle.

Jede Übung wird voller Achtsamkeit ausgeführt. »Qigong ist nichts für mich, das ist mir viel zu langsam«, ist ein Argument, welches wir als Lehrer häufig zu hören bekommen. Es stimmt: Qigong ist langsam. Die erste Herausforderung liegt darin, sich *genau* darauf einzulassen. Das fällt vielen in unserer schnelllebigen Leistungsgesellschaft schwer. Und gerade diejenigen, die sich damit schwertun, haben es oft »am nötigsten«. Denn Entschleunigung ist es, was wir heute als Gegenpol zur täglichen Hektik brauchen, um Körper und Geist gesund zu erhalten.

Qigong – Wirkung auf Körper und Geist

Wissenschaftliche Studien belegen, dass regelmäßiges Qigong die Atemkapazität verbessert, Stress reduziert, den Blutdruck senkt und das Immunsystem stärkt. Die meditative Komponente beruhigt.

Die Wirkung von bewegtem Qigong beruht vor allem auf der Langsamkeit der Übungen (siehe auch Seite 189 ff.). Dadurch wird das vegetative Nervensystem angesprochen. Es beeinflusst unsere lebenswichtigsten Funktionen, zu denen Herzschlag, Atmung, Verdauung und Stoffwechsel gehören. Medizinische Forschungen belegen, dass Qigong zudem positiv auf die Gehirntätigkeit und das Immunsystem einwirkt. Das gilt auch für stressbedingte Erkrankungen und positive Effekte in der Schmerztherapie. Qigong-Übungen lindern Rückenbeschwerden, stärken Knochen und Gelenke und beruhigen den Geist. Und das Schöne daran ist, dass sich jedes Qigong lernen lässt. Da die Bewegungen langsam ausgeführt werden, ist Qigong auch für ältere Personen oder Menschen mit körperlichen Einschränkungen geeignet. Unsportlichkeit zieht hier nicht als Ausrede. Bei regelmäßiger Praxis stellen sich zügig Veränderungen ein: Gelenke und Wirbelsäule werden beweglicher, Muskulatur und Sehnen gedehnt. Das Gleichgewicht verbessert sich, was zum Beispiel als Sturzprophylaxe besonders wertvoll ist. Die beste Zeit, um Qigong zu praktizieren, ist vor 11 Uhr und dann wieder nach 14 Uhr, und es ist besonders wirksam direkt bei Sonnenauf- und untergang.

Alle Übungen im Qigong gehen von der Grundhaltung aus. Das bedeutet, Sie haben einen festen Stand, das Gewicht wird gleichmäßig auf die Füße verteilt (gefühlt stehen sie mehr im Boden als darauf). Die Beine sind hüftbreit geöffnet, Knie- und Hüftgelenke sind locker und leicht gebeugt, die Arme hängen an den Seiten, die Schultern sind entspannt, und der Kopf ist aufgerichtet. Hilfreich für die Aufrichtung ist es, wenn Sie sich einen »goldenen Faden« vorstellen, der Sie vom höchsten Punkt des Scheitels nach oben zieht.

Übung

Das Herz öffnen

Diese Übung besteht aus drei Teilen. Jede Einheit wird fünf- bis siebenmal wiederholt.

Teil 1: Das Qi (die Lebensenergie) wecken
Aus der Grundhaltung heben Sie mit dem Einatmen die Arme auf Schulterhöhe, die Ellbogen sind leicht gebeugt, die Schultern tief. Mit dem Ausatmen senken Sie die Arme vor den Körper.

Teil 2: Das Herz öffnen (Hauptteil)
Heben Sie Arme einatmend wieder auf Schulterhöhe und führen sie dann nach außen, sodass die Brust sich öffnet und weitet. Ausatmend senken Sie die Arme auf dem gleichen Weg wieder vor den Körper.

Teil 3: Das Qi beruhigen
Drehen Sie einatmend die Handflächen vor dem Unterbauch nach oben (als würden Sie einen Ball auf Händen tragen)

Übung

und heben die Arme bis maximal auf Schulterhöhe. Ausatmend die Handflächen nach unten drehen, als würden Sie eine Schale ausleeren, dann die Arme vor den Körper sinken lassen. Abschließend legen Sie die Hände auf den Unterbauch (eine Handbreit unter dem Nabel), den Sitz des Qi. Spüren Sie nach.

Baum im Wind

Bei dieser Übung geht es nicht so sehr um einen genauen Bewegungsablauf, sondern darum, einfach zuzulassen, was sich gerade richtig anfühlt. Es empfiehlt sich idealerweise, die Augen geschlossen zu halten. Es ist eine »imaginäre Baumreise«.

Anleitung: Lauschen Sie auf alle Geräusche um sich herum, riechen Sie alle Düfte, verwurzeln Sie sich mit den Füßen im Boden. Stellen Sie sich vor, wie aus Ihren Fußsohlen Wurzeln in die Erde wachsen und diese Sie halten und stützen. Während sich Ihre Füße im Boden verwurzeln, stellen Sie sich nun vor, Ihre Arme wären die Äste und Zweige eines Baumes, die zu einem Baum werden. Beginnen Sie nun, Ihre Arme und den Oberkörper sanft und leicht im Wind zu bewegen. Der Wind wird stürmischer … Ihre Äste und Zweige bewegen sich immer stärker. Doch Sie stehen fest verwurzelt und sicher.

Sie bewegen sich leicht und flexibel, die Bewegung bereitet Freude und schenkt Energie. Wenn möglich, gehen Sie aus sich heraus und bewegen sich dynamisch, fast wild, wie es Ihnen gerade gefällt, während Ihre Fußsohlen auf dem Boden bleiben. Der Sturm nimmt langsam ab, Ihre Äste und

Übung

Zweige bewegen sich weniger, der Wind wird zum Windhauch, und Sie kommen zur Ruhe.

Sie spüren nach, atmen dreimal tief ein und aus, öffnen die Augen und lösen langsam die Übung auf.

Der wandernde Schulterblick (Augen-Qigong)

Es handelt sich um eine effektive Übung, um die Muskulatur um die Augen zu entspannen, die Beweglichkeit der Linse zu verbessern und Schultern und Nacken zu drehen.

Anleitung: Stellen oder setzen Sie sich bequem hin, und schauen Sie in die Ferne. Nehmen Sie Ihre Atmung wahr, und versuchen Sie, den am weitesten von Ihnen entfernten Punkt zu erkunden. Stellen Sie Ihren Blick scharf. Nun lassen Sie ihn sehr sanft und langsam sinken, bis er den Boden berührt. Ziehen Sie nun Ihren Blick langsam zu sich heran, erkunden Sie dabei alles, was sich sehen lässt, lassen Sie sich Zeit. Ihr Kopf folgt Ihrem Blick, und Ihr Kinn sinkt langsam nach unten in Richtung Brustbein. Behalten Sie Ihre aufrechte Körperhaltung bei. Nehmen Sie bewusst alles wahr, behalten Sie den konzentrierten scharfen Blick bei, bis er die Füße erreicht. An Ihren Füßen angekommen, wandern Sie mit eingezogenem Kinn an Ihrem Körper sehr langsam seitlich nach oben, bis Sie über Ihre linke Schulter schauen. Bleiben Sie aufgerichtet, und spüren Sie die Dehnung im Nacken. Entdecken Sie nun mit dem Schulterblick alles, was Sie hier im Nahen und in der Ferne sehen können. Lassen Sie sich ausreichend Zeit für die Erkundung. Wandern Sie nun den gleichen Weg, den Sie gekommen sind, zurück. Wenn

Übung

Ihr Kinn unten mittig angekommen ist, heben Sie den Blick und stellen ihn weit in die Ferne. Dann die rechte Seite genauso aufbauen und schließlich im eigenen Rhythmus die Übung einige Male wiederholen.

Palmieren: Entspannungsübung für die Augen

Diese Übung ist für die Augen sehr entspannend und besonders für den Ausklang einer Übungseinheit geeignet.

Anleitung: Die Handflächen werden aneinandergerieben, um sie zu erwärmen, dann legen Sie die gewölbten Handflächen auf die geschlossenen Augen und genießen die angenehme Wärme. Atmen Sie dabei entspannt.

Barfußgehen auf dem Waldboden

Anleitung: Richten Sie Ihr Bewusstsein auf die Empfindungen Ihrer Füße und besonders der Fußsohlen. Langsam die Ferse aufsetzen und über den ganzen Fuß von der Ferse bis zum Fußballen abrollen. Im fließenden Ablauf jetzt den zweiten Fuß auf dieselbe Weise bewusst vor den ersten Fuß setzen. Auf diese Weise praktizieren Sie das bewusste Barfußgehen. Danach die Füße gründlich reiben, abtrocknen und dem veränderten Gefühl der Füße in Schuhen und Strümpfen nachspüren.
Wichtig: Bei Personen mit Diabetes, Gefäßerkrankungen und/oder gestörtem Schmerzempfinden empfiehlt es sich,

Übung

auf das Barfußgehen zu verzichten! Die Fußsohlen sind sehr sensibel und senden permanent Informationen über den Untergrund, unsere Körperhaltung sowie die Gleichgewichtsempfindung an unser Gehirn.

Barfußgehen in einem Bach

Anleitung: Gehen Sie langsam und vorsichtig, richten Sie das Bewusstsein auf die Empfindungen der Füße und besonders der Fußsohlen, achten Sie auf Kühle, Wärme, Feuchtigkeit. Danach die Füße gründlich reiben, abtrocknen und dem veränderten Gefühl der Füße in Schuhen und Strümpfen nachspüren.
Achtung: Bei Personen mit Diabetes, Gefäßerkrankungen und/oder gestörtem Schmerzempfinden empfiehlt es sich, wie erwähnt, auf das Barfußgehen zu verzichten.

Die Fliehkraft nutzen

Anleitung: Finden Sie einen festen Stand, und beginnen Sie, die Arme nach dem Windmühlenprinzip schwungvoll rotieren zu lassen. Durch die Fliehkraft wird das körperwarme Blut in die feinen Gefäße der Finger gepresst. Sie können zusätzlich auch den Rumpf leicht mitbewegen und gleichzeitig die Wirbelsäule mobilisieren. Es dient dem eigenen Wohlbefinden, ist leicht anwendbar und sichtlich erfolgreich.

Kapitel 4
Natur erleben

Wie kann die Natur uns helfen, das Leben in seiner Tiefe anzunehmen – mit all seinen Brüchen, Höhen und Tiefen?

Die Weisen der Antike meinten, dass wir der Natur mit Respekt begegnen, sie fühlen, spüren und aufnehmen sollen. Die Philosophen Homer und Platon sahen neben der äußeren Natur auch die persönliche »innere Natur« eines jeden von uns – mit den verschiedensten Neigungen, Begabungen und Anlagen. Schaffen wir es nicht, diese Fähigkeiten zu entfalten, entfremden wir uns von unserer »inneren Natur«. Wandern oder einfaches Spazierengehen an Seen, am Meer oder in den Bergen dient dazu, aus dem alltäglichen Trott auszusteigen und der Entfremdung entgegenzuwirken.

Dieses Kapitel lädt dazu ein, Natur als mentale Anregung zu erfahren und Eingerostetes wieder in Fluss zu bringen. Bewegung in der frischen Luft fördert dabei das seelische und körperliche Wohlbefinden. Die Natur soll nicht nur als Umgebung gesehen werden, sondern es gilt, sie als Spiegel unseres eigenen Lebens wahrzunehmen und ihren erweiterten Blick zuzulassen.

Gehen Sie neugierig und offen, ohne festgefahrene Vorstellungen, in die Natur, und lassen Sie sich treiben, lassen Sie sich von der stimmungsaufhellenden Farbe Grün, den Geräuschen und Gerüchen inspirieren. Dabei können im Einklang mit den Jahreszeiten und Lebensphasen kreative Wege zur Selbstbegegnung entstehen: einfaches Gehen, in der Natur Platz nehmen, Qigong-Übungen, Naturtagebuch schreiben, Haikus verfassen, LandArt-Bilder gestalten usw. All dies erzeugt Selfcare, also eine liebevolle Zuwendung zu uns selbst. Verschiedene Philosophien wie das japanische *Nagomi* (Harmonie), *Igonomi* (innere Würde) oder *Kintsugi* (aus Verletzungen kann Schönes entstehen, die goldenen Narben) erweitern den Blick über unsere gewohnten Sichtweisen hinaus und somit unseren Erfahrungsraum.

Ressourcen aus der Natur

Die Elemente der Natur brauchen wir, um Energie zu tanken. Ähnlich wie bei einem Smartphone verfügen wir über einen bestimmten Energiehaushalt, dabei verlieren wir ebenso Energie wie der Akku des Geräts. Wie bewerkstelligen wir unseren eigenen Energienachschub? Wir verfügen über diese Zuflüsse an Energie, nehmen diese aber als selbstverständlich wahr und verlieren sie häufig aus dem Blick. Welche Energiekonsumenten, Energieräuber oder Energiequellen sind Ihnen aus Ihrem eigenen Leben bekannt? Was hat das mit Resilienz zu tun?

Um die Fähigkeit zu besitzen, auch gegen Widerstände wieder in den Ursprungszustand zu gelangen, benötigen wir Energie. Gerade bei psychischer Schwächung, wie z. B. einer Erschöpfungsdepression, scheint diese Energie zu fehlen, der Energiehaushalt gestört zu sein. Möglicherweise fließt viel unserer Energie unkontrolliert ab (z. B. beim Grübeln, beim Schlafmangel usw.), unabhängig davon, wie gut wir für Energiezuflüsse sorgen. Oder aber, ehemalige Energiequellen sind aus Mangel an Pflege versiegt (z. B. Freundschaften, Sport usw.). Über das Identifizieren spezifischer Energiekonsumenten (und -räuber) bzw. Energielieferanten gelingt es uns besser, schädliche Einflüsse zu erkennen und zu stoppen. Auch vernachlässigte Quellen können reaktiviert werden.

Natur beruhigt den Geist, baut Stress ab, hilft uns, im gegenwärtigen Moment zu sein, und stärkt unsere Konzentration. Angst, Anspannung und depressive Symptome werden reduziert, dabei verbinden wir uns mit der Umgebung, und ganz natürlich stellt sich Wohlbefinden ein.

Übung

Schnelles Gehen

15–30 Minuten zügiges Gehen in der Natur hilft dabei, Ängste und Anspannung zu reduzieren, zudem aktivieren wir unseren Körper, bauen das Stresshormon Cortisol ab und genießen bei regelmäßigem Einsatz den Effekt eines Antidepressivums.

Medienstopp - Gezielte (R-)Auszeit

Tauchen Sie weg vom Infofluss des Weltgeschehens, und gehen Sie ab in die Natur – ohne Handy und Reizüberflutung.

Energie sparen

Wenn klar ist, welche schwierigen Situationen und Entscheidungen warten, sammeln Sie Ihre Kräfte, um ausgeruht in die Herausforderungen zu gehen. Suchen Sie nach schönen Momenten, die Sie als Energiequelle verwenden können. Zum Beispiel das Lachen des Partners oder Kindes beim Verabschieden am Morgen, die Kaffeepause mit Kollegen und die Planung für Erlebnisse am Wochenende ...

Kreative Methoden zur Selbstreflexion

Mit dem Sichtbarmachen einzelner Methoden durch Journaling oder Collagen-Erstellen verbinden wir erlebte Vergangenheit mit tieferen Einblicken aus dem Unterbewusstsein, um das Hier und Jetzt zu aktivieren.

Übung

Natur-Erlebnisbuch als Natur-Journaling anlegen

Ein schönes Skizzenbuch und Stifte besorgen, einen Lieblingsplatz im Park oder Garten wählen, und schon kann es losgehen. Das Erfolgsrezept: Durch regelmäßiges wiederholtes Praktizieren kommen Sie zu mehr Erfolg und Glücksmomenten im Alltag.

Wichtige Dinge für die Umsetzung:

1. Ort auswählen und sich schön einrichten (zu Hause oder im Garten/Park etc.).
2. Kurzes Erden durch eine kleine Meditation.
3. Grübeln vermeiden.
4. Was ist meine Fragestellung an die Naturelemente während des Schreibens? Alles darf sein, nichts muss. Nehmen Sie sich diesen Satz zu Herzen. Kommen Sie in einen Flow.
5. Ungefiltert und authentisch zeichnen, malen und schreiben. Bringen Sie den inneren Kritiker zum Schweigen.
6. Spüren Sie bei einer Frage oder einem Thema nach? Genau darin liegt das Gold der Selbsterkenntnis.

Schließen Sie immer mit einem Fazit und Reflexion ab, und gehen Sie dann Ihren Weg wieder weiter.

Übung

Naturverabredung

Sie haben jeden Tag selbst die Wahl: Versuchen Sie eine Veränderung, oder bleiben Sie in der Herausforderung stecken? Kurz innezuhalten und ein Moment des Stillstands helfen Ihnen, wieder bei sich selbst anzukommen. Gehen Sie raus. Zeit und Raum allein in der Natur ist ein Vergnügen mit sich selbst. Allein sein, ein Date nur mit sich ... Das nährt innere Quellen und stärkt die Kreativität. Nehmen Sie jede Woche einen Weg, den Sie noch nicht kennen; an jeder Ecke biegen Sie neu ab und entwerfen eine neue Landkarte Ihres Selbst.

Auf der Suche nach neuen Horizonten

Lüften Sie den Kopf, und Ihre Gedanken können davonfliegen, Stresshormone werden abgebaut. Schwingen Sie beim Gehen die Arme. Atmen Sie tief in den Bauch hinein, erden Sie Ihre Schritte, und richten Sie den Blick weit in die Ferne. Neue Horizonte tun sich auf.

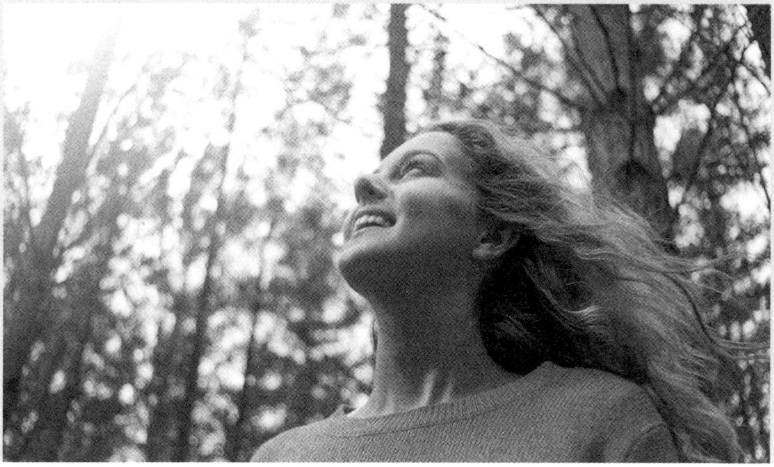

Übung

Kraft-Atem-Übung für eine kurze Pause

Vier Sekunden einatmen, vier Sekunden halten und sechs Sekunden ausatmen. Fünf Wiederholungen und nachspüren!

Naturtisch oder -schale

Bringen Sie von jedem Naturgang einen Gegenstand mit, der Sie begeistert, inspiriert oder Ihnen einen neuen Impuls, Kraft und Ideen auf dem Weg schenkt. Legen Sie das Mitbringsel bewusst in eine Schale, auf einem Altar oder Tisch ab, und erinnern Sie sich ab und an daran. Zum Jahresende übergeben Sie es dem Feuer, um Platz für Neues in Ihrem Herzen zu schaffen.

Waldmeditation

Suchen Sie den nächstgelegenen Wald auf. Versuchen Sie, sobald Sie die Atmosphäre spüren, den Trubel des Alltags zu vergessen. Kommen Sie in die Melodie und den Rhythmus des Waldes. Der Wald wird ein Teil von Ihnen. Der Puls wird langsamer, Sie werden ruhiger und befinden sich im Sammelmodus Ihrer selbst. Schnuppern Sie die Aromen des Waldes, lauschen Sie dem Naturorchester, und spüren Sie den moosbedeckten Boden unter Ihren Füßen. Sie nehmen das Spiel von Licht und Schatten auf. Beobachten Sie Ihr Inneres, scharf ist Ihr Blick. Bleiben Sie bei sich, genießen Sie den Moment in all seinen Facetten, bevor Sie bewusst Ihren Weg weitergehen ...

Übung

Energie-Fuß-Salzbad

Dies ist eine geeignete Anwendung nach langen Arbeitstagen und wenig Zeit draußen, nach anstrengenden Übungen und zum Energetisieren – oder bei Vollmond. Schreiben Sie in Ihr Journaling-Buch, wann bestimmte Emotionen auftreten. Sie können dieses Bad auch gern auf den Balkon oder in den Garten verlegen oder mit dem Duft die Imagination der Natur nach Hause holen.

Sie benötigen 20 g grobes Meersalz, das sind ca. 2 Esslöffel, fakultativ ca. 12 getrocknete oder frische Rosmarinnadeln oder 1 Tropfen ätherisches Öl Rosmarin officinalis (anregend) und 2–3 Tropfen Lavendelöl (wohltuend beruhigend).

Nehmen Sie ein kleines Schraubglas, tropfen Sie zuerst die ätherischen Öle in das Glas, und geben Sie dann das Meersalz dazu, verschließen das Glas und schütteln die Mischung kräftig, damit sich der Duft gut mit den Salzkristallen verbindet. Die Rosmarinnadeln können klein geschnitten dazugegeben werden.

Füllen Sie eine passende Fußwanne mit warmem Wasser. Geben Sie das aromatische Salz hinein, lösen Sie es im Wasser auf, und stellen Sie Ihre Füße hinein. Nehmen Sie sich bewusst Zeit für sich. Schließen Sie die Augen, atmen Sie tief ein, und stellen Sie sich vor, wie die schwere, alte verbrauchte Energie sanft über ihre Füße abfließt. Sie können es verstärken, indem Sie leise zu sich selbst sprechen: »Ich lasse los, was nicht mehr zu mir gehört. Ich reinige mich. Ich bin bereit für Klarheit und neues Licht.«

Bleiben sie 10 Minuten in Stille, spüren Sie Ihren Körper, Ihren Atem, Ihre Energie, und beobachten Sie, wie allmählich Leichtigkeit und ein friedliches Gefühl zu Ihnen zurückkehren.

Übung

Kerzen-/Feuermeditation

Zünden Sie ein Feuer oder eine Kerze an. Betrachten Sie das Licht. Spüren Sie Ihr eigenes Feuer oder Ihre innere Flamme? Wann hat es Sie zuletzt durch die Dunkelheit getragen oder vielleicht geführt?

Zauber der Welt

Achtsam wahrnehmen und innehalten! Die Tiefe des eigenen Herzens spüren, aufmerksam mit den Augen die Umwelt erkunden, die Schönheit des Tages in der Stille finden – bei einem Sonnenaufgang hinter Baumwipfeln einen Moment des Zaubers wahrnehmen, den Sie sich selbst schenken.

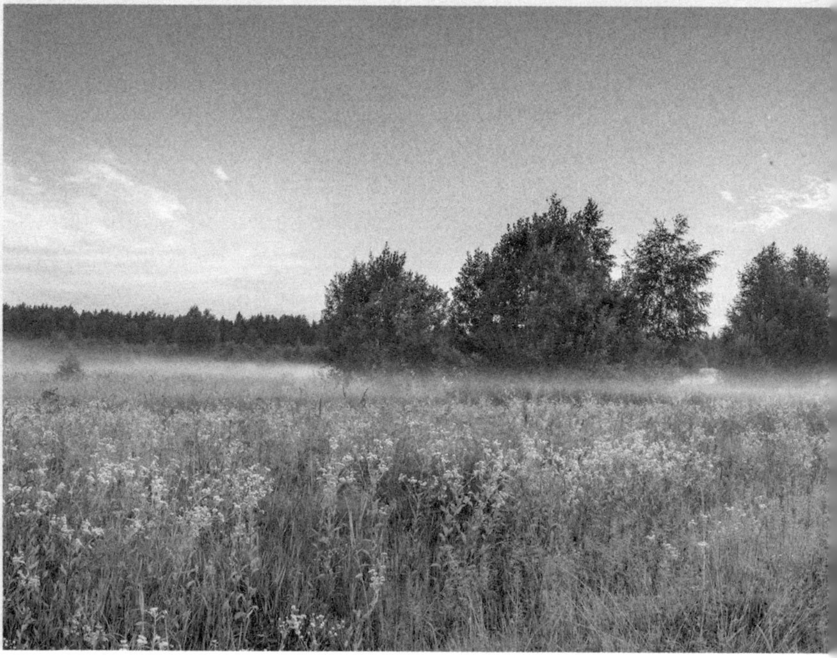

Übung

Natur-Orakel für mehr Selbstliebe

Legen Sie einen Kreis aus Steinen oder anderen Naturmaterialien. Setzen Sie sich mit Papier und Stift in den Kreis. Beschäftigen Sie sich mit Ihrem Problem/Ihrer Situation als Fragestellung. Z. B.: Was beschäftigt mich derzeit besonders im Leben, im Beruf, in Beziehungen? Verbinden Sie sich damit, und notieren Sie alles. Wo braucht es mehr Unterstützung und Einsicht von anderen und Ihnen selbst? Wie ein Orakel verwenden wir die Natur, indem Sie mit Ihren Sinnen in ihr umherschweifen.

Finden Sie drei Bilder oder Sinneswahrnehmungen für die Vergangenheit, die Gegenwart und die Zukunft. Was hält die Natur als Botschaft für Ihr Thema bereit? Verlassen Sie zum Ende hin den Kraftkreis, lösen Sie ihn auf und gehen Sie weiter.

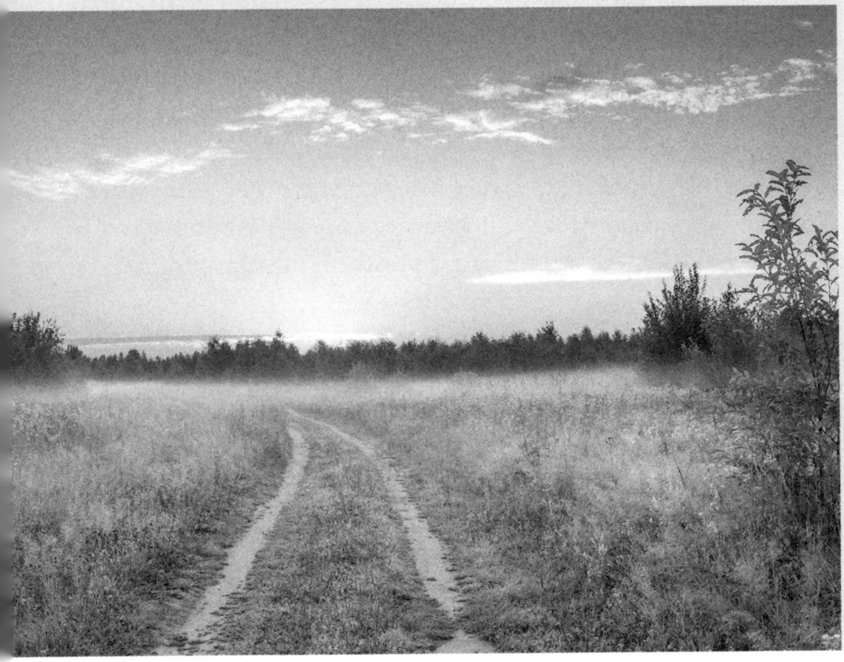

Waldsolo-Zeit – Natur- und Waldsitzen

»Suchst du das Höchste, das Größte, die Pflanze kann es dich lehren: Was sie willenlos ist, sei du es wollend – das ist's.«
Friedrich Schiller

Die Erde als großer Pflanzenplanet hält mit den Wäldern besondere Refugien bereit, um unsere Ressourcen wieder zu füllen. Hier können wir aufatmen und von Stoffen, den sogenannten Phytonziden, die zur Kommunikation der Bäume dienen, profitieren. Der Blutdruck wird gesenkt, der Stress lässt nach, und eine stimmungsaufhellende Wirkung wird zusätzlich aktiviert.

Was geschieht beim Waldsolo? Sie sitzen an einem ausgewählten Ort in der Natur, und plötzlich, ganz unerwartet fällt alles von Ihnen ab. Keine Anstrengung und kein Schmerz, kein Müssen und kein Wollen mehr, sondern nur noch Sein. Tiefes Loslassen, Stille! Die Japaner nennen es auch: »Sitting like taking a warm bath.« Meister Reiko Mukai Roshi nannte dies den Zustand der Selbstvergessenheit. Auf diese Art und Weise geschieht ganz natürlich das Sitzen, das Atmen und das im »Hier-und-jetzt-Sein«. Diese Wirkung, verbunden mit der Natur, ist bereits eine Form der Hingabe, die entstehen kann, wenn wir die nötige Offenheit zulassen. Ähnlich wie Spontaneität, ganz aus dem Moment heraus, kann sie frei entstehen.

Viele Japaner sind mit ihrer jahrhundertealten Tradition des Badens und der Kontemplation mit dieser Seinsqualität vertraut. Es lohnt sich, solche kleine Solozeiten in den Alltag einfließen zu lassen. Hier entstehen wieder Kreativität und Hingabe. Wie von selbst erscheint dann dieses »Lass doch mal los!« nicht mehr unmöglich, sondern stellt sich auf natürliche Weise wie von selbst ein. Es gelingt immer dann, wenn der Verstand sich müde gelaufen hat und die inneren Kontrollinstanzen aufhören, ständig zu checken. Hierfür helfen schon 20 Minuten im Wald oder in der Natur. Wie von selbst öffnet sich etwas Neues und erstrahlt, ohne dass Sie etwas Großes gemacht haben. Nicht jedes Waldsolo oder Natursitzen ist gleich. Jedes Mal verändern Sie sich und begeben sich in einen dreistufigen Zustand. Der beschriebene Idealzustand ist eine Art Übungsweg und kann in unterschiedlichen Varianten erfahren werden.

Stufe 1: Anstrengung

Wir verspüren Unruhe, unser Gedankenkarussell setzt ein, und wir nehmen Müdigkeit und Abgelenktsein wahr. Die Konzentration zerstreut sich. Das ist der anstrengendste Moment und wird als Konzentration in der Achtsamkeitslehre bezeichnet.

Stufe 2: Achtsamkeit

Hier kommen wir in den Zustand der Mühelosigkeit. Es passiert einfach und fühlt sich beinahe leicht an. Wir merken nun, dass der Wind in den Blättern spielt, wie angrenzende Bäume sich wiegen und das weite Feld um uns herum bewusst wahrgenommen wird. Vogelgezwitscher und Naturgeräusche, Düfte und Qualitäten der Atmosphäre werden wahrgenommen und gespürt. Es kann auftauchen und rezeptiv in uns einsinken. Wir können diese Erfahrungen aufnehmen und verarbeiten.

Stufe 3: Versenkung

Hier setzt die Selbstvergessenheit ein. Wir atmen nur noch ein und aus. Unsere Konzentration ist auf die Atmung ausgerichtet. Niemand ist mehr da. Eingetaucht in die Einheit mit der Natur ist Freude da, und Glücksgefühle kehren zurück. Wir empfinden tiefste Freiheit.

Alle Zustände und Stufen sind wichtig. Versuchen Sie jedoch nicht, sich unter Druck zu setzen, sondern wertfrei die einzelnen Stufen immer wieder neu zu erleben, in der Waldsolo-Zeit oder bei Ihrer persönlichen Natur-Auszeit. Vergleichen Sie sich nicht mit anderen oder vergangenen Erfahrungen, denn das ist oft die Ursache für Verstrickung und Verwirrung.

Tipps für einen entspannten Alltag

Es gibt einige Dinge zu beachten, wenn Sie entspannt durch Ihren beruflichen und privaten Alltag kommen wollen:

- ★ **Verabschieden Sie sich davon, Gedanken an zu viele kleine Dinge zu verschwenden, die keine Rolle für Ihren Alltag spielen.**
- ★ **Verabschieden Sie sich von der Angst, was andere über Sie denken.**
- ★ **Verabschieden Sie sich davon, andere Menschen mit Samthandschuhen anzufassen, um den Frieden zu wahren.**
- ★ **Verabschieden Sie sich davon, sich vom Erfolg anderer entmutigen zu lassen, gehen Sie es selbst an.**
- ★ **Verabschieden Sie sich davon, andere für Ihr Sozialleben verantwortlich zu machen, Sie haben es selbst in der Hand.**
- ★ **Verabschieden Sie sich davon, andere zu verändern, und gehen Sie Ihre eigenen Veränderungen an.**
- ★ **Verabschieden Sie sich davon, andere zu retten, und helfen Sie sich selbst.**
- ★ **Verabschieden Sie sich davon, dass andere Sie lieben müssen, und tun Sie es stattdessen selbst.**

Selfcare durch bewusste Körperarbeit und Entspannung

Selfcare, also Selbstfürsorge, was genau ist das? Selfcare bedeutet, sich Zeit für sich zu nehmen, um aktiv etwas für sein körperliches und seelisches Wohlbefinden zu tun. Selfcare umfasst unterschiedliche Bereiche und kann sehr individuell gestaltet werden. Mit Selfcare bauen wir bewusst Stress ab und stärken unsere Resilienz und unser allgemeines Wohlbefinden, um eine bessere Balance für Beruf, Freizeit und Familie zu erzeugen. So beugen wir dem Burn-out vor und pflegen zu uns selbst eine wachsende positive Beziehung.

Auf der körperlichen Ebene sind Bewegung, gesunde Ernährung, Körperpflege und Entspannungstechniken wie Qigong, Yoga, Tai Chi, Meditation und weitere Methoden hilfreich. Finden diese Übungen in der freien Natur statt, an einem besonderen Kraftplatz, entsteht oft ein tiefes und liebevolles Verhältnis zu sich selbst. Es ist ein individueller Prozess. Dabei auf unsere innere Stimme zu hören, Grenzen wahrzunehmen und darauf zu achten, Momente der Entspannung und Regeneration bewusst in den Alltag einzuplanen, ist sehr wichtig. Auf der emotionalen Ebene braucht das Zeit, diese Methoden zu integrieren und an der Umsetzung dranzubleiben. Umgeben Sie sich bewusst mit lieben Menschen wie Familie, Freunde und Kollegen, oder pflegen Sie Hobbys, wie Stricken, Joggen, Wandern, Gärtnern oder Malen. Das stärkt. Zeiträuber wie Medien und Social Media gehören entlarvt. Selfcare hilft dabei, sie zu identifizieren und Grenzen zu setzen. Ein weiterer wichtiger Baustein für die emotionale Selbstfürsorge ist, sich in Dankbarkeit zu üben.

Auf der mentalen und emotionalen Ebene ist es hilfreich und für manche von uns unterstützend, Tagebuch zu schreiben, Achtsamkeit zu praktizieren und bewusst Zeit in der Natur zu verbringen. Je geübter und erfahrener wir darin sind, desto eher kann daraus eine spirituelle Zeit für uns selbst entstehen, die unsere Verbundenheit mit Menschen, Tieren und Natur einschließt. Mehr und mehr Dankbarkeit zu entwickeln und sich mit den eigenen Werten auseinanderzusetzen wirkt unterstützend.

Selfcare ist ein wichtiger Teil eines gesunden und erfüllten Lebens. Wenn wir uns regelmäßig, in kleinen Schritten, in unserem eigenen Rhythmus danach ausrichten – ohne Perfektionismus –, verbessern wir unsere Lebensqualität bis ins hohe Alter. Mit dem Wissen um die sieben Resilienzwurzeln können Sie erste Schritte tun.

Übung

Die Lärche kreuzt ihre Flügel

Dies ist eine Übung aus dem Qigong. Stellen Sie sich schulterbreit hin, und lassen Sie alle Gelenke locker. Die Schultern nicht nach oben ziehen.

Überkreuzen Sie die Arme vor der Brust, legen Sie sie nicht auf dem Körper ab. Beim Einatmen öffnen Sie die Arme seitwärts. Beim Ausatmen nehmen Sie die Arme zur Brust zurück. Machen Sie das sechs- bis zehnmal.[7]

Ein magisches Wochenende (er-)leben

Woher kommen Sie im weiten Sinne, wo stehen Sie jetzt genau, und wo geht die Reise die Tage/nächsten Stunden hin? Kommen Sie so ins wirkliche Dasein. Kleine Auszeiten vom Alltag geben Kraft und Energie, helfen dabei, das Gedankenkarussell abzustellen und erholt in den Alltag zurückzukehren.

Übung

1. Überprüfen Sie bewusst Ihre festen Gewohnheiten, testen Sie was Neues und Ungewohntes.
2. Planen Sie Ihr Sozialleben mit Menschen mit Live-Momenten; durch neue Erlebnisse erweitern Sie die Komfortzone und probieren Neues aus.
3. Seien Sie bei allem, was Sie tun, präsent.
4. Momente nur für sich allein. Was brauchen Sie? Wonach sehnen Sie sich ? Lassen Sie sich treiben, und vergessen Sie dabei Raum und Zeit.

Machen Sie daraus ein Ritual der eigenen Haltung und Selbstfürsorge, verbinden Sie sich auf diese Weise mit sich selbst.

Ein Moment im Wald

Manchmal brauchen Sie keinen großen Plan, nur sich selbst, den Wald und ein paar tiefe Atemzüge: Bleiben Sie stehen, und suchen Sie sich einen Platz, an dem Sie sich wohlfühlen, z. B. Waldrand, Baum oder Wiese. Atmen Sie tief durch die Nase ein und langsam durch den Mund aus.

Lassen Sie los!

Schließen Sie die Augen und lauschen Sie. Was hören Sie, den Wind, die Vögel oder das Rauschen der Blätter? Lassen Sie die Geräusche einfach da sein – ohne Sie zu bewerten.

Spüren Sie den Boden unter Ihren Füßen, die Luft auf Ihrer Haut.

Diese einfache Übung stärkt Ihre Resilienz und bringt Sie ins Hier und Jetzt.

Übung

Ein Akzeptieren und Loslassen

Sehen Sie die Realität, wie sie ist, und nehmen Sie diese an. Egal, was geschehen ist. Und versuchen Sie nicht, es zu ändern oder zu kontrollieren. Akzeptanz ist eine der wichtigsten Wurzeln, um innere Ruhe und Frieden zu finden.

Ein Ruf der Naturelemente

Die Elemente der Natur stehen für wichtige Faktoren in uns selbst. Daher laden wir bewusst diese unterschiedlichen Kräfte in unsere Übung ein. Diese Sätze können Sie beim Spazierengehen, Meditieren, Sitzen in der Natur auf sich wirken lassen:

Luft »Ich rufe dich, Element Luft, begleite und unterstütze mich, stehe mir mit deiner Klarheit, Weisheit, Inspiration und deinem Weitblick zur Seite. Du bist Lebensenergie und Lebenskraft, möge dein Atem mich mit allem, womit ich sichtbar und unsichtbar verbunden bin, durchströmen.«

Feuer »Ich rufe dich, Element Feuer, begleite und unterstütze mich, stehe mir mit deiner schöpferischen und transformierenden Kraft zur Seite. Du bist die geborgene Wärme und Liebe. Möge dein Licht sich mit meinem Funken verbinden, damit ich mein Licht klar spüren kann.«

Wasser »Ich rufe dich, Element Wasser, begleite und unterstütze mich, stehe mir zur Seite. Du bist der Lebensquell und die Geborgenheit. Möge die Quelle sich mit der Quelle meines Herzens verbinden.«

Übung

Erde »Ich rufe dich, Element Erde, begleite und unterstütze mich, stehe mir mit deiner erdenden, stabilisierenden und entschleunigenden Kraft zur Seite. Du bist Halt, kraftvolle Verbindung und Mitgefühl. Mögen meine Wurzeln den Herzschlag wahrnehmen, und möge ich mir meiner kraftvollen und hellen Verbindung bewusst werden.«

Zu jedem Element kann auf ein Tuch ein Fundstück (oder etwas Mitgebrachtes) gelegt und später wieder mitgenommen werden, z. B. für die Luft eine Feder, für das Feuer eine Kerze, fürs Wasser eine Muschel und für die Erde ein Stein.

Verändern Sie die Perspektive

Neue Landschaften und Umgebungen ermöglichen es uns oft schon nach kurzer Zeit, in eine andere Welt einzutauchen und gleichzeitig ganz bei uns selbst anzukommen. Dabei muss es weder weit entfernt sein noch viel Zeit kosten – die schönsten Orte liegen häufig direkt vor unserer Haustür. Planen Sie solche Ausflüge ganz bewusst, um den Blickwinkel zu verändern, innerlich abzutauchen und sich neu auszurichten.

Bewusst entspannen

Meditieren Sie, machen Sie Atemübungen, und gehen Sie an Ihren Wohlfühlort, um abzuschalten und möglichen Frust in neue Energie umzuwandeln.

Übung

Gute Gespräche

Egal ob Partner, Freundin oder Verwandte, sie können durch einen Austausch bewusst unterstützen, den Stressor zu erkennen und die Ursache in Strategien zu verwandeln.

Sorgen Sie für einen starken Willen!

Beherzigen Sie einige der Tipps, um Ihre Willenskraft zu stärken:

- ★ **Erledigen Sie anspruchsvolle Aufgaben morgens, da ist die Willenskraft am stärksten.**
- ★ **Entwickeln Sie feste Gewohnheiten und Routinen.**
- ★ **Automatisieren Sie manche Dinge, umso weniger Disziplin braucht es dafür. Bauen Sie gute Routinen auf, und verabschieden Sie sich von schlechten Gewohnheiten.**
- ★ **Regelmäßige Nahrungsaufnahme hilft, um geistig wach zu bleiben. Selbstkontrolle braucht viel Energie. Ein konstanter Blutzuckerspiegel hilft der Willenskraft. Verzichten Sie auf Zucker, nehmen Sie weniger Lebensmittel mit hohem glykämischem Index zu sich, essen Sie vielseitig.**
- ★ **Gehen Sie Versuchungen aus dem Weg. Wenn es keine gibt, müssen Sie diesen auch nicht widerstehen.**
- ★ **Versuchen Sie, Ordnung zu halten. Äußere Ordnung hilft Ihnen dabei, sich innerlich stark und gut zu fühlen. Finden Sie Ihr eigenes Maß an Ordnung, was Sie jedoch nicht einengt.**
- ★ **Planen Sie Erholungspausen.**
- ★ **Packen Sie den Kalender nicht zu voll.**

Übung

Ein Ausflug ins Glück

Es muss nicht immer weit weg sein. Ein Picknick vor der Haustür, Teekochen am Lagerfeuer im Garten. Mikro-Abenteuer helfen uns, wieder durchzuatmen.

Hygge für zu Hause

Bei Kerzenschein unter einer warmen Decke ein Buch oder eine Zeitschrift lesen, einem Podcast lauschen – so berührt die Stimmung unser Herz.

Ich sehe etwas …

Nehmen Sie sich einen Zeichenblock und einen Stift, und setzen Sie sich draußen irgendwohin. Malen Sie nun Dinge nach, denen Sie begegnen. Dadurch erkennen Sie zahlreiche Details, die Ihnen vorher vielleicht nicht aufgefallen wären. Indem Sie Sachen nachzeichnen, schenken Sie alltäglichen Dingen viel mehr Beachtung.

Nicht umsonst sagte der englische Maler John Constable (1776–1837) einst: »Malen ist für mich ein anderes Wort für Fühlen.«

Selbstfürsorge mit Naturerfahrung in der TCM

Das Wissen der alten Daoisten entsprang aus aufmerksamen Naturbeobachtungen. In der Traditionellen Chinesischen Medizin spricht man von Wandlungsphasen – einem stetigen Kreislauf von Entstehen und Vergehen, bekannt als »Fünf-Elemente-Zyklus« der Schöpfung. Er beschreibt den immerwährenden Jahresrhythmus der Natur, das Werden und Vergehen. Das Zusammenspiel von Mensch und Natur, Tag und Nacht sowie Yin (weiblich) und Yang (männlich) bildet die zentrale Grundlage der TCM. Diese Prinzipien sind nicht nur Ausdruck natürlicher Prozesse, sondern auch ein grundlegendes Konzept, um Gesundheit und Krankheit zu verstehen und den menschlichen Körper positiv zu beeinflussen.

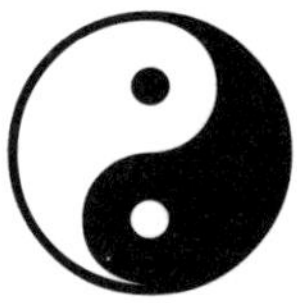

Die Elemente wirken wie ein Regenerator: Durch sie schenkt uns die Natur eine tiefe Vertrautheit mit unserem Gefühlsleben. Sie berühren uns auf einer ganz basalen Ebene, lassen Gefühlswelten entstehen und prägen, wie wir in Kontakt mit uns selbst und anderen treten. Die Natur lädt uns jeden Tag aufs Neue ein, solche Erfahrungen zu machen. In ihr können sich Gefühle setzen, wandeln und erneuern – so wird sie zu einem Ort, an dem sich inneres Erleben spiegeln und behutsam regenerieren darf.

So lernen wir in und mit der Natur, mit schwierigen Situationen gelassener umzugehen. Emotionen helfen uns, Grenzen zu setzen und zu wahren, z. B. das Eintauchen in die Natur schenkt uns neue Energie und durchlüftet unser Gehirn, unseren Körper und alle Organe.

Erfahrungen zu den Elementen

Luft

Feine Wassertröpfchen können die Atemwege sanft reinigen und befeuchten. Besonders wohltuend wirkt dabei salzhaltige Luft an Küsten und Seen oder das Eintauchen in die Atmosphäre eines Nadelwaldes, die Atemwege und Schleimhäute regenerierend unterstützt. Freiluftbaden ist nahezu jederzeit möglich: Schadstoffarme Luft, Sonne, Wind und wechselnde Temperaturen auf der Haut stimulieren den Organismus und tragen zu einem wohltuendem Klima für Körper und Atemsystem bei.

Erde

Moorspaziergänge sind dank der feuchten und mineralreichen Umgebung sehr heilsam. Die Wärme dringt tief ins Gewebe ein; als Moorpackung, Moorbad oder Fangopackung können Sie es auch zu Hause genießen.

Setzen oder legen Sie sich bequem hin. Schicken Sie Ihre volle Aufmerksamkeit durch Ihren Körper, von Kopf bis Fuß. Ganz bewusst. In jede Region atmen Sie hinein und schenken so allem Aufmerksamkeit. Spüren Sie den Kontakt zur Erde, und mit jedem Atemzug fließt nährende Kraft aus der Erde in Ihren Körper.

Wasser

Wasser ist ein elementarer Begleiter der Gesundheit – innerlich wie äußerlich. Als Trinkkur unterstützt es den Stoffwechsel; Wasseranwendungen wie Wassertreten oder Kneipp-Güsse oder einfaches Barfußgehen auf dem taunassen Rasen regen den Kreislauf an und beleben den ganzen Organismus. Beim Eisbaden, beim Schwimmen in natürlichen Gewässern oder beim Entspannen in warmen Quellen, wie im japanischen Onsen, wo Thermalwasser zugleich entspannt, durchwärmt und die Sinne klärt.

Anregungen aus den körperlichen, emotional-sozialen, geistigen und den spirituellen Ebenen beflügeln uns, abzuschalten oder einzutauchen in eine andere Sichtweise.

- ★ Körperliche Ebene: Wandern, Sport machen, Spazierengehen in der Natur
- ★ Emotionale, soziale Ebene: Freunde zum Austausch treffen, Familien- und Gemeinschafts-Events mit Tiefgang, Spaß-Tag mit Picknick, gutes Essen in Achtsamkeit
- ★ Geistige Ebene: Dankbarkeitstagebuch schreiben, Buch lesen, sich mit besonderen Themen beschäftigen
- ★ Spirituelle Ebene: Meditation, Kontemplation, ein Abend mit Me-Time und Reflexion, bewusst konsumieren, inneres Gleichgewicht finden

Die Fünf-Elemente-Lehre der TCM

In der Traditionellen Chinesischen Medizin werden fünf Elemente beschrieben, die eng mit den Jahresrhythmen der Natur verbunden sind. Neben Frühling, Sommer, Herbst und Winter kennt dieses System eine fünfte Jahreszeit, den Spätsommer. Der Zyklus beginnt mit dem Holz-Element als jungem Yang im Frühling, gefolgt vom Feuer-Element als vollem Yang des Sommers, dem Erd-Element als jungem Yin des Spätsommers, dem Metall-Element mit stärkerer Yin-Qualität im Herbst und dem Wasser-Element als vollem Yin des Winters.

Holz

Das Holz-Element folgt auf das Wasser-Element und markiert damit den Neubeginn des Jahreskreislaufs. Viele ätherische Öle können diesen Zyklus begleiten und wirken zugleich jahreszeitlich übergreifend. Im Frühling eignen sich Düfte, die reinigen, entspannen und zugleich aktivieren: Zitrusöle wie Bergamotte und Mandarine rot, belebende

Nadelhölzer wie Zypresse, Lärche und Weißtanne sowie Lemongrass, Rosmarin und Pfefferminze für mehr Anregung; Lavendel und Majoran wirken eher beruhigend und entspannend. Mandarine unterstützt das Holz-Element, indem sie hilft, Spannung zu lösen und das Leber-Qi ins Fließen zu bringen; Zypresse bringt stagnierende Energie wieder in Bewegung und erleichtert es, in den eigenen Lebensfluss zurückzufinden.

Das Holz-Element gilt als »Mutter« des Feuers und steht für Wachstum, Neubeginn, Flexibilität, Tatendrang und Dynamik. Es ist dem Frühling, der Himmelsrichtung Osten sowie den Organen Leber und Gallenblase zugeordnet. In Balance stärkt es Entscheidungsfreude, Kreativität und Visionskraft; im Ungleichgewicht können Gereiztheit, Wut und Aggression auftreten. Reguliert wird diese Energie durch Bewegung, Freiraum, klare Ziele und eine Ernährung mit grünen, leicht sauren Lebensmitteln wie Blattgemüse, Kräutern, Wildkräutern und Zitronensaft. Die zugeordnete Farbe ist Grün. Der Bambus, immergrün, biegsam und widerstandsfähig, verkörpert die Qualitäten des Holz-Elements in besonders anschaulicher Weise.

Übung

Atmen Sie und bewegen Sie sich bewusst!

Atmen Sie bewusst ein und aus, und spüren Sie dabei die Bewegung Ihres Bauches. Beim Ausatmen geben Sie alles ab, was Sie nicht mehr benötigen, beim Einatmen nehmen Sie frische Energie (Qi) in sich auf. Bewegen Sie sich anschließend in der Natur: Gehen oder schlendern Sie achtsam, oder üben Sie langsames, bewusstes Gehen. Suchen Sie im Frühling draußen nach kleinen Trieben und Sprösslingen – sie sind typische Vertreter des Holz-Elements.

Feuer

Das Feuer-Element folgt auf das Holz-Element und ist dem vollen Yang zugeordnet. Es steht für Aktivität, Wärme, Lebensfreude, Offenheit und Licht und ist mit dem Sommer, dem Süden sowie der Zeit von Fülle und Wachstum verbunden.

Typische Düfte des Feuer-Elements und der Vitalität sind unter anderem Angelikawurzel, Orange, Limette, Mandarine (rot und grün), Pfefferminze, Ingwer, Eukalyptus, verschiedene Zitrusöle, schwarzer Pfeffer, Thymian, Wacholderbeere und Zypresse. Yin-betonte Harmonieöle für Ruhe und Ausgleich sind etwa Lavendel, Kamille, Ylang-Ylang, Rose, Jasmin, Patchouli, Sandelholz und Weihrauch.

Dem Feuer wird in der TCM das Organ Herz zugeordnet, oft als »Kaiserorgan« bezeichnet. Es ist der Sitz von Shen: Bewusstsein und Geist. Dazu gehört der Dünndarm, der das Wesentliche vom Unwesentlichen trennt. Ist das Feuer-Element aus dem Gleichgewicht, können Stress, innere Unruhe, »Hitze«, Begierde oder emotionale Schwankungen auftreten.

Auf emotionaler Ebene zeigt sich Feuer als Begeisterung, Freude, Mitgefühl und Klarheit des Bewusst-

Übung

Der Wechsel macht's

Nehmen Sie die Arme entlang der Körperseite nach oben Richtung Schulterhöhe und atmen Sie tief ein, danach öffnen Sie die Arme zu beiden Seiten und atmen aus. Danach führen Sie die Arme vor Ihrer Brust zusammen, die Fingerspitzen zeigen zueinander, und atmen ein. Zur Seite ausdehnen, ausatmen, dabei eine kleine Pause nach dem Ausatmen entstehen lassen. Dabei entwickelt sich ein Rhythmus von Ausdehnung und Sammlung.

seins. Menschen mit viel Feuerenergie wirken inspirierend, charismatisch und suchen gerne die Nähe anderer; Selbstbewusstsein und Ausdruckskraft sind ihnen oft eigen und verbinden sich mit Weisheit, Inspiration und Intuition.

Der Geschmack des Feuer-Elements ist bitter. Kühlende, erfrischende und leicht bittere Lebensmittel wie Chicorée, Rucola, Wassermelone, Beeren, Zitrusfrüchte, grünes Blattgemüse, Gurke, Grapefruit, Löwenzahn, Paprika, Sellerie, Joghurt sowie reichlich Flüssigkeit unterstützen die Feuerenergie.

Akupressurpunkte können sanft im Bereich des Handgelenks – zum Beispiel in der Nähe von Daumen oder Mittelfinger – stimuliert werden, ohne starken Druck.

Erde

Erde wird mit Stabilität, Nahrung, innerer Mitte und dem Spätsommer verbunden – jener Zeit zwischen Sommer und Herbst, in der die Früchte reif sind und Fülle sichtbar wird. In der chinesischen Tradition gilt dieser Spätsommer als eigene »fünfte Jahreszeit«, die das Nährende, Sammelnde und Ausgleichende betont.

Erdende und beruhigende ätherische Öle können diese Qualität unterstützen, etwa Atlas- und Himalaja-Zeder, Vetiver, Sandelholz, Patchouli, Lavendel fein, Ingwer, Iris, Rose, Rosengeranie, Rosenholz und Ho-Blätter. Dem Erde-Element werden im Körper die Mitte – Milz, Bauchspeicheldrüse, Magen – sowie das Bindegewebe zugeordnet, also

Übung

Meditativer Gang in der Natur

Achtsames, langsames, bewusstes Gehen, bei dem jeder Schritt bewusst gespürt wird, hilft, sich mit der Erde zu verbinden, die Erdung zu vertiefen und das Gefühl innerer Stabilität zu stärken.

jene Strukturen, die aufnehmen, »verdauen«, verteilen und zusammenhalten.

Auf emotionaler Ebene steht das Erde-Element für Fürsorge, Mitgefühl und die Hinwendung zum Du. Gerät es aus dem Gleichgewicht, können Grübeln und Sorgen überhandnehmen. Sein Geschmack ist süß; unterstützend wirken Lebensmittel wie Getreide, Nüsse, Karotten, warm gekochte Speisen sowie die erdigen Farben Gelb, Orange und Braun.

Metall

Metall steht für Struktur, Ordnung und die Kunst des Loslassens und ist dem Herbst sowie der Himmelsrichtung Westen zugeordnet. In dieser Phase zieht sich die Natur zurück, die Säfte gehen nach innen – eine Zeit des Sammelns, Reduzierens und Konzentrierens beginnt.

Körperlich ist Metall mit Lunge und Dickdarm verbunden, also mit Atmung, Austausch und Ausscheidung – dem Einlassen und dem Wieder-Freigeben. Auf seelischer Ebene zeigt sich das Metall-Element in Melancholie und Trauer, kann aber auch Klarheit, Essenz, Abschiedsfähigkeit und innere Sammlung fördern.

Zypresse, Lorbeer sind charakteristische ätherische Öle dieser Jahreszeit: Sie unterstützen das Loslassen, stärken Ausdauer und die Fähigkeit, Grenzen zu wahren und Herausfor-

Übung

Loslassen und Atem stärken

Die rechte Hand fährt von der linken Schulter über die Arminnenseite zum Daumen. Dabei atmen Sie aus; danach fahren Sie mit der Hand vom Zeigefinger zurück zur Schulter, kombiniert mit dem Einatmen. Dasselbe auf der rechten Seite ausführen. Diese Übung unterstützt Darm und Lunge. Mentales Loslassen gelingt so leichter.

derungen zu bewältigen. Bergamotte wirkt wie ein Lichtbringer in der dunkleren Jahreszeit und kann zur »inneren Sonne« werden, während Weihrauch Wärme und Geborgenheit vermittelt und den Blick nach innen begleitet.

Wasser

Das Wasser-Element steht für Tiefe, Ruhe und Veränderung und ist dem Winter sowie der Himmelsrichtung Norden zugeordnet. Es symbolisiert das große Yin – die Phase der Sammlung, des Rückzugs und des Speicherns von Lebensenergie – und ist eng mit Nieren und Blase verbunden, den »Wurzeln des Lebens«.

Auf emotionaler Ebene ist das Wasser-Element mit Intuition, Transformation, Reinigung, Selbstreflexion und spirituellem Wachstum verknüpft. Es vermittelt ein Gefühl von Fließen und innerer Beweglichkeit, birgt aber auch Tiefe und Geheimnis; Angst kann hier sowohl lähmend erlebt werden als auch als hilfreiche Qualität von Vorsicht und Umsicht. Im Gleichgewicht schenkt dieses Element Kraft, innere Gelassenheit und ein Gefühl von innerer Weisheit.

Übung

Nierengegend sanft klopfen

Beuge- und Streckbewegung ausführen: Beugen Sie sich sanft mit dem ganzen Rumpf nach vorn in Richtung Knie – so weit, wie es sich für Sie bequem anfühlt. Danach strecken Sie sich langsam nach oben und reiben und klopfen sanft mit Ihren Handflächen die Nierengegend ab.

Passende ätherische Öle, die diese Qualitäten unterstützen, sind beispielsweise Atlaszeder, Ylang-Ylang, Zitrone, Limette, Ho-Blätter, Rose, Rosengeranie und Iris.

Die Schönheit des Bruchs – die japanische Kintsugi-Kunst

Kintsugi, die Kunst, zerbrochene Keramik mit Gold zu reparieren, macht Bruchlinien sichtbar, statt sie zu verstecken. So wird das Unvollkommene zu etwas Kostbarem und Einzigartigem, das seine Geschichte nicht leugnet, sondern trägt.

In der Natur begegnet uns dieselbe Haltung: Ein vom Sturm gezeichneter Baum, verwitterte Felsen oder Narben in der Landschaft erzählen von Widerstandskraft und Wandlung. Wie beim *Kintsugi* werden Spuren von Verletzung nicht gelöscht, sondern in einen neuen, lebendigen Ausdruck verwandelt – Teil eines größeren Kreislaufs von Werden, Vergehen und Erneuerung.

Kintsugi ist Sinnbild für eine Haltung, die Verletzungen des Lebens nicht als Makel versteht, sondern als Teil unserer Geschichte. Die goldenen Nähte betonen die Brüche und zeigen: Schönheit entsteht auch durch Verletzlichkeit. Diese Philosophie ist nicht nur auf Dinge, sondern auf das ganze Leben übertragbar – sie ruft dazu auf, Balance wiederherzustellen, wenn sie verloren gegangen ist. Wenn Ihnen eine Vase aus den Händen gleitet, zerbricht sie auf dem Boden. Die meisten von uns denken nicht lange nach: Wir kehren die Scherben auf und werfen sie in den Müll. In Japan geht man mit einem derartigen Malheur viel tiefgründiger um. Anstatt die zerbrochene Keramik als ruiniert anzusehen, erachten die Japaner etwas Zerbrochenes als noch schöner und authentischer. Sie werfen es nicht sorglos weg, sie reparieren es liebevoll mit einem goldfarbenen Kleber. Dem Bruch misst man dabei genauso viel Bedeutung bei wie der Reparatur selbst. Die goldenen Nähte, die die zerbrochenen Teile wieder zusammenfügen, unterstreichen die Unvollkommenheit und machen den Gegenstand zu etwas Einzigartigem. Die *Kintsugi*-Kunst hält dadurch viele Lektionen für das Leben und die Eigenliebe parat. In *Kintsugi Wellness* erklärt Candice Kumai, wie gut diese japanische Tradition für Geist, Körper und Seele sein kann:

1. Lernen Sie, Unvollkommenheiten zu lieben

Das Leben ist Chaos, verändert sich stetig und ist bestimmt nicht immer perfekt. Und das ist auch okay. Tatsächlich sollten wir Unvollkommenheiten lieben und die Schönheit und Echtheit darin sehen. In Japan nennt man dieses Konzept *Wabi-Sabi* (siehe auch Seite 51 f.). *Wabi* ist ursprünglich Einsamkeit, Armut, und *Sabi* steht für Verwelken, Patina und Reife. *Wabi* ist Raum, *Sabi* ist Zeit. Die Schönheit wird in der Natur, im Altern und in den kleinen Makeln des Lebens gesehen. Und so können wir *Wabi-Sabi* in unser Leben integrieren: Indem Sie sich nicht mit anderen vergleichen, leben Sie mehr Einfachheit und Bescheidenheit, kaufen Sie nichts Unnötiges. Orientieren Sie sich dabei an der Natur mit ihrer charakteristischen Farbpalette, für Ihre Kleidung und Umgebung verwenden Sie natürliche Materialien wie Holz, Leinen und Pflanzen.

2. Verstecken Sie Zerbrochenes nicht

Wir neigen oft dazu, Zerbrochenes in und an uns zu verstecken, denn wir möchten nicht schwach oder unfähig wirken. *Kintsugi* lehrt uns allerdings, Zerbrochenes an uns zu ehren, da es Geschichten erzählt – Geschichten von unseren einzigartigen Reisen und unserer Fähigkeit, zu wachsen und zu heilen. Verstecken Sie also Ihre Narben nicht. Zelebrieren Sie stattdessen die Erfahrungen, die Ihnen die wichtigsten Lehren des Lebens geschenkt haben.

3. Verwandeln Sie Leid in Chancen

Wir alle leiden manchmal unter Stress oder Schmerzen, besonders, wenn das Leben eine unerwartete Wende nimmt – wir verlieren unseren Job, Beziehungen brechen auseinander, wir werden krank, oder ein geliebter Mensch geht von uns. Womit Sie auch zu kämpfen haben oder wovon Sie sich gerade erholen, mit *Kintsugi* können Sie Leid in eine Erfahrung verwandeln, mit der Sie stärker aus dieser Situation hervorgehen.

4. Schaffen Sie eine ausgewogene Ernährung

Bei *Kintsugi* geht es darum, eine Balance zu finden und wiederherzustellen. Nehmen Sie sich Zeit für sich selbst, und kümmern Sie sich mit einer ausgewogenen Ernährung um die Bedürfnisse Ihres Körpers. Mit viel Gemüse und zahlreichen Sojaprodukten, fettarmen Zutaten, fermentierten Lebensmitteln und köstlichen Grüntees ist die japanische Küche extrem nährstoffreich und gut ausgewogen. Da verwundert es nicht, dass die Japaner ein solch langes und gesundes Leben führen!

5. Ihr innerer Kreis ist im Fokus

Candice Kumai schreibt über eine wundervolle japanische Philosophie namens *Yuimaru*, was *Kreis der Menschen* bedeutet. Damit betont sie die Wichtigkeit der Verbindungen zu den Menschen, die Sie umgeben. Verbringen Sie Zeit mit Freunden und Ihrer Familie, denn sie sind diejenigen, die Sie aufbauen und das Beste in Ihnen zum Vorschein bringen.

Kaizen – die Schönheit am Leben

Die Natur wertet nicht, sie findet jeden Tag einen Start in den Alltag und verzaubert mit bunten Pflanzenteppichen, herrlichen Düften, Wetterschauspielen und faszinierenden Erlebnissen. Dabei kann die Achtsamkeitspraxis mit dem *Kaizen* und dem *Kintsugi* den Blick schärfen. *Kaizen* ist ein japanischer Begriff, um sich in kleinen Schritten zu verändern und die Magie des Lebens wahrzunehmen. In Minischritten und mit kleinen täglichen Anpassungen nutzen Sie das eigene Verhalten, um ganz bewusst auf ein Ziel zuzugehen und dabei Glück und Magie zu erfahren.

Übung

Kleines Start-up

Beginnen Sie den Tag damit, für drei Dinge dankbar zu sein. Beschließen Sie einen Vorsatz für den Tag! Beobachten Sie für 3 Minuten Ihren Atem, und nehmen Sie sich selbst wahr. Wie geht es mir heute?

Nehmen Sie so kleine Schritte, um zum großen Ziel des Lebens zu kommen. Erst mal mit 3 Minuten Meditation anfangen, bevor Sie gleich ein 10-Tage-Schweige-Retreat angehen. Nehmen Sie Ihr Anliegen unter die Lupe, und freuen Sie sich über kleine tägliche Fortschritte der Gewohnheitsveränderungen. Entdecken Sie so die Schönheit des Lebens, und rasen Sie nicht an Sehnsüchten und Wünschen vorbei.

Balneotherapie – Wohlbefinden für den Körper

Das Wort *Balneotherapie* ist griechischen Ursprungs und setzt sich zusammen aus den Silben *balneo*, was *Bad* bedeutet, und *Therapie* für *Heilung* oder *Heilanwendung*. In Kombination ist die Balneotherapie also die Heilung durch Bäder (siehe auch Seite 53 f.). Hydro- und Balneotherapie nutzen die therapeutischen Eigenschaften des Wassers, um verschiedene gesundheitliche Probleme zu behandeln und das allgemeine Wohlbefinden zu fördern. Die Hauptziele dieser Therapieformen sind:

Förderung der Durchblutung: Durch die wechselnde Anwendung von warmem und kaltem Wasser wird die Blutzirkulation verbessert, sie erhöht dadurch die Sauerstoff- und Nährstoffversorgung im Körper.

Linderung von Muskelverspannungen: Warme Wasseranwendungen wirken entspannend auf die Muskulatur und helfen, damit verbundene Schmerzen zu reduzieren.

Schmerzmanagement bei rheumatischen Erkrankungen: Spezielle Bäder und Wickel unterstützen die Schmerzlinderung.

Unterstützung der Atemwege: Dampfbäder, Soledampf und weitere Formen der Feuchtinhalationen können bei Atemwegserkrankungen lindernd wirken.

Stärkung des Immunsystems: Kälteanwendungen regen das Immunsystem an und können die Abwehrkräfte stärken.

Reduktion von psychosomatischen Störungen: Wassertherapien bieten eine entspannende Wirkung, die Stress abbaut und zur emotionalen Ausgeglichenheit beiträgt.

Formen der Balneotherapie sind Abklatschung, Abreibungen, Bäder, Bewegungsbäder, Dampfbehandlungen, Druckstrahl- oder Blitzgüsse, Kneipp-Güsse, Wasserstrahltherapie, Wassertreten, Wickel und Packungen.

Übung

Guss der Waden und/oder Unterarme

Führen Sie an warmen Tagen in Gewässern, bei einer Bergquelle oder einer Kneippanlage Tauchbäder durch, kühlen Sie Ihre Waden oder Unterarme ab. Die Anwendung ist erfrischend und regt die Durchblutung und den Kreislauf an. Die Anwendung mit den Unterarmen wird gern »Espresso fürs Gehirn« genannt.

Onsen – eine japanische Methode zur Stressminderung

Onsen ist mehr als nur ein bloßes Bad, es ist ein wichtiger Teil der japanischen Kultur, der auf Reinigung und tiefe körperliche wie seelische Entspannung abzielt. Die mineralreichen vulkanischen Quellen haben gesundheitsfördernde Wirkung, zum Beispiel bei rheumatischen Beschwerden und Hautproblemen.

Übung

Sonnenlicht-Baden

Richten Sie Ihr Gesicht zur Sonne hin aus, nehmen Sie die Wärme und das durch die Lider scheinende Licht bewusst wahr. Fühlen Sie die Wirkung auf Körper und Geist, erspüren Sie das Gefühl der erwärmten Körperregionen, und nehmen Sie sie im Vergleich zu den im Schatten befindlichen Körperregionen wahr. Danach sind Sie eingeladen, sich umzudrehen und die Gegensätze erneut zu spüren.
Achtung: Vermeiden Sie die grelle Mittagssonne! Immer mit geschlossenen Augen und bestenfalls mit Sonnenbrille.

Skjól – das isländische Baderitual

Ein isländisches Baderitual, oft als *Skjól*-Ritual bezeichnet, beinhaltet die Nutzung von geothermischem Wasser, um Körper und Geist zu reinigen und zu stärken. Es ist eine jahrhundertealte Tradition, die sowohl in natürlichen heißen Quellen als auch in öffentlichen Badeanstalten praktiziert wird. Das Ritual soll eine verjüngende und schützende Wirkung haben, indem es die Sinne weckt und die Haut gesund und strahlend macht. Es beginnt oft mit dem Eintauchen in warmes mineralreiches Thermalwasser, das aus heißen Quellen gespeist wird. Dabei entsteht eine optimale Hautpflege. Die mineralhaltigen Gewässer Islands werden für ihre hautpflegenden Eigenschaften geschätzt und können bei Hautkrankheiten Linderung verschaffen.

Das Baden fördert die Entspannung und kann Stress abbauen. Gleichzeitig betont das Ritual die Verbindung zur isländischen Natur und Landschaft. Die Bäder sind oft auch wichtige soziale Treffpunkte, an denen sich Menschen austauschen und entspannen können. Die mineralreichen Gewässer und die entspannende Wirkung des Badens tragen zur Stärkung der körperlichen und geistigen Gesundheit bei. In Island, wo das Wetter oft rau sein kann, bietet das Baden in warmem Wasser einen Schutz vor den Elementen. Es dient dem Erwärmen und auch als rituelle Reinigung von negativen Energien und der Stärkung des eigenen Energiefeldes.

In unseren Breiten können Sie die isländische Tradition mit Saunagängen, Eisbaden und Waldwellness ein wenig nachahmen.

Pool: Entspannung im warmen Wasser

Atmen Sie die frische Luft ein, genießen Sie die Umgebung, und finden Sie Ruhe. Die Badetemperatur sollte etwa 38–40 °C betragen – WARM UND GEMÜTLICH!

Kaltes Wasser

Nach dem Entspannen im Warmen ist ein kurzes Bad in der kalten Wanne ideal, um den Körper zu erfrischen. Die Kältetherapie steigert Glück und Wohlbefinden, stimuliert das Immunsystem, fördert die Durchblutung und strafft die Haut. Die Badetemperatur sollte etwa 5 °C betragen – EIN ENERGIESCHUB AUS DER NATUR!

Die Jurten-Sauna

Genießen Sie das traumhafte Zusammenspiel von Himmel

und Meer. Die Wärme öffnet und reinigt Ihre Haut, während Sie entspannen und die Umgebung genießen. Die Sauna bietet einen einzigartigen Ort der Ruhe und Entspannung mit Blick auf das Meer, so weit das Auge reicht. Die Saunatemperatur sollte etwa 80–90 °C betragen – HEISS UND BELEBEND!

Erfrischender Kaltnebel

Nach dem warmen Saunagang strahlt die Kälte auf den Körper. Spüren Sie, wie der kühle Nebel Körper und Geist belebt. Die Außentemperatur beträgt im Frühling in Island etwa -5 °C – KÜHL UND ERFRISCHEND!

Reinigendes und verjüngendes Peeling

Das Salz-Peeling macht die Haut weich und reinigt sie. Tragen Sie das Peeling auf, und lassen Sie es einwirken, während Sie im nächsten Schritt im Dampf entspannen. Wenn Sie sich für zu Hause ein eigenes Peeling machen möchten, verwenden Sie 50 g Himalajasalz oder Meersalz, 20 ml Sesamöl, 8 Tropfen Rosengeranie, 5 Tropfen Ho-Blätter und 3 Tropfen Lorbeeröl oder ein Baumöl wie Lärche, Weißtanne oder Zirbelkiefer. Gut vermischen und großflächig über die Haut verteilen und den Dampf genießen. Nach 20 Minuten abduschen.

Pflegender Dampf

Genießen Sie die Entspannung im warmen Dampf. Der Dampf rundet die Ritualbehandlung ab und hilft Ihrer Haut, die Feuchtigkeit des Peelings aufzunehmen. Die Temperatur beträgt 46 °C – WÄRME PUR!

Saft

Beleben Sie Ihren Gaumen. Genießen Sie den Stachelbeersaft aus isländischen Beeren. Spüren Sie die Kraft der Natur, die mit den Sinnen spielt, und das Ritual vollendet die Kraft, die die Nation seit jeher begleitet. Zu Hause können

Sie aromatisiertes Wasser trinken oder sich einen der Smoothies aus diesem Buch (siehe Seite 185 f.) zubereiten.

Das isländische Baderitual ist mehr als nur eine Möglichkeit, sich zu entspannen. Es ist eine tiefe kulturelle Tradition, die der Stärkung der Gesundheit, der Verbindung zur Natur und dem Schutz vor den Elementen dient. Möge sich daher jeder und jede eine Badegelegenheit und damit eine große Wohltat für seine/ihre Gesundheit erschaffen.

Kapitel 5
Naturerfahrung mit allen Sinnen

»Die Natur ist ein Raum, wo wir uns selbst begegnen.«
Thích Nhất Hạnh

Ätherische Öle als Ressourcenstärker

Ätherische Öle sind kostbare Pflanzenessenzen – konzentrierte Licht- und Duftträger, die Körper, Geist und Seele gleichermaßen ansprechen. Sie entstehen in Blättern, Blüten, Rinden, Früchten oder Wurzeln und bilden das »Atemsystem« der Pflanzen. In ihrer feinen Schwingung wirken sie wie natürliche Ressourcenstärker, die unser Wohlbefinden, unsere Achtsamkeit und Resilienz fördern können. Im Kontext der Natur-Resilienz ist der Resilienzbaum eine geeignete Metapher zur Sortierung der Düfte.

Baumöle stehen meist für Stabilität und Erdung (Wurzeln, Stamm, Nadeln), Blütenöle für emotionale Öffnung und Herzenskraft, Frucht- und Agrumenöle, sprich Zitrusdüfte, für Leichtigkeit, Freude und Lebenslust und Kräuteröle für Klarheit, Vitalität, geistige Fokussierung oder auch Entspannung.

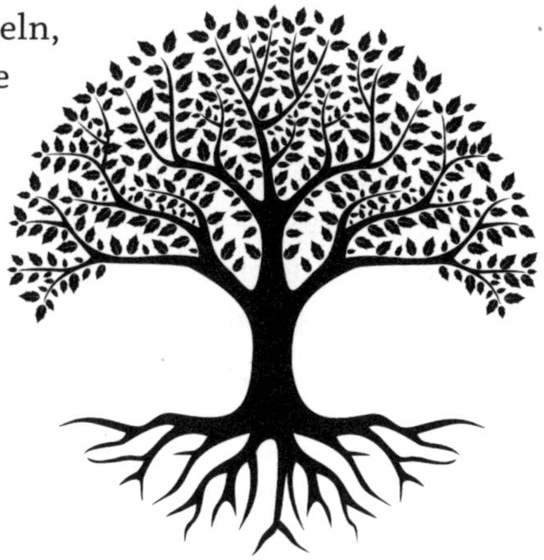

In der Aromatherapie werden ätherische Öle nach ihrer Verdunstungsgeschwindigkeit, der sogenannten Evaporation, geordnet. So entstehen die drei Duftdimensionen (siehe auch Seite 225 ff.):

△ Kopfnoten – leicht, flüchtig, anregend;
wirken sofort auf Stimmung und Konzentration

○ Herznoten – blumig, harmonisierend;
verbinden Kopf und Körper

□ Basisnoten – warm, tief, erdend;
schenken Stabilität und Ruhe

Dieses Kapitel soll mit den »Affirmationen« und den Kurzbeschreibungen zu den dreißig wichtigsten Ölen bereits Ihre Neugierde wecken und Ihnen helfen, erste Bezüge zu den Übungen mit den Düften zu finden. Die tieferen Wirkmechanismen der wichtigsten ätherischen Öle finden Sie ausführlich ab Seite 230.

Düfte der Baumkrone

Düfte, so zart und flüchtig, sind die feinen Stimmen der Natur und vermitteln uns unmittelbar Botschaften und Empfindungen für Wohlbefinden, Zuneigung oder Abwehr. Die folgenden Düfte verbinden Himmel und Erde und sind oft den helleren, klärenden, aktivierenden, erfrischenden, belebenden Qualitäten des Seins zugeschrieben; vor allem die ätherischen Öle, die den Kopfnoten zugeordnet sind, repräsentieren diese Eigenschaften. Die Düfte der Herznoten stehen für die Mitte und stärken sie, sie unterstützen den seelischen Aspekt und schaffen den Ausgleich und Balance für unsere Psyche.

Bergamotte »Lichtbringeröl«
Der Duft unter den Zitrusölen gegen Ängste und Panik;

zugleich wirkt es beruhigend, keimreduzierend, klärt den Geist, schenkt Lebensfreude, öffnet das Herz. Es stärkt die Mitte und ist berühmt als »Earl-Grey-Duft«. △

Douglasfichte »Die Belebende und Zugereiste«
Der aromatische, leicht zitrusartige Duft wirkt erfrischend, weitet den Geist klärend und ist konzentrationsfördernd; er aktiviert und kräftigt bei Erschöpfung, schenkt Stabilität und verbindet den Kopfbereich mit dem Herz zum »Stamm«. △○

Grapefruit »Lust auf Leben und Freude«
Sie wirkt stimmungsaufhellend, verjüngend, psychisch wärmend und vermittelt Leichtigkeit. Ein Duft für jede Lebenslage, mit hoher Akzeptanz bei Frauen und Männern; sie ist ganz dem Kopfbereich zugeordnet. △

Ho-Blätter »Brücke zwischen Kopf, Herz und Basis«
Der Duft ist floral-holzig, es ist das Verbindungsöl zwischen dem Kopfbereich, dem Herzen, also dem Stamm, und den Wurzeln, der Basis. Es wirkt enorm harmonisierend. Der leicht rosenartige Duftton balanciert viele Mischungen. Es ist in sich schon fast ein Dreiklang. △○□

Lärche »Magischer Baum der Erneuerung und der Berge«
Die würzige, waldige Duftnote ist einzigartig. Sie stärkt Selbstvertrauen und Mut, unterstützt seelische Regeneration bei Erschöpfung und Burn-out; von der Baumkrone zur Mitte hin strahlend. △○

Lorbeer »Licht und Klarheit«
Es ist ein sehr komplexes Öl. Es wirkt stärkend für Körper und Geist, ist befreiend in Erkältungszeiten; unterstützt Konzentration und mentale Präsenz; ein perfektes Reiseöl. △○

Neroli (Orangenblüte) »Notfallöl für die Seele«
Das Blütenöl bei Ängsten und extremen Belastungen. Es ist das klassische ätherische Öl der Psychoaromatherapie. Der typische zartblumige frische Duft wirkt antidepressiv und regenerierend; beruhigt das Nervensystem und schenkt Geborgenheit, ein kostbares Öl der Mitte, zur Kopfnote hin strahlend. ○ △

Orange süß »Sonne im Flakon«
Es handelt sich um eines der beliebtesten ätherischen kalt gepressten Zitrusöle, der warm-fruchtige Duft ist für alle Altersgruppen geeignet; er wirkt aufmunternd, entspannend und angstlösend; fördert Optimismus, Zuversicht und Lebensfreude; ganz dem Kopfbereich zugeordnet. △

Pfefferminze »Erfrischender Klarheitsbringer«
Mentha piperita – die Pfefferminze sorgt für eine frische, kühle Brise; es ist ein typischer spitzer Minzduft, der belebend, kühlend und krampflösend wirkt; löst Kopfschmerzen, erfrischt den Geist und schenkt Energie; ganz dem Kopfbereich zugeordnet. △

Weißtanne »Atem des Waldes«
Der Duft, der an Weihnachten erinnert, reinigt die Raumluft, stärkt die Abwehrkräfte und erinnert an Waldspaziergänge; hebt die Stimmung, öffnet die Atemwege; von der Baumkrone zur Mitte hin strahlend. △ ○

Ylang-Ylang extra supérior »Duft der Sinnlichkeit«
Aphrodisierend, blumig, herzöffnend, sehr sinnlich, feminin; fördert emotionale Nähe und Selbstliebe, wirkt entkrampfend. Blüten, die in der Baumkrone wachsen und dennoch eine volle Herznote bilden; ein exotisch verbindender Duft. ○

Zitrone »Energiedusche für den Geist«
Der frische, typisch reinliche Zitronenduft wirkt enorm aktivierend, konzentrationsfördernd, stimmungsaufhellend; klärt den Geist und schenkt frische Energie; gut geeignet zur Geruchsbindung; ganz dem Kopfbereich zugeordnet. △

Zirbelkiefer »Der Ankerduft«
Der Duft wirkt stärkend, stresslösend, schlafördernd und atmungsvertiefend; verleiht Stabilität und Selbstvertrauen; von der Baumkrone zur Mitte hin strahlend. △ ○

Düfte des Stammes und der Mitte

Der Stamm eines Baumes steht für Kraft, Standfestigkeit und innere Struktur – so wie der menschliche Körper unsere Mitte bildet und die Achse zwischen Kopf und Extremitäten herstellt. Ätherische Öle aus Hölzern, Harzen, Kräutern und tief verwurzelten Pflanzen können diese »Lebensachse« zwischen Himmel und Erde auf sinnliche Weise erfahrbar machen. Sie gehören häufig zum Bereich der Herznoten, schenken Halt, Wärme und Stabilität, nähren die Seele und unterstützen dabei, in der eigenen Mitte zu ruhen.

Benzoe Siam »Der Seelenschmeichler«
Ein balsamisches Harz, dessen Name vom arabischen *lubān ǧāwī* – »Räucherwerk aus Java« – abgeleitet ist. Sein warmer vanilleartiger Duft vermittelt Geborgenheit, lindert Nervosität und schenkt Trost in schwierigen Zeiten; ideal zur emotionalen Erdung und für schützende Duftmischungen; eine volle Basisnote mit Erdung und Verbindung zur Mitte. □

Cistrose »Für das zerknitterte Herz«
Harzig-herber Duft, in der Verdünnung wird er amberartig und ist hautfreundlich, schmerzstillend und seelisch trös-

tend; unterstützt die Wundheilung und hilft bei emotionalen Verletzungen, ein Regenerationsöl; eine Basisnote mit Herzqualität. □ ○

Kakaoextrakt »Geborgenheit und Wärme«
Ein sinnlicher Alkoholextrakt, erinnert an das Aroma von Schokolade. Kakao vermittelt Trost, Herzöffnung und seelische Umhüllung. In der Aromaküche verleiht er Speisen Tiefe und emotionale Wärme; ein Duft der Mitte mit einer Tendenz zur Basis. ○ □

Lavendel, fein »Hausapotheke in der Flasche«
Der lavendelige, krautige Duft wirkt beruhigend, ausgleichend, wundheilend, bei Verbrennungen regenerierend und zellerneuernd; fördert erholsamen Schlaf, hilft, die eigene Mitte zu finden und balanciert das innere Gleichgewicht; ein Öl für alle Fälle. ○

Patchouli »Erde und Sinnlichkeit«
Der Duft wirkt aphrodisierend, erdend, stabilisierend, enorm zellregenerierend und gilt als Anti-Aging-Wirkstoff, unterstützt innere Ruhe und ist zugleich fixativ in Duftmischungen. □

Rosengeranie »Entspannen und dabei Wohlgefühl spüren«
Ein nach Rosen duftender Grundton, vielschichtig und enorm hautfreundlich, der auf der psychischen Ebene Wohlgefühl und Geborgenheit schenkt; ein herrlicher Ersatz für den echten, sehr kostbaren Rosenduft. ○

Sandelholz »Im Königreich der Liebe«
Ein heiliger Duft aus Indien – tief, warm und samtig. Er gilt als balsamische Herz- und Basisnote mit stark harmonisierender Wirkung auf Körper und Geist. Sandelholz symbolisiert die Verbindung von Spiritualität und Sinnlichkeit und

fördert Mitgefühl, Gelassenheit und Achtsamkeit; eine fixative Basisnote mit einer starken verbindenden Qualität. □

Tonkabohne »Der Schutztalisman«
Süß-warm und vanillig, bittermandelartig duftend, wird sie als Seelenschutzöl eingesetzt. Wirkt angstlösend, schmerzlindernd, erheiternd und leicht euphorisierend. In Duftkompositionen ein Trostspender für Herz und Seele, ein Öl der Mitte. In der Aromaküche verleiht es exotische Raffinesse; eine fixative Basisnote mit einer starken verbindenden Qualität. □

Weihrauch »Überlebenswunder der Natur«
Afrikanischer Weihrauch ist weich, harzig und süß, indischer Weihrauch ist eher frisch harzig bis kühl. Ein klassischer Räucherstoff seit der Antike, bekannt für seine reinigenden, ausgleichenden und meditativen Eigenschaften. Weihrauch bringt neue Klarheit, vertieft den Atem und fördert spirituelle Zentrierung. Zugleich wirkt er als natürliches Fixativ in Duftmischungen und symbolisiert das Aufsteigen der Seele zum Licht – ein Transformationsduft; eine fixative Basisnote mit einer starken verbindenden Qualität. □

Zeder (Atlas- und Himalaja-Zeder) »Öl der Stärke und des Schutzes«
Dieser warm-holzige, balsamische Duft der Zeder inspirierte zu Opfergaben. Er steht für Mut, Würde und innere Standhaftigkeit. Ihr Duft verleiht Kraft und Vertrauen in die eigene Lebenslinie. Sie verbindet den Menschen von den Wurzeln über den Stamm bis in die Krone hinein – vom Körper über den Geist bis zur Seele.
Atlas-Zeder: Warm, harzig, kraftvoll, schenkt Erdung/Ruhe.
Himalaja-Zeder: Etwas blumiger und sanfter im Ton, wirkt regenerierend und auch hautpflegend. Es ist in sich eine Verbindung von der Basis zur Mitte hin. □ ○

Düfte der Wurzel und Erdung

Harzige, aromatische sowie holzige ätherische Öle bilden die Basis des sogenannten Duftbaums. Sie tragen die Seele durch Übergänge des Lebens, geben Halt in Zeiten des Wandels und erinnern den Menschen daran, dass wahre innere Stärke aus der Tiefe erwächst.

Die Wurzel ist Ursprung und Fundament allen Lebens. Sie steht für Erdung, Halt und seelische Tiefe, verbindet uns mit der Erde, nährt uns und schenkt die Kraft, aus ihr heraus zu wachsen. In der Aromatherapie symbolisiert sie die Rückbindung an das Wesentliche, Stabilität und Vertrauen in den eigenen Lebensweg. Ätherische Öle aus Wurzeln und Rhizomen sind meist tief, warm, erdig und balsamisch; sie wirken beruhigend, zentrierend und stärken unsere Verwurzelung im Hier und Jetzt. Mit den Jahren reifen viele dieser Öle noch nach – ähnlich wie ein guter Wein – und entfalten erst nach längerer Zeit ihr besonderes Duftbukett und ihre ganze Wertigkeit.

Angelikawurzel »Kraft und Schutz aus der Erde«
Engelwurz duftet stark erdig, krautig-pfeffrig, würzig bis moschusartig. Ein Öl, das Mut, Standhaftigkeit und innere Stabilität verleiht; es hilft, in schwierigen Zeiten geerdet zu bleiben und sich den »Stürmen des Lebens« zu stellen. Stärkend, kräftigend, zugleich schützend und harmonisierend; ein Duft der Mitte mit einer Tendenz zur Basis, aus der Wurzel gewonnen. ○ □

Adlerholz (Oud) »Kostbarkeit der Transformation«
Aquilaria agallocha 5 % ist ein erhabener, kostbarer, seltener Duft mit tiefem, balsamischem Charakter; symbolisiert die Verbindung zwischen Erde und Geist, zwischen Materie und Spiritualität. Unterstützt Grenzgänger, Transformationsprozesse und spirituelle Reifung; ein Transformationsduft;

eine fixative Basisnote mit einer starken verbindenden Qualität. □

Ingwerwurzel »Selbstvertrauen und Unternehmungsgeist«
Ein Klassiker der TCM; das ätherische Öl enthält – anders als das frische Rhizom – keine Scharfstoffe, wirkt jedoch ebenso belebend, sanft wärmend und stimmungsaufhellend. Es hilft bei »seelischem Bauchweh« und wirkt hautpflegend; vom Kopfbereich zur Mitte strahlend, obgleich aus dem Rhizom gewonnen. △ ○

Iriswurzel »Edle Verbinderin zwischen Himmel und Erde«
Das aus dem Rhizom gewonnene Öl entfaltet einen zarten, pudrig-blumigen, veilchenartigen Duft; er inspiriert, öffnet die Sinne und weckt schöpferische Kräfte. Besonders geeignet bei emotionaler Erschöpfung und kreativer Blockade; ein sehr kostbares, komplexes, verbindendes Öl für die Übergänge in allen Bereichen. ○

Narde »Wurzel der inneren Ruhe«
Nardostachys jatamansi kommt aus dem Himalaja, ist erdig, warm und balsamisch; die Narde fördert Tiefenentspannung und seelische Sammlung, auch in Krisenzeiten. Sie gilt seit Jahrhunderten als Öl der Hingabe und Spiritualität; sie schenkt Stabilität und tiefes Vertrauen; der Duft der Mitte mit einer Tendenz zur Basis wird aus der Wurzel gewonnen.
○ □

Vetiver »Erdung und Ausgleich«
Ein stark beruhigendes und ausgleichendes Öl; Vetiver unterstützt die Rückkehr in die Mitte bei Stress, Nervosität, Müdigkeit oder Erschöpfung. Es wirkt hautpflegend, regenerierend und fördert den tiefen, erholsamen Schlaf. Im Ayurveda wird es bei Hitzesymptomen, Kopfschmerzen und Fieber verwendet. □

Diese natürlichen Duftbotschafter sind mehr als bloße Aromen – sie sind Seelenhelfer, die Erinnerungen, Kraft und innere Balance wecken. Ihre gezielte Anwendung, ob in Duftlampe, Körperöl, Roll-on, Riechstift, Schüttelemulsion, Bad oder Naturparfum, kann emotionale Blockaden lösen und das seelische Gleichgewicht nachhaltig stärken.

Hinweise zur Anwendung ätherischer Öle

Für die sichere und wirksame Nutzung ätherischer Öle ist Qualität entscheidend: Verwenden Sie biozertifizierte Öle ohne Pestizidbelastung, besonders bei Hautanwendungen.

- **Zitrusöle (Agrumen) sind empfindlich und sollten innerhalb von 12 Monaten nach Öffnung verwendet werden. Kopfnotige Hölzer sollten innerhalb von 18 Monaten verbraucht werden.**
- **Notieren Sie stets das Öffnungsdatum auf dem Fläschchen.**
- **Bewahren Sie Ihre Öle kühl, dunkel und gut verschlossen auf, um ihre Wirksamkeit zu erhalten.**

Dufterfahrungen – Aromatherapie und Natur-Resilienz im Einklang

Die zuvor beschriebenen ätherischen Öle können die Übungen zur Natur-Resilienz auf wunderbare Weise vertiefen und begleiten. Aromatherapie ist dabei mehr als bloße Duftanwendung – sie ist ein Teil der Naturheilkunde und ein wirksames Werkzeug, um die Verbindung von Körper, Geist und Seele zu stärken. Um die Natur in Wohnräume zu holen, kann sehr gut mit Düften gearbeitet werden, sie helfen dabei, Resilienzarbeit und Naturerfahrung miteinander zu verbinden: Dies geschieht durch Wiederholungen und Erinnerung an Düfte in Verbindung mit den entsprechenden Übungen.

Besonders im Rahmen von *Shinrin Yoku* (Waldbaden) oder anderen Naturerfahrungen lassen sich gesundheitsfördernde Naturdüfte gezielt als Ankerdüfte einsetzen. Sie unterstützen die emotionale Balance und fördern das innere Gleichgewicht. Solche Düfte können in vielen Formen angewendet werden, etwa als Riechstifte (Sniffsticks), Körperöle und Roll-ons, Splashs, Colognes oder Schüttelemulsionen, Raumsprays oder Duftsteine. Diese Duftanker können später – im Alltag oder in Stresssituationen – als Rückerinnerung an erholsame Naturerlebnisse dienen und so innere Ruhe und Stabilität fördern.

Wie Düfte wirken

Dufterfahrungen sind unmittelbar mit dem ältesten Teil unseres Gehirns verbunden – dem limbischen System, auch »Riechhirn« genannt. Hier werden Emotionen, Triebe und Erinnerungen gesteuert. Ein einziger Duft kann im Bruchteil einer Sekunde lebhafte Erinnerungen und Gefühle wachrufen.

Ätherische Öle aktivieren körpereigene Botenstoffe wie Serotonin, Dopamin, Endorphine, Enkephaline und Noradrenalin – sie wirken somit als natürlicher Booster für unser emotionales Gedächtnis und stärken unser inneres Wohlbefinden.

Übung

Sich wie ein Baum verankern

Diese Übung verbindet Atembewusstsein mit Duftwahrnehmung und unterstützt Erdung, Ruhe und innere Stabilität.

Vorbereitung:

★ Sie benötigen einen Riechstift (Sniffstick) oder einen trockenen Kiefernzapfen.

★ Zudem brauchen Sie ätherische Öle: 3–5 Tropfen Douglasfichte, Lärche oder Zirbelkiefer sowie 2 Tropfen Orange zur Belebung.

★ Träufeln Sie die Düfte auf den Watteträger des Sticks oder direkt auf den Zapfen. Schließen Sie den Stick bzw. legen Sie den Zapfen bereit.

Durchführung:

★ Wählen Sie einen ruhigen Platz in der Natur – eine Wiese, einen Waldrand oder einen geschützten Ort im Garten.

★ Stellen Sie sich hüftbreit aufrecht hin.

★ Lassen Sie den Atem ohne Anstrengung fließen. Atmen Sie ruhig ein und aus – das Ausatmen darf etwas länger dauern als das Einatmen. Spüren Sie die kurze Atempause, bevor der nächste Atemzug von selbst entsteht.

★ Wenn Sie richtig zur Ruhe gekommen sind, nehmen Sie den Riechstift oder Zapfen und halten ihn in angenehmer Entfernung vor die Nase. Atmen Sie tief ein, spüren Sie den Duft. Beobachten Sie, wie Ihre Atmung tiefer und ruhiger wird, wie sich Körper und Geist langsam entspannen.

★ Stellen Sie sich nun vor, Sie sind ein Baum: Ihre Füße sind fest im Boden verwurzelt, Ihre Beine und Ihr Körper bilden den Stamm, Ihr Atem fließt wie Lebensenergie durch Sie hindurch.

Übung

★ Spüren Sie, wie Wärme und Stabilität in Ihnen wachsen, wie sich Ihr Körper mit jedem Atemzug stärker mit der Erde verbindet.
★ Beginnen Sie zunächst mit kurzen Übungsphasen (z. B. 5 Minuten), und verlängern Sie sie nach und nach, je nach Bedürfnis und eigenen Vorstellungen.

Durch die Wiederholung dieses Rituals entstehen natürliche Gewohnheiten der Erdung und Selbstregulation. Der verwendete Duft wird zu einem Anker, der – auch außerhalb der Natur – die positive Erfahrung und das Gefühl der Stabilität wieder in Erinnerung ruft, wenn Sie es brauchen.

Im bewegten Yogawald

Das Immunsystem wird gestärkt, wenn in der Natur bei frischer Luft oder in der Nähe von Bäumen die wohltuenden Terpene unsere Lunge erreichen. Dabei stärken die Yoga-Posen in der natürlichen Umgebung unsere Verwurzelung, und zugleich fördern sie unsere Beweglichkeit mit dem Dehnen, Strecken und Atmen.

Vorbereitung:

★ Nützen Sie die Riechstiftvariante mit Bergamotte- statt Orangenöl und eine Yogamatte, falls Sie sich nicht auf den Naturboden legen mögen. Geben Sie als Ankerduft 4 Tropfen Bergamotte oder Orange auf den Duftträger des Inhalierstiftes.
★ Den Stift verschließen und vor der Übung öffnen und inhalieren; wirkt wohltuend erleichternd und stabilisiert psychisch.

Übung

Durchführung:
Gestalten Sie nun diese Yogaübung, hier in Reimform:

Die Sonne zu küssen, darfst du dich strecken,
streichle den Boden und wecke die Erde.
Mit dem Bauch auf den Boden begrüße den Tag,
schiebe dich langsam zurück wie ein Hund,
mit einem Schritt nach vorn schaust du in Richtung Glück,
fühle die Erde, werde wach und entzückt,
streck dich wieder nach oben und beginne erneut.

Das Psychotop

Naturerfahrungen sprechen alle Sinne an: Sehen, Hören, Riechen, Schmecken und Fühlen werden dabei besonders lebendig. Sie entfalten sich zu neuen Wahrnehmungsebenen, die mit dem ganzen Körper spürbar sind. Farbwirkungen, Düfte, achtsames Spüren und kleine Sinnesübungen bringen uns in Kontakt mit der Umgebung – und mit unserem inneren Erleben. So entsteht ein psychischer Erfahrungsraum, der in Verbindung mit der Natur zu einem individuellen Psychotop wird – einem Ort, an dem sich seelische Prozesse ereignen.

Die anerkannte Stresspräventionsmethode *Shinrin Yoku,* also das Waldbaden (siehe Seite 62 ff.), weist mit ihrem Motto »Es ist wie ein Spaziergang – nur anders« genau in diese Richtung. Dieser besondere Spaziergang verbindet Achtsamkeit mit Atemübungen, Sinneserfahrungen, Meditation, Yoga- oder Qigong-Elementen. Das Ziel ist nicht Leistung, sondern Wahrnehmung: den Moment im Körper zu spüren und die Sinne neu zu öffnen. Doch das allein erklärt nicht, warum es immer mehr Menschen in den Wald zieht. Es wächst ein Bedürfnis, dort – allein oder in Begleitung – neue Freiräume zu entdecken. Viele suchen in einer sich wandelnden Zeit Orte, an denen sie Kraft schöpfen, Ruhe finden oder auf persönliche und gesellschaftliche Fragen aus einer neuen Perspektive blicken können. Der Wald lädt dazu ein, durchzuatmen, loszulassen und sich wieder auf Ruhe einzulassen. Grübelgedanken und Sorgen dürfen Pause machen.

Der Biologiedidaktiker und Naturpädagoge Gerhard Trommer veranschaulichte diesen Zusammenhang eindrucksvoll: Er wanderte mit Studierenden vierzehn Tage über ein norwegisches Fjell – eine weite, offene Hochfläche oberhalb der Baumgrenze – und ließ sie täglich Tagebuch über ihre Erlebnisse führen. Dabei entstanden neue seelische Erfahrungen, ausgelöst durch die Begegnung mit einer besonderen Landschaft. Trommer nannte solche Orte *Psychotope* – Orte, an denen sich »Seelisches ereignet«. Wenn wir also das Gefühl von Freiheit und Ehrfurcht in der Wildnis eines Fjells empfinden, Sehnsucht am Meer oder Geborgenheit im Wald, dann reagiert unsere Psyche auf die jeweilige Landschaft. Jeder Ort trägt eine eigene Information, eine Botschaft, die unser Inneres berührt.

Die Psychoanalytikerin Beatrice Schärli-Corradini beschreibt es im Jahr 1992 so: »Das (Bio)top ist ein Ort, an dem sich Biologisches ereignet – das Psychotop ist ein Ort, an dem sich Seelisches ereignet.«

Ein Biotop ist ein klar umrissener Lebensraum – etwa ein Wald, ein See, eine Wiese – mit seinen Pflanzen und Tieren. Ein Psychotop hingegen beschreibt den seelischen Raum, der entsteht, wenn sich inneres Erleben und äußere Natur miteinander verweben. Es ist ein Ort der Seele, an dem Stille, Entspannung und Erkenntnis geschehen. Auch der Architekt Richard Neutra (1892–1970) beschäftigte sich im frühen 20. Jahrhundert mit der Wirkung von Umgebung auf die Psyche. Er erkannte: Architektur, Landschaft und seelisches Erleben stehen in einer wechselseitigen Beziehung. Seine Erkenntnisse gingen aus der Schule von Carl Gustav Jung (1875–1961) hervor.

Übung

Übungen an Natur-Kraftplätzen

Kraftplätze in der Natur schenken eine besondere Energie. Nützen Sie sie für Ihre Bedürfnisse.

Bank am Teich, Fluss, See oder Meer
Setzen Sie sich still ans Wasser. Beobachten Sie das Kräuseln der Wellen, zählen Sie die Bewegungen, bestaunen Sie das Lichtspiel auf der glitzernden Oberfläche. Diese Übung öffnet die Sinne und bringt neuen Energiefluss in Körper und Geist.

Wald
Schauen Sie den Blättern beim Tanzen zu. Spüren Sie die Verbindung zwischen Wurzeln und Kronendach. Der Wald wirkt wie eine natürliche Medizin für das Nervensystem – beruhigend, klärend, stärkend.

Lieblings-Sitzplatz
Ob Sessel, Matte oder Liege – vergessen Sie für einen Moment die Welt um sich. Einfach nur da sein, im Hier und Jetzt. Auch draußen in der Natur wird dieser einfache Akt zu einem besonderen Erlebnis.

Berghütte
Auf der Alm oder Waldlichtung ist die Welt in Ordnung. In der Höhe ist die Welt weit und klar. Stress und Hektik verlieren an Bedeutung, Sorgen scheinen so fern wie der

Übung

Himmel. Diese Orte laden dazu ein, tief durchzuatmen und das Wesentliche zu spüren.

Strand
Atmen Sie die salzige Meerluft tief in Ihre Lunge ein – bis in die feinsten Alveolen. Der Körper reagiert mit Entspannung, Entlastung und Regeneration. Salzige Luft wirkt reinigend, erfreulich belebend und stärkt das Immunsystem auf natürliche Weise.

Stadtpark
Suchen Sie sich einen ruhigen Platz auf einer Wiese. Zentrieren Sie sich, halten Sie für einen Moment inne, und nehmen Sie die kleinen Wunder um sich herum mit allen Sinnen wahr. Auch inmitten der Stadt kann und wird Natur heilsam wirken.

Wanderweg
Lassen Sie das Ziel bewusst los. Setzen Sie einen Fuß vor den anderen – still, aufmerksam, eins mit der Bewegung und der Natur. Das Wandern selbst wird zum Erlebnis des Augenblicks.

Achtsamkeitstraining in der Natur

Natur beruhigt den Geist, baut Stress ab und hilft uns, im gegenwärtigen Moment zu sein. Mithilfe der Achtsamkeitsübungen können Angst und depressive Symptome reduziert werden. Die natürliche Umgebung verstärkt dabei die sinnlichen Wahrnehmungen, und Wohlbefinden kann sich einstellen.

Übung

Naturmomente mit allen Sinnen erfassen

Diese einfache Übung hilft, Distanz zu negativen Gedanken zu schaffen und schnell im Hier und Jetzt anzukommen. Schauen Sie aus dem Fenster oder gehen Sie in die Natur. Benennen Sie fünf Dinge, die Sie sehen, vier, die Sie hören, drei, die Sie spüren, zwei, die Sie riechen, und eines, das Sie gerade schmecken.

Klang deiner Gedanken

Halten Sie inne, und fragen Sie sich:

★ Was wünsche ich mir?
★ Worauf hoffe ich?
★ Was ist mir wirklich wichtig?

Ein Moment der Stille hilft, in Kontakt mit den eigenen Bedürfnissen zu treten und Raum für neue Ideen zu öffnen. Halten Sie dabei eine Hand sanft über das rechte Auge – so werden weniger Reize an die rationale Gehirnhälfte gesendet, was die Entspannung fördert und die Vorstellungskraft anregt.

Bewusst entspannen

Atmen Sie tief, meditieren Sie, oder suchen Sie Ihren persönlichen Wohlfühlort auf. So können Frust, Anspannung und blockierte Energie sich in neue, lebendige Kraft verwandeln.

Perspektive verändern

Eine kleine Auszeit, ein Spaziergang, ein Tagesausflug oder eine Reise helfen, neue Erfahrungen zu sammeln und alte Überzeugungen zu lockern. Schon ein kleiner Perspektivwechsel kann einen großen Unterschied machen.

Übung

Motai-Zeit – das Essenzielle praktizieren

In einer Welt, die von Überfluss und Tempo geprägt ist, lädt die japanische Philosophie des *Mottainai* dazu ein, bewusster mit Ressourcen und Gesundheit umzugehen. Der Begriff steht für die Haltung, nichts zu verschwenden – weder Zeit noch Energie noch Potenzial. Er drückt zugleich Bedauern über Verschwendung aus und ruft zur Achtsamkeit auf.

In der westlichen Anwendung wurde daraus das Konzept der *Motai-Zeit:* Momente, in denen wir innehalten, Bilanz ziehen und das, was verloren ging, bewusst zurückholen. Planen Sie solche Zeiten regelmäßig ein, das kann ein Bad sein, ein stiller Tag im Wald oder eine kleine persönliche Auszeit. Danach fühlt sich vieles klarer, geordneter und leichter an.

Wohltuende Erfahrungen in der Natur

Wissenschaftler haben herausgefunden, dass der Anblick der Natur, vor allem der Dinge, die für das urgeschichtliche Überleben wichtig waren, zu einer signifikanten Reduktion der Stresshormone führt. Dies sind vor allem die Dinge, die Menschen »von Natur aus« einfach schön finden. So suggeriert z. B. der Anblick von blühenden Blumen das potenzielle Vorhandensein von Nahrung in Form von Früchten, Samen oder Nüssen; der Anblick eines Gewässers deutet auf das mögliche Vorhandensein von Nahrung in Form von Fischen oder anderen Tieren hin. Da diese Dinge überlebenswichtig waren, ist so eine starke positive Wirkung in jeden Einzelnen »einprogrammiert«. Dieser stressreduzierende Effekt kann gezielt stimuliert werden, indem schöne Dinge in der Natur ganz bewusst und ausgiebig angeschaut werden.

Was Menschen als faszinierend empfinden, gibt ihnen Kraft. Faszination ist eine natürliche Form von Aufmerksamkeit, die vor allem die Natur ausübt. Auch das ist Teil des evolutionären Erbes und ist somit in die Menschen einprogrammiert. Es liegt in der Natur jedes Einzelnen, den Ausblick von einem Berg oder einen Sonnenuntergang als faszinierend zu empfinden. Oft vergisst man alles andere und ist im Hier und Jetzt. Und genau dieses Sein ist es, was uns hilft, unser Stresslevel zu reduzieren.

Diese Form der positiven Aufmerksamkeit kann nahezu unendlich ausgeweitet werden, wenn man beginnt, sich wieder für den Kosmos Natur zu interessieren. Es gibt so viele faszinierende Dinge in der Natur zu entdecken und zu beobachten, wenn man sich darauf einlässt.

Übung

Komorebi – das Spiel von Licht und Schatten

Komorebi stammt aus dem Japanischen und beschreibt das zarte Spiel von Licht und Schatten im Wald. Entdecken Sie die Farben und das Lichtspiel mithilfe der Sonnenstrahlen: Halten Sie ein weißes DIN-A4-Blatt unter eine Pflanze oder einen Baum. Im Schatten des Lichts sehen Sie die tanzenden Blätter – ein kleines Naturschauspiel. Das Licht zeichnet auf dem Papier feine, filigrane Strukturen ab, die uns beim Laufen oft entgehen. Durch dieses bewusste Sehen empfinden wir Freude und innere Ruhe, da der Körper Glückshormone wie Endorphine und Serotonin ausschüttet.

Übung

Farbenfrohe Natur - kreative Auszeit

Nehmen Sie sich Zeit für Farben. Öffnen Sie Ihren Malkasten, oder greifen Sie zu Ölkreiden, Filzstiften oder Pinseln. Beim Malen in der Natur gelangen Sie nachweislich in einen Flow – ein Gefühl tiefer Konzentration, Freude und Verbundenheit, in dem die Welt für einen Moment stillsteht. Sie kommen dabei ganz bei sich selbst an.

Malen Sie nur Dinge nach, denen Sie begegnen. Dadurch erkennen Sie zahlreiche Details, die Ihnen vorher vielleicht nicht aufgefallen wären. Indem Sie Sachen nachzeichnen, schenken Sie alltäglichen Dingen viel mehr Beachtung.

Zentangle - Meditation mit Stift und Papier

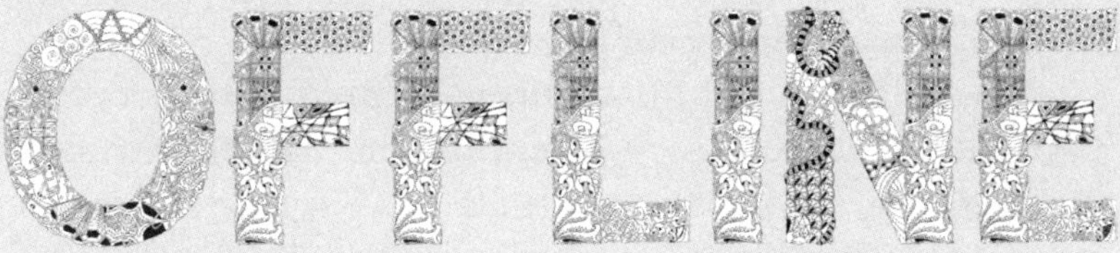

Zentangle ist eine meditative Zeichentechnik: einfach, entspannt und spielerisch. Es braucht weder Vorkenntnisse noch besondere Ausstattung. Mit Stift und Papier entsteht eine Miniauszeit vom Alltag. Die entstehenden Formen und Linien entwickeln sich spontan, ohne Bewertung – wie in der Natur selbst. Arbeiten Sie mit Pflanzenfarben, bemalen Sie Steine oder recyceltes Papier. Das Ungeplante, Chaotische und Zufällige schafft Raum für das Unerwartete – und öffnet den Geist.

Übung

Dem Sternenhimmel ganz nah

Legen Sie sich im Schlafsack unter den offenen Himmel – zu jeder Jahreszeit. Bestaunen Sie die Milchstraße, entdecken Sie Sternbilder, warten Sie auf eine Sternschnuppe. Eine Nacht unter den Sternen ist ein besonderes Erlebnis: Sie schenkt Weite, Vertrauen und innere Stärke.

LandArt - Naturmandala gestalten

Nehmen Sie sich eine Auszeit im Wald oder auf einer Wiese, und verbinden Sie sich kreativ mit der Natur. Inspiriert durch den Künstler Andy Goldsworthy, der mit seinen LandArt-Arrangements weltberühmt wurde, entsteht dabei ein stiller, kontemplativer Prozess. Gehen Sie auf Entdeckungsreise, sammeln Sie Naturmaterialien wie Blätter, Zweige, Samen, Rinde, Steine oder Blüten.

Halten Sie einen Korb, einen kleinen Jutesack, eine Tüte oder einen Rucksack bereit, um die Naturmaterialien zu sammeln, die Ihnen auf Ihrem Spaziergang begegnen. Verwenden Sie, was Sie am Boden finden: Blätter, Zapfen, Nadeln, Ästchen, Samen, Früchte, Gräser, Rindenstücke oder kleine Steine. Sie werden überrascht sein, welch reicher Fundus sich am Ende ergibt.

Gestalten Sie an einem ruhigen, schönen Ort in der Natur Ihr persönliches Mandala. Breiten Sie Ihre gesammelten Schätze aus, und beginnen Sie in der Mitte. Legen Sie nach und nach die Materialien in ein rundes, quadratisches oder freies Arrangement. Tauchen Sie ein in das selbstvergessene Gestalten, Formen, Legen, Arrangieren und Zusammenfügen.

Übung

Wie fühlen Sie sich? Angeregt, belebt, inspiriert? Staunen Sie über Ihre eigene Kreativität, und lassen Sie sich von den natürlichen Formen und Farben führen. Vielleicht wachsen Sie über sich hinaus, entdecken neue Facetten Ihrer Ausdruckskraft oder spüren einfach nur Freude an der Stille und Schönheit des Moments.

Diese Übung lässt sich wunderbar gemeinsam erleben – mit Kindern, Freunden oder in Gruppen. Das Gestalten eines Naturmandalas ist ein heiteres Gemeinschaftserlebnis, bei dem alle beteiligt sind, sich einbringen und am Ende jeder zum Künstler wird.

Sensorik – die Wahrnehmung und Bewertung von Reizen

Die Sinnesorgane, das Nervensystem und die Muskulatur bilden gemeinsam das sensomotorische System. Dieses wechselseitige Zusammenspiel zwischen motorischen Prozessen – wie Körperhaltung, Muskelspannung oder Mimik – und den sensorischen Systemen der Wahrnehmung wird als Sensomotorik bezeichnet.

Neuere Forschungen über die Faszien zeigen, dass sie mit einer Vielzahl von Rezeptoren ausgestattet sind, die direkt mit unseren Emotionen in Verbindung stehen. Faszien schützen, stützen und formen nicht nur den Körper, sondern sie bilden auch eine Brücke zwischen Gefühlen, Körperlichkeit und Körperwahrnehmung. Sie sind die Verbindung zur Haut und zum sinnlichen Spüren. Unser körperlicher Zustand spiegelt damit auf gewisse Weise zugleich unseren geistigen und emotionalen positiven wie negativen Zustand wider.

Hören, Horchen, Lauschen

Wenn wir der Stille lauschen – vielleicht sogar im Dunkeln –, fühlt sich dies anfangs fast ungewohnt oder betäubt an. Doch gerade dieses bewusste Eintauchen in die Stille eröffnet eine andere Welt: Wir beginnen, Schwingungen, Bewegungen und feinste Geräusche in einer neuen Dimension wahrzunehmen. Dieses »Hörschauspiel« ermöglicht, das in uns Verborgene zu erkennen.

Je mehr wir uns auf unsere inneren Klänge einlassen, desto aufmerksamer und konzentrierter werden wir. Gleichzeitig wächst unsere Offenheit – für uns selbst, für andere und für die Umwelt. Auf natürliche Weise entsteht so eine besondere Form von Achtsamkeit. Das bewusste Hören wirkt heilsam, weil wir dadurch aus der Rastlosigkeit und dem Lärm des Alltags heraustreten. Wir schaffen inneren Raum und können unser Potenzial neu ausrichten.

Übung

»Lausch«-Übungen

Hören Sie auf die Bäume und ihr Wispern, sind auch andere Geräusche zu hören im Blätterwald, gibt es ein Käuzchen, einen Specht? Was können Sie unterscheiden?

Nehmen Sie einen Kiefernzapfen, und fahren Sie mit einem Fingernagel über die hölzernen Schuppen vor Ihrem Ohr. Was ist das für ein Geräusch und Gefühl?

Meditative Hörübungen beginnen damit, dass man sich aufrecht hinsetzt und zunächst die Geräusche der Außenwelt wahrnimmt – das Rauschen der Blätter, das Summen der Insekten, das ferne Vogelgezwitscher. Danach richtet man die Aufmerksamkeit nach innen und lauscht auf die Klänge des eigenen Körpers: den Atem, den Herzschlag, den Puls.

Übung

Diese Form des bewussten Hörens ist in vielen Studien als hilfreich belegt – sie verbessert die Konzentration, reduziert Stress und fördert emotionale Stabilität.

Aus der Ökoakustik wissen wir, dass auch Pflanzen Geräusche von sich geben.

Riechen – von der Nase ins Gehirn

Der Geruchssinn ist einer der ältesten und zugleich komplexesten Sinne des Menschen. Entwicklungsgeschichtlich steht er am Anfang unserer Wahrnehmung und ist eng mit dem Geschmackssinn verbunden. Sein besonderer Charakter liegt darin, dass Gerüche unmittelbar wirken – sie lösen spontan Empfindungen aus: angenehm oder unangenehm, vertraut oder fremd. Kein anderer Sinn spricht so direkt unsere Emotionen an.

Unsere Nase ist ein hochdifferenziertes Wahrnehmungsorgan. Sie kann unzählige Nuancen unterscheiden, unterscheidet Genießbares von Ungenießbarem, warnt vor Gefahr, erspürt Krankheiten, Emotionen und Ängste und spielt eine zentrale Rolle in sozialer Bindung, Kommunikation und Sexualität. Der Geruchssinn ist damit unser ursprünglichster und zugleich sensibelster Fernsinn – ein feines Navigationssystem des Lebens.

Mit jedem Atemzug gelangen Duftmoleküle in die Nasenhöhle und treffen dort auf das Dach der Nase. Dort befindet sich eine etwa ein Euro große Riechschleimhaut mit rund zehn Millionen Riechsinneszellen. Diese bipolaren Nervenzellen leben nur vier bis sechs Wochen und erneuern sich fortlaufend. Ihre feinen Zilien – sogenannte Flimmerhärchen – liegen in einer dünnen Schleimschicht und enthalten rund dreihundertfünfzig verschiedene Rezeptoren, von denen bisher etwa fünfzig eindeutig erforscht sind.

Jedes Duftmolekül muss wie ein Schlüssel exakt in den passenden Rezeptor passen. Wird dieser aktiviert, verwandelt sich die chemische Information in elektrische Impulse, die über den Riechnerv durch die Siebbeinplatte zum Riechkolben gelangen. Von dort gehen die Signale direkt ins limbische System – das emotionale Zentrum des Gehirns. Dort, wo Gefühle, Motivation, Erinnerungen und elementare Bedürfnisse wie Hunger, Durst und Sexualität gesteuert werden, entfalten Düfte ihre unmittelbare Wirkung auf Körper und Geist des Menschen.

So erklärt sich, warum bestimmte Gerüche in Sekunden Erinnerungen wachrufen und starke Gefühle auslösen können. Dieses Phänomen wird als *Marcel-Proust-Effekt* bezeichnet. In seinem Werk *Auf der Suche nach der verlorenen Zeit* beschreibt Proust, wie der Geschmack und Duft einer in Lindenblütentee getauchten Madeleine ihn schlagartig in die Erinnerung an seine Kindheit versetzte – eine Erfahrung, die sein gesamtes Schaffen prägte.

Geruch, Gefühl und Erinnerung sind also untrennbar miteinander verbunden. Jeder Duft, den wir einatmen, ist mehr als nur eine chemische Information – er ist eine Brücke zwischen Körper, Emotion und Seele.

Der Mediziner und Biologe Hanns Hatt konnte mit seinem Team nachweisen, dass Riechrezeptoren nicht nur in der Nase aktiv sind. Sie finden sich auch in vielen anderen Körperzellen, wo sie eine Vielzahl biologischer Prozesse beeinflussen. Diese sogenannten »extranasalen« Riechrezeptoren steuern Signalwege, die weit über den Geruchssinn hinausreichen.

So konnte gezeigt werden, dass ein Rezeptor, der auf Sandelholzduft reagiert, die Wundheilung und das Haarwachstum anregen kann. Andere Rezeptoren wirken auf Zellvermehrung und Stoffwechselvorgänge – manche können sogar das Wachstum bestimmter Leukämiezellen hemmen.

Gerüche wirken also auf mehreren Ebenen: Über die Atmung, die Haut und die Nahrung gelangen ihre Wirkstoffe in den Körper. Sie berühren nicht nur unsere Sinne, sondern beeinflussen messbar physiologische Prozesse, Emotionen und das seelische Gleichgewicht. Diese Erkenntnisse eröffnen neue Perspektiven in Medizin und Prävention: Düfte können – bewusst eingesetzt – die Selbstregulation des Körpers aktivieren und zu Heilungsprozessen beitragen.[8]

Naturdüfte – Heilkraft aus der Umgebung

Naturdüfte wirken auf mehreren Ebenen. Über den Geruchssinn aktivieren sie elektrochemische Impulse im Gehirn, die körpereigene Botenstoffe wie z. B. Endorphine, Dopamin oder Serotonin freisetzen und damit Wohlgefühl und Entspannung auslösen. Über die Haut aufgenommen, gelangen ätherische Öle direkt in den Organismus, wo sie – je nach Zusammensetzung – anregen, beleben, beruhigen oder Selbstheilungskräfte aktivieren können.

Auch die Umgebung selbst, das Klima, die Luftfeuchtigkeit, das Licht, der Wind, hat einen spürbaren Einfluss auf Körper und Geist. Bewusste Aufenthalte in der Natur gelten heute als einfache, aber hochwirksame Form der Gesundheitsförderung. Sie stärken Resilienz, fördern Erholung und erweitern die eigenen Handlungsspielräume – besonders in Zeiten von Stress, Umbruch oder Erschöpfung.

Studien belegen, dass Naturdüfte unsere Stimmung und mentale Klarheit deutlich verbessern können. Menschen, die sich überlastet, unruhig oder innerlich leer fühlten, berichten nach bewussten Naturerlebnissen von mehr Ruhe, Konzentration und Lebensenergie. Der Duft von Erde, Harz, Moos und Holz senkt nachweislich den Blutdruck, beruhigt die präfrontalen Gehirnareale und fördert emotionale Ausgeglichenheit.

Unser Geruchsgedächtnis verknüpft Düfte mit Erinnerungen und Gefühlen. Ein bestimmter Geruch kann uns an einen Ort, einen Moment oder eine Person erinnern – und damit Trost, Orientierung oder neue Stärke schenken.

Der Wald ist dafür ein besonderes Erfahrungsfeld. In ihm begegnen wir einem komplexen Duftcocktail aus Pheromonen, Terpenen und natürlichen Botenstoffen, die in ihrer Gesamtheit eine harmonisierende und heilende Wirkung entfalten.

Diese Erkenntnisse nutzt man längst in der Aromatherapie, etwa in Kliniken oder Reha-Einrichtungen. Hier helfen ätherische Öle, Stress, innere Unruhe, Angstzustände oder depressive Verstimmungen zu lindern. Düfte wirken regulierend auf das Nervensystem, stabilisieren Emotionen und unterstützen die natürliche Selbstheilung des Körpers.

Der Duft des Waldes erinnert uns daran, dass Heilung oft in der Stille und Einfachheit geschieht. Wer achtsam atmet, lauscht und wahrnimmt, spürt: Die Natur spricht leise – doch ihre Wirkung ist tief.

Waldmedizin und die Terpene

In Japan wird das Waldbaden inzwischen offiziell vom staatlichen Gesundheitswesen gefördert. Seit 2012 gibt es an mehreren Universitäten einen eigenen Forschungszweig: *Forest Medicine* oder Waldmedizin. Forschende weltweit beteiligen sich daran, die gesundheitsfördernde Wirkung des Waldes zu erforschen und wissenschaftlich zu belegen. Im Wald findet ein faszinierender Kommunikationsprozess statt. Blätter, Sträucher, Büsche, Ranken und Kräuter senden über die Luft chemische »Pflanzenvokabeln« aus, die von anderen Pflanzen, Tieren – und auch von uns Menschen – aufgenommen werden. Im Boden wiederum geben Wurzeln Stoffe ab, die das Ökosystem beeinflussen. Überall schwirren Moleküle mit Informationen umher, die von Lebewesen entschlüsselt werden können, auch von unserem Immunsystem, sobald wir uns im Wald aufhalten. Der Wald ist damit ein echter Hotspot der Kommunikation.

Wenn wir im Wald einatmen, nehmen wir einen feinen Cocktail aus gasförmigen, bioaktiven Substanzen auf – insbesondere Terpene. Diese sekundären Pflanzenstoffe entstehen, wenn Blätter, Rinden und Harze auf Sonnenlicht reagieren. Einige Terpene haben eine nachweislich gesundheitsfördernde Wirkung und werden in der Forschung bereits als »Anti-Krebs-Terpene« bezeichnet. Zu den wichtigsten zählen Isoprene wie Alpha-Pinen, Beta-Pinen, d-Limonen, Sabinen, Delta 3 Careen und 1,8-Cineol. Studien zeigen, dass sie das Immunsystem stärken und sogar antikanzerogen wirken können. Waldluft ist somit wie ein heilender Trunk zum Einatmen. Auch Zitruspflanzen enthalten hohe Konzentrationen dieser Stoffe. Ein zentrales Ergebnis der Waldmedizin betrifft die sogenannten natürlichen Killerzellen. Diese speziellen weißen Blutkörperchen werden im Knochenmark gebildet und sind Teil unseres Immunsystems. Sie erkennen infizierte oder entartete Zellen und zerstören sie gezielt – eine wichtige Funktion bei der Krebsabwehr und der Immunregulation.

Wissenschaftliche Studien, unter anderem von Qing Li an der Nippon Medical School in Tokio,[9] belegen eindrucksvoll, dass sich schon ein einziger Tag im Wald auf die Anzahl dieser Killerzellen auswirkt. In der Präfektur Nagano, einer waldreichen Bergregion Japans, konnte Li zeigen, dass ein Tag im Wald die Zahl der natürlichen Killerzellen im Blut um bis zu 40 Prozent erhöht – und dass dieser Effekt über mehrere Tage anhält. Selbst Versuche, bei denen die Luft in Hotelzimmern mit ätherischen Ölen aus Waldbäumen angereichert wurde, wiesen deutliche Effekte auf: Die Immunaktivität der Probanden stieg messbar an. Diese Erkenntnisse zeigen: Schon das bewusste Atmen im Wald genügt, um die heilsame Kommunikation zwischen Mensch und Natur in Gang zu setzen. Der Körper reagiert von selbst – still, tief und auf seine ganz eigene, kluge Weise.

Stressreduktion und Stärkung des Immunsystems

Stressabbau und die Aktivierung des Immunsystems sind eng miteinander verbunden – und die Natur ist einer der wirksamsten Wege, beides zu fördern. Der Ethnobotaniker und Kulturanthropologe Wolf-Dieter Storl formulierte diese Verbindung in einer Sendung sehr treffend: »Was wir in der modernen Welt oft vergessen, ist, dass wir vom Boden abhängig sind. Sonne, Wetter und Pflanzen sind etwas Fundamentales für uns. Wir haben uns in unserer Evolution als Co-Evolutionäre mit ihnen entwickelt.«[10] Diese Co-Evolution bedeutet, dass unser Organismus tief auf natürliche Reize reagiert.

Wissenschaftliche Studien zeigen, dass bestimmte Landschaftselemente – insbesondere Wälder, Wiesen und Gewässer – unser Stressniveau deutlich senken können. Sie aktivieren uralte Strukturen in unserem Gehirn, die vom Modus »Fliehen oder Kämpfen« in den Zustand von Entspannung und Regeneration umschalten. In zahlreichen Versuchen wurden Probanden in unterschiedlichen Umgebungen untersucht: im Wald, in städtischen Parks, auf Wiesen und in urbanen Landschaften. Dabei wurden Stressparameter im Blut gemessen, Gehirnaktivitäten erfasst und qualitative Interviews geführt. Die Ergebnisse sind eindeutig: Menschen, die sich gestresst, überfordert oder gedanklich verwirrt fühlten, erlebten nach Aufenthalten in der Natur spürbare Verbesserungen ihrer Stimmung, geistige Klarheit und emotionale Stabilität. Die wahrgenommene innere Kraft stieg deutlich an. Eine zentrale Rolle spielen dabei die Gerüche des Waldes. Die in der Luft enthaltenen pflanzlichen Substanzen, etwa Terpene und andere natürliche Duftstoffe, wirken regulierend auf den Blutdruck und beruhigend auf die präfrontalen Gehirnareale – also jene Regionen, die für Aufmerksamkeit, Planung und emotionale Kontrolle zuständig sind.

Wir Menschen verfügen über ein Geruchsgedächtnis, das Erinnerungen, Orte und Gefühle miteinander verknüpft. Ein vertrauter Duft kann Sicherheit, Geborgenheit oder Freude hervorrufen – und so unmittelbar zur Stressreduktion beitragen. Diese Erkenntnisse fließen auch in die Aromatherapie ein, die heute in Kliniken erfolgreich eingesetzt wird. Dort unterstützen naturreine ätherische Öle die Behandlung von Menschen mit chronischem Stress, innerer Unruhe, Angstzuständen oder Depressionen. Düfte helfen, das Nervensystem zu beruhigen, Spannungen zu lösen und das seelische Gleichgewicht wiederherzustellen. Die Forschung bestätigt damit, was viele intuitiv spüren: Natur ist Medizin – sie reguliert, stärkt und verbindet uns mit der ursprünglichen Kraft des Lebens.

Übung

Geruchstraining - den Duft der Welt wiederentdecken

Nehmen Sie sich auf Ihren Spaziergängen ganz bewusst Zeit, verschiedene Gerüche wahrzunehmen. Der Geruchssinn lässt sich ähnlich wie ein Muskel trainieren und schärfen. Schon nach wenigen Tagen bemerken Sie, dass Sie feiner und differenzierter riechen können. Starten Sie mit zwei bis drei unterschiedlichen Düften. Reiben Sie an Blättern, streichen Sie über Moose, Rinden oder Äste von Nadelbäumen. Beobachten Sie, welche Nuancen sich entfalten – harzig, erdig, süßlich, balsamisch, blumig oder frisch.

Übung

Erweitern Sie das Training auf drei bis fünf Gerüche, und wiederholen Sie es in verschiedenen Jahreszeiten, nach einem Sommerregen, in der Hitze oder in der Kühle des Morgens. Gehen Sie gewohnte und ungewohnte Wege, und nehmen Sie wahr, wie sich die Düfte im Tagesverlauf verändern.

Erleben Sie den Unterschied zwischen einer Obstwiese und einem Nadel- oder Mischwald, zwischen Meer, Bergen oder Flusslandschaften. In einem Kräutergarten fahren Sie mit der Hand über Salbei, Pfefferminze, Thymian, Basilikum, Lavendel, Melisse oder Duftrosen, und nehmen Sie den feinen, charakteristischen Duft jeder Pflanze auf.

Versuchen Sie, Duftbeschreibungen zu entwickeln, und erweitern Sie Ihr persönliches Geruchsvokabular.

Notieren Sie Ihre Eindrücke auf einem Blatt Papier oder in einem Naturtagebuch (siehe auch Seite 82). Durch regelmäßiges Journaling erkennen Sie, wie sich Ihr Geruchssinn verfeinert und Ihre Wahrnehmung schärft. Eine schöne Ergänzung ist das Erstellen eines eigenen Duftprofils.

Beginnen Sie mit drei Düften – zum Beispiel einem Waldduft, einem Zitrusduft und einem Kräuter- oder Blütenduft.

So geht's:

Geben Sie je 5 Tropfen eines ätherischen Öls in ein kleines Glasdöschen (ca. 10 g Fassungsvermögen). Drehen Sie das Glas leicht, damit sich der Duft verteilt, und geben Sie dann 1 Esslöffel grobes Meersalz hinzu. Verschließen Sie das Gläschen, und schütteln Sie es kräftig. Beschriften Sie die Gläser auf der Unterseite, sodass Sie später blind riechen und die Düfte unterscheiden können. Dieses einfache Riechsalz-Experiment fördert Ihr olfaktorisches Gedächtnis und macht den Geruchssinn spielerisch erlebbar – eine kleine, achtsame Übung mit großem Effekt.

Übung

Duft-Memory

Diese Übung baut auf dem Prinzip des Geruchstrainings auf und erweitert es um eine spielerische Komponente. Stellen Sie zwei identische Riechsalzgläschen für jeden Duft her, und beginnen Sie mit sechs verschiedenen Düften. Ihre Aufgabe ist es, die zueinander passenden Gläschen allein über den Geruch zu erkennen.

Das Duft-Memory ist ein geschicktes Training der Wahrnehmung, das zu mehr Differenzierung und Achtsamkeit im Umgang mit Düften einlädt. Es schult Ihre Sinne, fördert die Konzentration und verfeinert Ihr olfaktorisches Gedächtnis.

Wie das meditative *Kō-Dō* (siehe Seite 206 ff.) können Sie auch diese Übung als eine Art Stillepraxis zelebrieren – ruhig, fokussiert und mit voller Aufmerksamkeit für den Moment, in dem sich jeder Duft entfaltet.

Farben und wie sie unser Überleben sichern

Seit unserer frühesten Kindheit vervollkommnen wir unser Wissen über Farben. Dabei verarbeitet unser Gehirn rund 99 Prozent aller Farbinformationen unbewusst. Der Farbforscher Axel Buether beschreibt es treffend: »Farben teilen uns etwas mit – sie ziehen uns an oder stoßen uns ab, sie beruhigen oder warnen uns. Wir brauchen sie zum Überleben.«[11]

In seinem Forschungslabor *Farbe Licht Raum* erkannte Buether den weitreichenden Einfluss von Farben auf das Nervensystem. Farben wirken auf alle vegetativen Körperfunktionen – sie beeinflussen Stoffwechsel, Atmung, Blutdruck und Muskeltonus. Gleichzeitig verändern sie unsere Gefühle, die stärkste Antriebskraft des Menschen. Farbe ist ein atmosphärischer Umweltfaktor, der uns aktiv, wach, ruhig oder kraftvoll machen kann. Sie formt unsere Wahrnehmung und unser seelisches Gleichgewicht.

In seiner größten Studie aus dem Jahr 2019 an der Klinik für Intensivmedizin des Helios-Universitätsklinikums Wuppertal untersuchte Buether den Einfluss von Farbgestaltung auf das Wohlbefinden und den Medikamentenverbrauch von Patientinnen und Patienten.

Das Ergebnis war eindeutig: Das Wohlbefinden und der Gesundheitszustand stiegen nach der farblichen Neugestaltung um 62,7 Prozent, während der Medikamentenverbrauch im Durchschnitt um 30,1 Prozent sank. Farben sind also weit mehr als ästhetische Erscheinungen – sie sind essenziell für unser körperliches und psychisches Gleichgewicht. Sie nähren unsere Sinne, fördern Heilung und schenken Orientierung.

Farbmeditation

Die Farbmeditation basiert auf der konzentrierten Versenkung des Bewusstseins in einzelne Farben oder Farbkombinationen. Durch die bewusste Wahrnehmung einer Farbe können Körper und Geist harmonisiert und energetisch ausgeglichen werden. Jede Farbe trägt eine eigene Schwingung und Energie in sich, die eine bestimmte Wirkung entfalten kann: Blau beruhigt beispielsweise, Rot regt eher an.

Bereits Goethe beschrieb in seiner Farbenlehre die Wirkung der drei Grundfarben und ihrer jeweiligen Komplementärfarben – und wie sie emotional und körperlich auf uns wirken.

Die wichtigsten Vorteile der Farbmeditation lassen sich in vier Punkten zusammenfassen:

1. Sie hilft, neue Energie aufzubauen und innere Kraftreserven zu aktivieren.
2. Sie reduziert körperliche und geistige Ermüdung.
3. Sie kann Schlafstörungen lindern und zur Entspannung beitragen.
4. Sie unterstützt die Schmerzlinderung, insbesondere bei Gelenk-, Muskel- oder Kopfschmerzen.

Die Wirkung der Farbe entsteht, weil jede Farbe eine bestimmte Wellenlänge und Energieform besitzt. Diese Schwingung kann Körper, Geist und Seele wieder in Harmonie bringen. Farbe wird über die Augen und die Haut aufgenommen, über das Nervensystem weitergeleitet und dort verarbeitet – sie berührt uns also auf mehreren Ebenen gleichzeitig.

Übung

Die eigene Farbe finden

Diese Meditation kann 10 bis 20 Minuten dauern – und Ihre Eigenfarbe kann, muss aber nicht, Ihre Lieblingsfarbe sein. Oft zeigt sie etwas Tieferes: den seelischen Farbton des Augenblicks. Nachfolgend finden Sie einige Inspirationen zu den jeweiligen Farben.

Und so geht's:

- ★ Setzen oder legen Sie sich bequem hin.
- ★ Atmen Sie mehrmals ruhig und tief ein und aus, bis sich eine erste Entspannung einstellt.
- ★ Richten Sie dann Ihre Aufmerksamkeit nach innen, und stellen Sie sich vor, wie sich vor Ihrem inneren Auge eine Farbe zeigt. Welche Farbe entsteht? Sie kann sich je nach Stimmung, Lebenssituation oder Tagesform verändern.
- ★ Lassen Sie das Bild in Ruhe entstehen, ohne etwas er-

Übung

zwingen zu wollen. Sehen Sie nun, wie die Farbe klarer, intensiver und lebendiger wird. Tauchen Sie ganz in sie ein – so, als würden Sie von dieser Farbe umgeben.

- ★ Spüren Sie, was sie in Ihnen auslöst: Ruhe, Kraft, Leichtigkeit, Wärme oder Weite. Vielleicht möchten Sie sich fragen, was diese Farbe Ihnen sagen will. Welche Botschaft könnte sie tragen? Lassen Sie Ihren Gedanken und Gefühlen freien Lauf, ohne sie zu bewerten. Es ist Ihre Eigenfarbe – ein Ausdruck Ihres inneren Zustands im gegenwärtigen Moment.
- ★ Bleiben Sie in dieser Erfahrung, solange es angenehm ist. Wenn die Farbe langsam verblasst, verabschieden Sie sich sanft von ihr und kehren mit der Aufmerksamkeit wieder zurück in den Raum.

Farben als Helfer und Seelenschmeichler

Gerade in stürmischen Zeiten können Farben zu wertvollen Begleitern werden – sie wirken wie kleine seelische Anker und bringen Licht, Orientierung und Kraft in unser inneres Zuhause.

Rot – Primärfarbe: Rot ist die Farbe der Liebe, der Lebenskraft, auch des Kampfes und der Wut. Sie steht für Energie, Feuer und Leidenschaft – für das pulsierende Leben selbst. In der Natur begegnet sie uns oft: in Früchten, Blüten, Sonnenuntergängen oder dem warmen Glühen der Glut. Rot zieht uns magisch an, weckt Aufmerksamkeit und Vitalität. Zugleich warnt sie – nicht alle roten Beeren sind bekömmlich. Rot ist Intensität, Antrieb und Ausdruck von Mut.

Grün – Komplementär zu Rot: Grün ist die Farbe der Natur, des Wachstums und der Balance. Sie verkörpert Ruhe,

Heilung und Erneuerung. Wer sich im Wald aufhält, spürt unmittelbar die harmonisierende Kraft dieser Farbe. Grün besänftigt, erdet und schenkt Gelassenheit. Es ist die Farbe des Lebensflusses – dort, wo Regeneration und Harmonie ihren Ursprung haben.

Blau – Primärfarbe: Ein klarer blauer Himmel zieht unseren Blick nach oben und öffnet das Herz. Blau steht für Sanftmut, Vertrauen und Weite. Beim Betrachten schwingt oft eine leise Sehnsucht mit – nach dem, was hinter dem Horizont liegt. Diese Farbe vermittelt Besonnenheit, Klarheit und Neutralität. Sie erinnert uns daran, ruhig zu bleiben und dem Leben mit Vertrauen zu begegnen.

Orange – Komplementär zu Blau: Orange vereint das Energievolle des Rots mit der Helligkeit des Gelbs. Sie strahlt Wärme, Lebensfreude und Vitalität aus. Wie ihr Name, abgeleitet von der Orange, steht sie für Frische und Fröhlichkeit. Orange stimuliert positiv, hellt die Stimmung auf und symbolisiert Jugend, Bewegung und kreative Lebenskraft.

Gelb – Primärfarbe: Die ersten Frühblüher des Jahres leuchten oft in Gelb. Sie stehen für Hoffnung und Neubeginn. Gelb symbolisiert Aufgeschlossenheit, Kreativität, Neugier und Wissbegierde. Diese Farbe schenkt Mut und Lebensfreude – ein inneres Sonnenlicht, das unseren Geist erhellt. Vielleicht lohnt es sich, sich zu fragen: Habe ich genug Gelb in meinem Leben, oder darf es etwas mehr sein?

Violett – Komplementärfarbe: Violett und seine zartere Schwester Lila begegnen uns häufig im späten Frühling. Je dunkler der Ton, desto geheimnisvoller wirken die Blüten. Violett lädt uns ein, innezuhalten und achtsam zu werden. Es vereint die Ruhe des Blaus mit der Energie des Rots und steht für Intuition, Transformation und innere Balance.

Nuancen der Farbpalette

Magenta: Magenta entsteht aus der Verbindung von Lila und Rot. Sie symbolisiert Harmonie, Gleichgewicht und Zufriedenheit. In der Natur zeigt sie sich meist in der zweiten Sommerhälfte – in Blüten, die Sanftheit, Toleranz und Dankbarkeit ausdrücken. Magenta erinnert daran, die kleinen Dinge des Lebens zu schätzen.

Zitrone: Zitrone ist ein strahlendes, sonniges Gelb – lebendig und frisch. Die Schale der Zitrone verströmt Optimismus und Leichtigkeit, sie steht für Glück, Zufriedenheit und Fülle. Wie die Sonne selbst erinnert sie daran, das Leben frei und offen zu betrachten.

Frühlingsgrün: Dieses zarte Grün zeigt sich, wenn Blätter und Nadeln sich aus den Knospen schieben. Es verkörpert Aufbruch, Wachstum und Hoffnung. Was jetzt weich und zerbrechlich wirkt, wird bald kräftig und stark – Symbol für Erneuerung und Lebensmut.

Tannengrün: Ein tiefes, sattes Grün – ruhig, beständig und kraftvoll. Tannengrün verkörpert Stabilität und Gelassenheit. Wie die stillen Wälder strahlt es Souveränität aus und erinnert daran, in sich selbst verwurzelt zu bleiben, auch wenn das Außen stürmisch wird.

Rosa: Rosa entsteht, wenn sich die Klarheit von Weiß mit der Energie des Rots verbindet. Daraus wachsen Mitgefühl, Fürsorge und Liebe. Diese Farbe öffnet das Herz, schenkt Hoffnung und lädt dazu ein, Gefühle zuzulassen. Zugleich zeigt sie, wo Sanftheit noch in Selbstvertrauen wachsen darf.

Himmelblau: Das Blau des Himmels steht seit jeher für Weite, Freiheit und das Geistige. In alten Kulturen war es oft mit dem Männlichen und dem Göttlichen verbunden. Himmelblau symbolisiert das Unendliche, das Mysteriöse und für viele Menschen auch die Hoffnung. Ein Blick in den klaren Himmel kann beruhigen, inspirieren und das Gefühl von Leichtigkeit schenken.

Nachtblau: In stillen Nächten erscheint der Himmel in einem dunklen, fast schwarzen Blau. Diese Farbe trägt eine tiefe Melancholie, Intuition und Nachdenklichkeit in sich. Sie steht für Selbsterkenntnis und die Fähigkeit, nach innen zu schauen. Wer in die nachtblaue Weite blickt, spürt oft eine Verbindung zur Unendlichkeit und zum eigenen inneren Raum.

Creme: Creme ist eine sanfte, harmonische Farbe. Sie strahlt Ruhe, Verlässlichkeit und Gelassenheit aus. Zugleich steht sie für Demut, Trost und Offenheit. In Räumen und in der Natur vermittelt sie Ausgewogenheit und Beständigkeit – eine Farbe, die Vertrauen schafft und innere Balance fördert.

Weiß: Weiß symbolisiert Reinheit, Unschuld und Wahrheit. Es ist die Farbe des Anfangs und des Ideals – wie der Schnee, der alles bedeckt und neu beginnen lässt. Weiße Blumen wie Schneeglöckchen oder Margeriten stehen für Klarheit und Aufrichtigkeit. In seiner reinen Form kann Weiß jedoch auch distanziert oder kühl wirken, wenn es nicht in Verbindung mit anderen Farben steht.

Grau: Grau steht für Neutralität, Zurückhaltung und Ausgleich. Es lässt Konturen verschwimmen, schafft aber auch Raum für Ruhe und Reflexion. Oft wird Grau mit Langeweile oder Unsicherheit verbunden, doch es trägt auch Würde und Weisheit in sich. Es ist die Farbe des Übergangs – zwischen Hell und Dunkel, zwischen Werden und Vergehen.

Schwarz: Schwarz verkörpert Tiefe, Geheimnis und Abschied. Es steht für das Ende eines Zyklus und damit zugleich für den Beginn von Neuem. In der Natur symbolisiert es das Vergehen, das Voraussetzung für Wachstum ist. Schwarz wirkt kraftvoll, elegant und würdevoll – eine Farbe, die Distanz schafft und zugleich innere Stärke ausdrückt.

Braun: Braun ist die Farbe der Erde, des Holzes und reifer Früchte. Sie vermittelt Geborgenheit, Stabilität und Bodenständigkeit. Braun erinnert uns daran, dass alles Leben aus der Erde kommt und dorthin zurückkehrt. Sie steht für Reife, Geduld und natürliche Kraft – eine Farbe, die Halt gibt und Vertrauen weckt.

Die Hauptfarben des Medizinrads

Die vier Hauptfarben des Medizinrads – Gelb, Rot, Schwarz und Weiß – stehen in Verbindung mit den vier Himmelsrichtungen und symbolisieren zugleich die ursprünglichen Menschheitsfarben. Diese Zuordnung beschreibt keine Trennung, sondern eine Einheit in der Vielfalt. Jede Farbe verkörpert eine Qualität, die in allen Menschen angelegt ist. Keine ist der anderen überlegen, sondern Ausdruck eines Ganzen, das sich durch Unterschiedlichkeit ergänzt. Jede dieser Kräfte trägt zu einem Aspekt der spirituellen Entwicklung bei und spiegelt die Vielfalt menschlicher Erfahrungen wider.

Im Medizinrad steht jede Richtung für eine Energie, ein Element und eine seelische Haltung. Die jeweilige Farbe ist Ausdruck der Schwingung oder Frequenz dieser Kraft – ein sichtbares Symbol ihrer Essenz.

Norden (Geist) – Weiß

Weiß steht für Klarheit, Erkenntnis und geistige Weite. Es

symbolisiert Intensität, Entschiedenheit und Durchdringung – das Licht des Bewusstseins, das alles erhellt.

Westen (Körper) – Schwarz

Schwarz verkörpert Erdung, Stabilität und Ausdauer. Es steht für das Schweigen, das Innehalten und die Kraft des Rückzugs. Hier wohnen die Tiefe, die Wandlung und die Ruhe der Nacht.

Osten (Lebenskraft, Geist) – Gelb

Gelb steht für Optimismus, Inspiration und Erneuerung. Es symbolisiert den Sonnenaufgang, den Beginn und die schöpferische Energie, die Neues ins Leben ruft.

Süden (Emotion) – Rot

Rot verkörpert Vitalität, Leidenschaft, Mut und Lebenskraft. Es steht für Wärme, Nähe und das Herz – die Farbe des Blutes und der Verbindung.

Die Bewegung innerhalb des Medizinrads verläuft in zwei entgegengesetzten Richtungen, die sich in einem dynamischen Gleichgewicht begegnen. Von Norden nach Westen verläuft sie gegen den Uhrzeigersinn, von Osten nach Süden im Uhrzeigersinn. Diese gegenläufigen Kräfte symbolisieren den Fluss des Lebens – Wandel und Balance, Werden und Vergehen, das ewige Zusammenspiel von Licht und Schatten.

Das Medizinrad symbolisiert das vollkommene Gleichgewicht der aktiven und rezeptiven Energien, die sich in der Natur gegenseitig ergänzen. Alles Leben bewegt sich zwischen diesen beiden Polen, die in vielen Traditionen als männlich und weiblich, als Sonne und Mond, als Feuer und Wasser bezeichnet werden. Beide Kräfte sind gleichwertig – sie bedingen einander und schaffen gemeinsame Harmonie.

Das aktive Prinzip ist mit Feuer und Luft verbunden. Es steht für Licht, Bewusstsein, Tatkraft und Bewegung. Menschen, die diese Energie stärker in sich tragen, handeln entschlossen, suchen Erfahrungen und setzen Dinge um. Sie sind analytisch, praktisch orientiert und meist extrovertiert – sie bringen Ideen in die Welt.

Das rezeptive Prinzip steht für Wasser und Erde. Es symbolisiert Intuition, Nachdenklichkeit und Empfindsamkeit. Menschen mit einer betonten rezeptiven Energie lassen das Leben auf sich zukommen, empfangen Eindrücke, spüren tief und bewahren. Diese Energie nährt, schützt und verbindet.

Auf dem Medizinrad wechseln sich diese beiden Kräfte ab und erschaffen so ein lebendiges Gleichgewicht – genau so, wie in der Natur Tag und Nacht, Ebbe und Flut oder Einatmen und Ausatmen einander bedingen. Vom Großen Geist des Nordens fließt die Energie nach Westen – zur physischen Form, zur Materie. Von dort zieht sie nach Osten, wo sie sich zu Bewusstsein und Erkenntnis entfaltet, und weiter nach Süden, wo sie sich im Leben selbst, im Fühlen und Erfahren ausdrückt. Schließlich kehrt sie wieder in den Norden zurück, zur Quelle allen Seins.

Diese Bewegung beschreibt den ewigen Zyklus des Lebens – das Werden, Erkennen, Fühlen und Zurückkehren. So offenbart das Medizinrad die zentrale Lehre der indigenen Weisheit: Alles ist miteinander verbunden, und in allem wirkt dieselbe schöpferische Kraft.

Der Norden steht für den Geist, der Form denkt. Der Westen verkörpert den Körper, der Form ist. Der Osten repräsentiert die Lebenskraft des Geistes, der Süden das Herz und die Emotionen. In dieser Anordnung zeigt sich das dynamische Gleichgewicht zwischen Kraft und Form, das den gesamten Kosmos durchzieht. So wird das Medizinrad zum Symbol des *Wakan-Tanka,* des *Alles-was-Ist* – der großen heiligen Einheit, die alles Leben durchdringt.

Übung

Vision Walk

Der Vision Walk ist eine traditionelle Form der Naturverbundenheit, mit der indigene Völker Nordamerikas ihre innere Stimme und den Geist der Natur suchten. Sie dient der Klärung, der Heilung und dem bewussten Dialog zwischen Mensch und Umwelt. Wenn Sie diesen Weg allein gehen, entfaltet er seine besondere Wirkung.

Ein altes indianisches Sprichwort sagt: »Höre aufmerksam auf die Klänge der Natur, auf deine Gedanken, deine Empfindungen, auf die Emotionen und Reaktionen deiner Umgebung – ohne Druck, mit Liebe und Hingabe. Dann wird sich dein Geist öffnen wie eine Blüte am Morgen.«

Wählen Sie ein Thema, das Sie im Moment beschäftigt – etwas, das in Ihnen arbeitet oder nach Klärung sucht. Es kann eine Frage sein wie: Wie kann ich eine schwierige Situation verbessern?

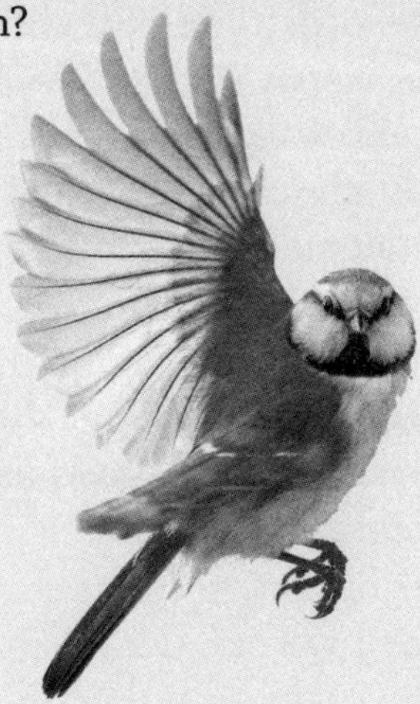

Und so geht's:

★ Spazieren Sie hinaus in die Natur. Beginnen Sie langsam zu schlendern, und steigern Sie allmählich Ihr Tempo, bis Sie in einen natürlichen Rhythmus finden.

Übung

- ★ Richten Sie Ihre Gedanken auf die Situation, die Sie bewegt – auf die Momente, die sich gut anfühlten, und auf jene, die Sie als schwierig empfanden. Lassen Sie störende Gedanken los, ohne sie zu bewerten. Hüllen Sie die Erinnerungen in Mitgefühl und Respekt, selbst wenn sie unangenehm sind. Betrachten Sie alles aus einer inneren Distanz – wie aus der Vogelperspektive –, ohne sich in Emotionen zu verfangen. Wandeln Sie das Erlebte bewusst in etwas Positives. Auch wenn es schwerfällt, erkennen Sie: Jede Erfahrung eröffnet neue Möglichkeiten und stärkt Ihre Handlungsfreiheit.
- ★ Lassen Sie die Szene verblassen. Visualisieren Sie, wie sie sich auflöst – wie Frieden einkehrt und ein sanftes Lächeln auf Ihrem Gesicht entsteht. Formulieren Sie in Gedanken eine klare Frage, etwa: Wie darf sich diese Situation zum Guten verändern? Bleiben Sie dabei ganz präsent.
- ★ Gehen Sie weiter – Schritt für Schritt –, und öffnen Sie Ihre Sinne für die Natur um Sie herum. Achten Sie auf Zeichen: ein Tier, das Ihnen begegnet, ein Sonnenstrahl, der den Himmel durchbricht, ein Windhauch, der Ihr Gesicht berührt. Manchmal zeigt sich die Antwort in einem Bild, einem Gedanken oder einer plötzlichen inneren Klarheit.
- ★ Lassen Sie die Dinge geschehen. Der Vision Walk ist keine Suche mit Ziel, sondern eine Begegnung – mit der Natur, mit dem Leben und mit sich selbst.

Kapitel 6
Seelendüfte - Natur- und Aromaküche

Gesunde Ernährung beginnt nicht erst auf dem Teller – sie beginnt im Erleben: im Riechen, Schmecken und Spüren. Dieses Kapitel lädt dazu ein, die Naturküche mit allen Sinnen zu entdecken. Dazu gibt es reichlich Impulse aus der Outdoor- und Aromaküche: wildes Grün, Smoothies und Snacks für unterwegs. Dabei geht es nicht allein um Nährstoffe, sondern um Achtsamkeit, Sinnlichkeit und Bewusstheit im Umgang mit dem, was wir zubereiten und was uns nährt. Ätherische Öle tragen etwas Himmlisches in sich. Ihre aromatische Kraft berührt die zentralen Schaltstellen im Gehirn, aktiviert Erinnerungen und beeinflusst direkt unsere Stimmung und unser Wohlbefinden.

Für die naturbewusste und gesundheitsfördernde Küche ist das ein wertvoller Hinweis: Die Aromaküche eröffnet mit ihren reinen ätherischen Ölen eine beeindruckende Vielfalt an kreativen Möglichkeiten – gesund, inspirierend und vielseitig. Sie lässt sich in unterschiedlichste Kochrichtungen integrieren, von der Wildkräuter- bis zur Fusionsküche, begleitet Fastenzeiten, unterstützt Diäten und kann – je nach Auswahl der Öle – sowohl appetitanregend als auch -hemmend wirken.

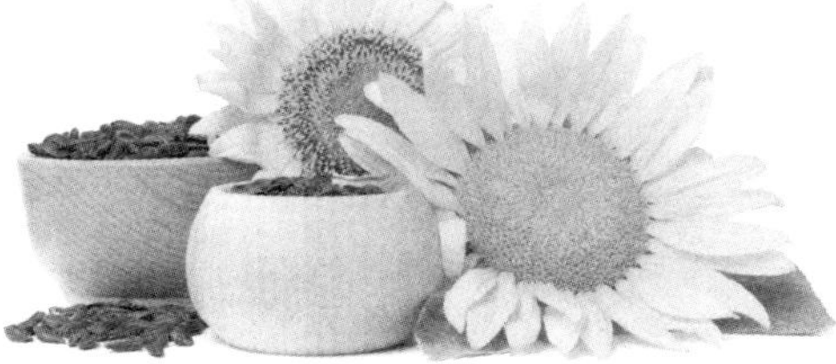

Naturernährung und ätherische Öle

Wir essen und atmen – und versorgen damit unsere Zellen und Organe mit Energie und Sauerstoff. Dieser fortwährende Wandlungsprozess hält uns lebendig. Wenn wir ihm mehr Achtsamkeit schenken, entsteht Bewusstheit, innere Transformation und neue Lebensfreude. So wächst auch unsere Resilienzfähigkeit.

Gesunde Ernährung beginnt bereits beim Erleben: im Riechen, Schmecken, Spüren, Hören und Sehen. Das achtsame Auswählen der Zutaten, das Zubereiten und Servieren der Speisen schaffen eine ganzheitliche Sinneserfahrung. Duft, Anblick, Konsistenz und Haptik unserer Nahrung lassen uns die Lebendigkeit des Moments spüren – und im wahrsten Sinn »das Wasser im Mund zusammenlaufen«.

Widmen wir uns bewusst dem Vorbereiten – dem Auswählen, Putzen, Schneiden, Rühren und Kochen –, verwandelt sich dieser scheinbar alltägliche Vorgang in eine meditative Praxis. Es entsteht eine stille Form der Hingabe, die im Hier und Jetzt wirkt. Alle Zutaten werden sorgfältig und im Einklang mit den Jahreszeiten ausgewählt, mit Achtsamkeit zubereitet und in Stille oder in guter Gesellschaft genossen. Jede Mahlzeit wird so zu einem Ausdruck innerer Harmonie und gelebter Verbindung zur Natur – ganz im Sinne der japanischen *Shojin Ryori,* der »Küche der Hingabe« (siehe Seite 50 f.).

Übung

Das Achtsamkeitsmahl

Dies ist eine einfache, aber tiefgehende Übung der Bewusstheit: Nehmen Sie ein Stück Brot. Riechen Sie daran. Betrachten Sie es. Kauen Sie langsam, und spüren Sie, wie sich Geschmack und Textur entfalten. Finden Sie das Le-

Übung

ben in diesem Bissen. Oft essen wir unbewusst. Wenn wir hingegen bewusst essen, schlüsselt sich ein Bissen in seiner Vielfalt – von der Konsistenz zum Geschmack bis zur Entwicklung der Aromatik – auf. Genießen Sie das Essen mit anderen, betrachten Sie Ihre Mitmenschen beim Ein- und Ausatmen, treten Sie in Fühlung, in Begegnung. Fünf Sekunden Blickkontakt genügen, um eine Verbindung herzustellen. Betrachten Sie Ihr Essen meditativ – so wird der Augenblick Wirklichkeit. Machen Sie daraus ein kleines Ritual, das Körper und Geist nährt.

Achtsames Kauen – die erste Verdauung

Die eigentliche Verdauung beginnt bereits im Mund. Durch das Kauen werden Verdauungsenzyme wie die Speichelamylase aktiviert – sie spaltet schon bis zu 30 Prozent der Kohlenhydrate auf. Je gründlicher wir kauen, desto leichter können Darm, Leber, Milz und Pankreas ihre Arbeit tun. Frische, duftende und sorgfältig zubereitete Nahrung, verfeinert mit ätherischen Ölen, unterstützt den natürlichen Impuls des Kauens und Auskostens. Das bewusste Genießen wird so zum Schlüssel einer gesunden Verdauung – und zu einer stillen Übung in Dankbarkeit.

Die stoffwechselaktive Ernährung

Die ätherischen Öle in Kräutern, Gewürzen, Samen und Zitrusfrüchten werden bereits beim Kauen über die Mundschleimhaut aufgenommen. Gleichzeitig wird das retronasale Riechen – also das Riechen über den Rachenraum – aktiviert. Dieser Prozess regt die Ausschüttung körpereigener Botenstoffe wie Endorphine, Enkephaline, Serotonin und

Dopamin an – eine kleine, natürliche Belohnung für Koch und Genießer zugleich.

Anschließend beginnt die lange Reise der Nahrung durch unsere Verdauungsorgane. Magensäure und Enzyme zersetzen den größten Teil der Speisen, während die Säure des Magens Bakterien neutralisiert. Darm und Leber bilden das Zentrum des Stoffwechsels: Die Leber ist für den Abbau und die Ausscheidung von Stoffwechselprodukten und Giftstoffen verantwortlich, regt zugleich die Gallensaftproduktion an und dient so dem Fettstoffwechsel.

Zitrusöle können diesen Prozess wirkungsvoll unterstützen. Sie wirken entlastend auf eine überforderte Leber, stimulieren Galle, Milz und Bauchspeicheldrüse. Zitronensaft wird im Körper basisch verstoffwechselt – vielleicht liegt darin die Weisheit des Sprichworts: »Sauer macht lustig.«

In der Traditionellen Chinesischen Medizin gilt Zitronenöl als kühlend und ausgleichend. Es unterstützt die Bildung wichtiger Verdauungsenzyme und bringt mit seinem frischen Duft Leichtigkeit und Klarheit. Seine Inhaltsstoffe, insbesondere das d-Limonen, entfalten eine stark entgiftende Wirkung. Dieser sekundäre Pflanzenstoff kommt in besonders hoher Konzentration in Zitrus- und Baumölen wie Orange, Zitrone, Grapefruit, Limette, Bergamotte, Mandarine und Zirbelkiefer vor – bei den Zitrusölen teils mit über 90 Prozent.

Studien, unter anderem von Bernhard Watzl und Claus Leitzmann, weisen auf, dass d-Limonen die Bildung von Entgiftungsenzymen in Leber, Galle und Dünndarm anregen kann. Es zählt zu den sogenannten semi-essenziellen Wirkstoffen – Substanzen, die zwar nicht lebensnotwendig sind, aber eine entscheidende Schutzfunktion für unsere Gesundheit besitzen. Watzl beschreibt d-Limonen zudem als antikanzerogen und empfiehlt eine Ernährung, die reich an Carotinoiden ist – den Vorstufen von Provitamin A –, da auch sie als essenziell gelten.

Für eine stoffwechselaktive Ernährung ist es zudem ratsam, vermehrt auf Bitterstoffe und chlorophyllreiche Lebensmittel zurückzugreifen. Besonders empfehlenswert sind Chicorée, Endivien, Radicchio, Löwenzahn, Wildkräuter, rohe Karotten, Fenchel und frisches Gemüse. Diese Zutaten werden besonders bekömmlich, wenn sie mit Zitrusölen in einer leichten Orangen- oder Zitronen-Vinaigrette kombiniert werden.

Ätherische Öle verbessern nicht nur die Verdaulichkeit, sondern intensivieren auch das sensorische Erleben, z. B. von Rohkost oder Gemüse-Sticks (siehe Seite 177). In vielen traditionellen Ernährungssystemen gilt das schonende Garen, Dämpfen oder Fermentieren als Schlüssel zu mehr Bekömmlichkeit. Dieses Wissen lässt sich wunderbar mit modernen Impulsen verbinden – etwa mit Microgreens, Smoothies oder pflanzlichen Shakes.

Auch Intervallfasten, basische Ernährung und der maßvolle Einsatz von Detox-Wässern, Shots und Smoothies können helfen, den Stoffwechsel zu entlasten, Energie zurückzugewinnen und ein neues Gleichgewicht im oft hektischen Alltag zu finden.

Ätherische Öle und ihre Eignung für die Küche

Ätherische Öle entstehen in den Öldrüsen von Pflanzen und werden in ihrem Gewebe gespeichert. Sie sind hoch konzentrierte Vielstoffgemische, die Duft, Geschmack und Wirkstoffe der Pflanze in sich tragen. Informationen zu Gewinnungsverfahren, Qualitätsmerkmalen und Anwendungshinweisen finden Sie ausführlich auf den Seiten 220 ff.

Für den Einsatz in der Küche sollten ausschließlich 100 Prozent naturreine ätherische Öle verwendet werden – am besten in Bioqualität. Nur sie sind frei von Schadstoffen, synthetischen Zusätzen und Lösungsmitteln. Achten Sie stets auf transparente Angaben zu Herstellung, Qualität,

Haltbarkeit sowie auf die gesundheitliche und psychische Wirkung der Öle.

Grundsätzlich eignen sich viele naturreine ätherische Öle zum Kochen und Würzen, solange sie geschmacklich harmonieren. Besonders bewährt haben sich Zitrusöle, Kräuteröle und Gewürzöle. Einige Öle erfordern jedoch besondere Vorsicht: Pfefferminzöl sollte bei Kindern unter sechs Jahren nicht verwendet werden. Schwangere sollten – je nach individueller Situation – auf Öle wie Nelke, Zimt, Kardamom, Muskatellersalbei oder Ingwer verzichten, da sie in hoher Dosierung wehenfördernd wirken können.

Öle und Würzessenzen

Nach dem Lebensmittelgesetz (LMG) dürfen in der öffentlichen Gastronomie (z. B. in Bistros, Kantinen oder Restaurants) nur ätherische Öle, Würzessenzen oder Ölmischungen verwendet werden, die ausdrücklich nach LMG deklariert und zugelassen sind. Dies dient der rechtlichen Absicherung im Kontrollfall.
Aus diesem Grund hat die Firma Vegaroma, Partner von Primavera, eine eigene Linie mit für Lebensmittel zugelassenen Würzessenzen und Würzessenzmischungen entwickelt. Diese sind speziell für den kulinarischen Gebrauch konzipiert und im Fachhandel oder unter www.vegaroma.de erhältlich.

Trägerstoffe und Emulgatoren – die Grundlage für Aromaküche und Duftzauber

Ätherische Öle sind nicht wasserlöslich. Sie entfalten ihr Aroma erst, wenn sie mit einem geeigneten Emulgator oder Trägerstoff verbunden werden – also Substanzen, die Öl und Flüssigkeit stabil miteinander vermischen. Gute Träger sind etwa Fett, Öl, Sirup, Salz oder Alkohol. Erst in dieser gebundenen Form entfalten sich Duft, Geschmack und Wirkkraft der Öle vollends. Geeignete Trägerstoffe sind:

Pflanzliches Öl: Argan-, Distel-, Erdnuss-, Hanf-, Kürbiskern-, Lein-, Mandel-, Nachtkerzen-, Nuss-, Oliven-, Sesam-, Sanddorn-, Schwarzkümmel-, Soja-, Sonnenblumen-, Raps- und Walnussöl

Sirup: Ahornsirup, Agavendicksaft, Yaconsirup, Dattelsirup

Honig: z. B. Akazien- oder Rapshonig

Alkohol: Brandy, Grappa, Kirschwasser, Korn, Sherry, Rum, Wein, Weingeist, Wodka

Cremige oder fetthaltige Substanzen: Avocadomus, Nussmus (Haselnuss, Kokos, Mandel), Butter, Butterschmalz, Ghee, Margarine, Eigelb

Essig: Aceto balsamico, Apfel-, Himbeer-, Obst- und Weinessig

Soßen und Milchprodukte: Sojasoße, Tamari, Vollmilch, Sahne, Sauerrahm, griechischer Joghurt, Joghurt mit höherem Fettgehalt, Mayonnaise, Senf

Pflanzliche Milchalternativen: Hafer-, Kokos-, Mandel-, Reis- und Sojamilch, ebenso pflanzliche Cuisines (z. B. Hafer- oder Sojacreme) – jeweils möglichst mit vollem Fettgehalt

Salz und Zucker: Himalaja-Salz, Fleur de Sel, Meersalz, Steinsalz, Vollrohrzucker oder klassischer Zucker

Säurequellen: Zitronensaft

In den meisten Haushalten sind bereits einige dieser Trägersubstanzen vorhanden. Mit nur einem ätherischen Öl können Sie so Ihre erste kleine Aromakomposition ausprobieren – ein »Duftzauber« aus der eigenen Küche.

Hinweis zur Dosierung

Ätherische Öle sind hochkonzentrierte Pflanzenextrakte. Schon ein Tropfen zu viel kann den Geschmack oder die Wirkung einer Speise stark verändern.

Beispiel: Ein Tropfen ätherisches Lavendelöl entspricht etwa 0,72 g frischem Lavendelkraut. Für 1 ml Öl (= 25 Tropfen) werden rund 1,5 kg frische Blüten benötigt. Diese Konzentration verdeutlicht: ***Weniger ist mehr!***

Nachwürzen ist jederzeit möglich – das Verdünnen dagegen oft schwierig. Träufeln Sie ätherische Öle nie direkt in Speisen, sondern zunächst auf einen Löffel. So lässt sich die Tropfenmenge besser kontrollieren. Sollte versehentlich zu viel Öl austreten, reinigen Sie den Löffel, und beginnen Sie die Dosierung erneut.

Praktische Rezepte für den Einstieg

Mit wenigen Handgriffen lässt sich ein mobiler Aromagarten für Küche und Alltag schaffen. Herstellen können Sie unter anderem:

- ★ Würzöle und Würzölmischungen
- ★ Würzsalze und Würzessige
- ★ Würzsojasoßen, Aromapestos und Würzsirupe
- ★ Würzhonige oder Würzzucker

Diese kleinen Aromawunder sind das ganze Jahr über griffbereit – zu Hause oder unterwegs – und bringen Geschmack, Duft und Wohlbefinden in Ihre Küche.

Würzemulsion für warme Gerichte

Träufeln Sie 1–2 Tropfen des gewünschten ätherischen Öls in 1 TL Hafercuisine, Sahne, Sonnenblumenöl oder ein anderes natives Öl Ihrer Wahl. Verrühren Sie die Mischung mit einem Glasstab oder dem Stiel eines Teelöffels, bis eine feine Emulsion entsteht. Geben Sie diese Würzemulsion erst am Ende des Kochvorgangs in die Suppe, Soße oder Marinade – ätherische Öle sind hochflüchtig und sollten nicht mitgekocht werden, um ihr volles Aroma zu erhalten.

Ausnahme: Beim Vormarinieren von Tofu, Seitan oder Gemüse können die Öle schon früher hinzugefügt, bei kalten Speisen wie Dips, Dressings oder Desserts jederzeit eingerührt werden.

Aroma und Duft vom Schneidebrett – die Methode für Eilige

Eine einfache und schnelle Methode, um Gerichte mit feinen Düften zu veredeln:
Befeuchten Sie Ihr Holzschneidebrett leicht, und geben Sie 1–2 Tropfen ätherisches Öl darauf. Verreiben Sie es gleichmäßig, und schneiden Sie dann Kräuter, Gemüse oder Salate darauf. Das leicht parfümierte Holz überträgt das Aroma sanft auf das Schnittgut – raffiniert, unkompliziert und ohne Vorbereitung. Ein frischer Duft, feine Würze – und ganz nebenbei wirkt das Öl natürlich desinfizierend. Vor allem Zitronenöl reduziert Keime wie Streptokokken und neutralisiert Gerüche. Zudem erleichtern angenehme Zitrusdüfte das Schneiden von Zwiebeln, Lauch oder Knoblauch deutlich.

Aromafeine Würzöle

Auf einem trockenen Stück Brot oder Knäckebrot sollte 1 TL Würzöl noch angenehm schmecken. Ist der Geschmack zu intensiv, haben Sie zu viel ätherisches Öl verwendet.

Diese Würzöle sind ideal zum Nachwürzen am Tisch – schnell, frisch und individuell dosierbar.

ZITRONEN-ORANGEN-WÜRZÖL

50 ml Oliven- oder Sesamöl, 8 Tropfen Zitrone (alternativ Grapefruit, Orange, Capri, O sole mio, Asia etc., alles natürlich in Bioqualität) → gut vermischen!

HAUCH VON PROVENCE

50 ml Olivenöl, mit einem frischen, trocken getupften Rosmarinzweig, 3 Tropfen Lavendel fein (bio), 4 Tropfen Orange (bio) → darauf achten, dass der Zweig stets vollständig bedeckt ist, um Schimmelbildung zu vermeiden!

BERGAMOTTE-GRAND-MARNIER-WÜRZÖL

50 ml natives Mandel- oder Aprikosen-Kernöl, 3 Tropfen Grapefruit (bio), 5 Tropfen Orange (bio), 2 Tropfen Bergamotte (bio) → ideal für süße Speisen, Desserts, Müslis, Eis und Gebäck

→ **TIPP:**

Würzöle lassen sich nach Belieben als Topping auf Suppen, Quiches, Gemüse, Salate oder Dips sprühen oder träufeln. Auch beim Servieren sind sie ein duftender Akzent, der jedem Gericht eine besondere Note verleiht.

Duftpinsel für die Draußenküche

Ein Duftpinsel lässt sich ganz einfach aus einem Rosmarin- oder Salbeizweig herstellen. Entfernen Sie einige der unteren Nadeln oder Blätter, sodass ein kleiner Stiel mit einem Pinsel aus Nadeln oder Blättern entsteht. Bereiten Sie verschiedene Schälchen mit Würzölen vor – die Gäste können dann mit ihren Duftpinseln das Grillgut direkt bestreichen. Ein sinnliches Erlebnis für Nase und Gaumen, das jedem Grillabend eine aromatische Note verleiht.

AROMATISCHER ESSIG MIT FICHTENTRIEBEN – FÜR SALATE UND MARINADEN

Zutaten:

100 g Fichtentriebe, 150 ml Apfelessig, 8 Tropfen Zirbelkiefer, 3 Tropfen Douglasfichte, 100 ml Wasser, 3 Wacholderbeeren, 5 Pfefferkörner, 50 g Rohrzucker

Zubereitung:

Die Fichtentriebe verlesen, waschen, trocken tupfen und in ein hitzefestes Schraubglas geben. 10 ml des Essigs beiseite stellen und darin die ätherischen Öle emulgieren.

Den restlichen Essig mit Wasser, Wacholderbeeren, Pfeffer und Zucker in einem Topf kurz aufkochen und noch heiß über die Fichtentriebe gießen. Zum Schluss die emulgierten ätherischen Öle einrühren, verschließen und an einem dunklen, kühlen Ort reifen lassen.

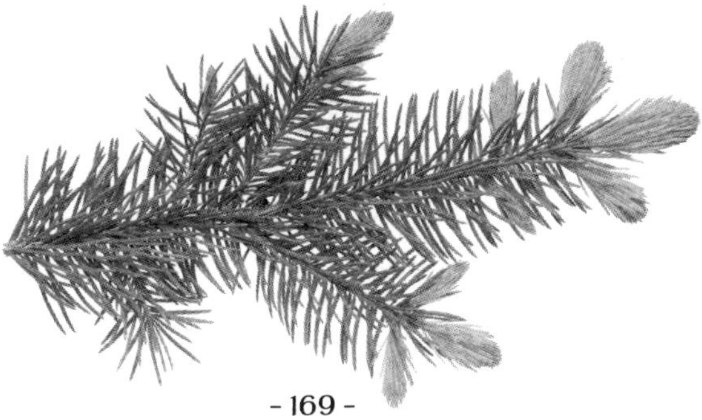

Aromasalze

ORANGEN-ZITRONENSALZ

Ein feines, aromatisches Würzsalz, das Frische, Tiefe und mediterrane Leichtigkeit verleiht – ideal für Gemüse, Salate oder Brot mit Olivenöl.

Zutaten:

50 g Fleur de Sel, Meer- oder Himalajasalz, 5 Tropfen ätherisches Capri-Würzöl (Vegaroma), alternativ: 2 Tropfen Zitrone (bio) und 3 Tropfen Orange (bio)

Zubereitung:

Die ätherischen Öle in ein sauberes Schraubglas träufeln, das Glas leicht drehen, bis die Innenwand benetzt ist. Das Salz hinzufügen, verschließen und kräftig schütteln, bis sich das Aroma gleichmäßig verteilt hat. Ein duftendes Grundrezept für die kreative Aromaküche.

TIPP:

Diese Würzsalze eignen sich auch als »Notfallsalz« zur schnellen psychischen Aufmunterung – abgefüllt in ein kleines Riechglas oder Fläschchen; auch für unterwegs.

Salzen ist verlernbar!

Unsere Geschmackspapillen sind fein auf Salz abgestimmt. Bei regelmäßig hohem Salzkonsum stumpfen die Rezeptoren jedoch ab – das Essen schmeckt fade, wenn die gewohnte Menge fehlt. Durch bewusste Reduktion kann sich der Geschmackssinn wieder sensibilisieren. Mit Geduld und achtsamem Würzen treten natürliche Aromen, Kräuter und Gewürze wieder stärker in den Vordergrund. So lässt sich der Salzbedarf deutlich verringern – ganz ohne Verzicht auf Geschmack.

CHILI-KAKAO-SALZ

Das Salz ist ein spannender Begleiter für gegrilltes Gemüse oder dunkle Speisen.

Zutaten:

80 g Fleur de Sel, Himalaja- oder Meersalz, 10 Tropfen Kakaoextrakt (bio), Chilifäden oder getrocknete Chilischoten (Menge nach Geschmack), 2 Tropfen Orange (bio)

Zubereitung:

Das Orangenöl auf ein leicht angefeuchtetes Schneidbrett träufeln. Darauf die Chilis schneiden oder zerdrücken, damit sie das Aroma aufnehmen. Mit dem Kakaoextrakt vermengen und anschließend alles unter das Salz mischen.

ORANGEN-PFEFFER-RAFFINESSE

Für besondere Frische und feine Schärfe: In eine Glaspfeffermühle wenige Tropfen ätherischen Öls (Würzessenz nach Lebensmittelstandard) geben, das Glas drehen, sodass die Innenwand benetzt ist, Pfefferkörner einfüllen, schütteln und mahlen. So entsteht ein aromatischer Pfeffer mit Zitrusnote.

ASIA-GOMASIO (SESAM-SALZ)

Salzarm, aber aromatisch – das Salz ist ideal zu Rohkost, Gemüse, Salaten und Snacks.

Zutaten:

100 g Sesam, 1 TL naturbelassenes Salz (Himalaja-, Stein- oder Meersalz), 8–10 Tropfen Euro-Asia-Würzmischung oder einzelne Zitrusnoten (Vegaroma)

Zubereitung:

Sesam in einer Pfanne goldbraun rösten, das Salz zugeben und mischen. In eine Gomasio-Schale (japanischer Mörser mit Rillen und Holzstößel) geben, die ätherischen Öle einträufeln und mit kreisenden Bewegungen reiben, bis ein fein-grobes Sesam-Salz entsteht.

TIPP:
Auch aromatisierte Nüsse oder Saaten lassen sich auf diese Weise herstellen – diese jedoch nicht mörsern! Für ein schnelles Picknick: Baguettescheiben in aromatisches Olivenöl tauchen und in Asia-Gomasio wälzen – eine köstliche Alternative zu Butter oder Quark.

Aromadämpfen oder Aromagaren

Das Aromadämpfen ist eine der edelsten Methoden der Duft- und Aromaküche – eine Art sanfte Umkehrdestillation. Dabei verbinden sich das schonende Garen und die feine Kunst des Duftes zu einer kulinarischen Harmonie, die Speisen eine unvergleichliche natürliche Aromatik verleiht.

Für die Zubereitung benötigen Sie einen Topf mit Wasser, auf den Sie einen Bambus-Steamer oder Aromadampfkorb setzen können. Auch ein Dampftopf mit gelochtem Einsatz (ohne Druck) eignet sich. Je nach Menge der Zutaten – ob Gemüse, Fisch oder Beilagen – verwenden Sie 250 bis 500 ml Wasser oder eine leichte Gemüse- bzw. Suppenbrühe. In den letzten 2–5 Minuten des Dämpfvorgangs geben Sie 3–5 Tropfen eines ätherischen Öls oder einer passenden Ölmischung in das köchelnde Wasser.

Der aufsteigende Dampf trägt die aromatischen Moleküle sanft in das Gargut. So werden die Speisen fein durchzogen und entwickeln ein harmonisches, subtiles Geschmacksbouquet. Selbst einfache Gerichte wie Teigtaschen (Wan Tans) oder Gemüserollen gewinnen dadurch eine neue Tiefe – ein Genuss für alle Sinne.

Aromatische Energiekicks

Zitrusöle wie Bergamotte, Grapefruit, Zitrone oder Orange (bio) sind wahre Energiequellen im Alltag. Sie wirken belebend, stimmungsaufhellend und lassen sich vielseitig einsetzen – zur Aromatisierung von Trinkwasser und Snacks, als Begleiter beim Waldbaden oder in Phasen hoher Belastung.

Anwendungsideen:

- ★ 2–3 Tropfen Zitrusöl (bio) in 1 Liter stilles oder sprudelndes Wasser geben, kurz schwenken und achtsam genießen.
- ★ Emser Salzpastillen mit 1 Tropfen Zitrusöl (bio) beduften und langsam lutschen – wohltuend bei Stimmproblemen oder trockener Mundschleimhaut.
- ★ Aromatischer Energiekick: mit Zitrusölen verfeinertes Dörrobst oder Nüsse – ideal für unterwegs und im Büro.

Ernährungstipps – Grundlage für Vitalität

Eine regelmäßige, ausgewogene Ernährung mit viel Gemüse, Nüssen, Früchten und Oliven hilft, den Blutzuckerspiegel zu stabilisieren und den Körper konstant mit Energie zu versorgen. Zucker sollte – wann immer möglich – reduziert werden. So bleibt die Ernährung abwechslungsreich, wohltuend und energetisch ausgewogen.

**Besonders empfehlenswert sind kleine,
frische Kombinationen:**

- ★ **Rohkost mit aromatisiertem Dip**
- ★ **blanchierte Gemüsesticks**
- ★ **leichte Salate mit Zitrus-Vinaigrette oder Würzölen**

Dips und Brotaufstriche

LEMON-JOGHURT-DIP

Zutaten:

200 g Joghurt, 7 Tropfen Zitrone (bio) oder Orange (bio) (oder gemischt), 1 Prise Bergamotte-Salz oder Grapefruit-Gomasio-Salz

Zubereitung:

Alle Zutaten gut verrühren und mit frischer Limetten- oder Zitronenzeste garnieren. Köstlich zu Rohkost, blanchierten Gemüsesticks, Gemüsechips oder Salaten.

AVOCADO-LIME-DIP

Zutaten:

2 reife Avocados, 1 EL Limetten- oder Zitronensaft, 3–4 Tropfen Zitrone (bio) oder Limette (bio), Orangen-Zitronensalz und Orangenpfeffer nach Geschmack

Zubereitung:

Avocados schälen, entkernen und mit dem Pürierstab fein mixen. Limettensaft einrühren. Die ätherischen Öle in ½ TL der Creme vorab emulgieren und dann unter die Avocadomasse rühren. Mit Aromasalz abschmecken. Für ein dekoratives Fingerfood Chicoréeblätter mit der Creme füllen oder mithilfe eines Spritzbeutels kleine Häppchen aufspritzen.

VARIATION:

Für eine festere Konsistenz 1 TL Agar-Agar in Wasser auflösen, zur Masse geben und 2–3 Stunden kalt stellen – danach lassen sich feine Nocken ausstechen.

GELB-ROTE LINSENPASTE

Zutaten:

100 g gelbe Linsen, 250 g Butter (zimmerwarm), 2 EL Tomatenmark, 5–7 Tropfen Capri (Orange-Zitrone, Vegaroma), 1–2 TL aromafeines Salz, 1 Prise Orangenpfeffer

Zubereitung:

Linsen waschen, abseihen und in der doppelten Menge Wasser 15–20 Minuten weich kochen. Abkühlen lassen und mit Butter cremig mixen. Tomatenmark, ätherische Öle, Salz und Pfeffer einarbeiten, abschmecken. In Gläschen füllen oder als Rolle formen, kalt stellen und portionsweise verwenden. Perfekt als Brotaufstrich oder Grillbegleitung.

TIPP:

Mit grünen Linsen und etwas Majoran entsteht eine herzhafte, würzige Variante.

BÄRLAUCHBUTTER IM FRÜHLING

Zutaten:

Rezept, siehe Linsenpaste, nur statt der Linsen 3 Handvoll frischen Bio-Bärlauch verwenden.

Zubereitung:

Bärlauch waschen, trocken tupfen und fein hacken (am besten auf einem aromatisierten Schneidebrett). Mit Butter, Salz und Gewürzen vermengen – das Tomatenmark entfällt. Passt wunderbar zu Kartoffeln, Grillgemüse oder frisch gebackenem Brot.

Feine Gerichte und Snacks rund um Aromaöle

Die feinen Würzaromen, sprich ätherischen Öle, perfektionieren unmittelbar unser Geschmackserlebnis, unsere Sinneszellen werden sensibilisiert und das Geschmackserlebnis intensiviert. Unsere Sinneserfahrung Schmecken setzt sich aus Riechen, Geschmackserkennung: süß, sauer, salzig, bitter und Umami sowie der Konsistenzbeurteilung zusammen. Dabei können die Naturaromen das nasale und retronasale Beurteilen zudem intensivieren und erweitern.

Oft sind es überraschend einfache Anwendungsformen, die das Kochen ergänzen und bereichern wie: Aroma vom Schneidebrett, als Topping zum Sprühen, als mobiler Kräutergarten, zur Vorratshaltung, zum Abrunden von Gerichten ...

AROMATISCHE WÜRZNÜSSE – PROVIANT FÜR UNTERWEGS

Zutaten:

250 g Cashewkerne oder Nüsse nach Wahl, ½ TL Würzsalz nach Wahl, 3–5 Tropfen Yogis-Inspiration oder Capri-Würzessenz (Vegaroma), Schraubglas

Zubereitung:

Cashewkerne rösten: im Ofen (150 °C, 15–20 Min.), in der Pfanne (5–10 Min.) oder in der Heißluftfritteuse (3–7 Min.). Die Würzessenz in das Glas träufeln, drehen, bis die Innenwand benetzt ist, das Würzsalz hinzufügen und gut schütteln. Anschließend die noch warmen Nüsse einfüllen und erneut kräftig schütteln – fertig ist der duftende, knusprige Energiesnack.

EINSTIEG IN DEN TAG – PORRIDGE MIT TONKA-ORANGEN-GESCHMACK

Zutaten (für 2 Personen):

8 EL Hafer- oder Hirseflocken, ca. 400 ml Hafer- oder Mandeldrink, 4 Tropfen Tonka-Extrakt (bio), 1 Prise Aromasalz, Süße nach Bedarf (z. B. Honig, Agavendicksaft oder Ahornsirup)

Zubereitung:

Die Flocken in einen Topf geben und mit Haferdrink aufgießen – die Menge je nach gewünschter Konsistenz leicht anpassen. Kurz aufkochen und 2–3 Minuten unter Rühren leicht köcheln lassen. Salz, Süße und Extrakt hinzufügen und weitere 3–5 Minuten ausquellen lassen. Mit Kompott, Beeren oder etwas geröstetem Nusscrunch servieren – ein duftender, harmonischer Start in den Tag.

ROHKOSTSTICKS MIT ZITRUSFRISCHE

Zutaten (für 5–6 Personen):

3 Karotten, 1 Stange Staudensellerie, ½ Gurke, 1 Kohlrabi, 2 Paprika (Gemüse in Bio-Qualität), Saft von 2 Bio-Zitronen, 7 Tropfen Capri (Vegaroma); alternativ: 3 Tropfen Zitrone (bio) und 4 Tropfen Orange (bio)

Zubereitung:

Biogemüse gut bürsten, konventionelles Gemüse schälen. Zitronensaft mit den ätherischen Ölen vermischen und über das in Stifte geschnittene Gemüse geben. Gut unterheben, bis alles leicht benetzt ist. So bleibt das Gemüse lange frisch, knackig und appetitlich – ideal auch pur als Snack oder zum Dippen. In Gläsern oder auf Platten servieren. → Dazu passt der Avocado-Lime-Dip (siehe unten).

AROMAFEINE GEMÜSECHIPS

Zutaten:

2 kleine Sellerieknollen, 2 Rote Bete, 1 große Karotte, 1 Pastinake, 1 Süßkartoffel, 1 EL Olivenöl, 1–2 EL Hauch Provence-Würzöl, Aromasalz (z. B. Orangen-Zitronensalz oder Chili-Kakao-Salz)

Zubereitung:

Gemüse gut abbürsten, fein hobeln oder schneiden. Backbleche leicht einölen, Gemüsescheiben auslegen, mit Öl bestreichen und bei 80 °C ca. 45–60 Minuten trocknen. In den letzten 5 Minuten mit Würzöl und Aromasalz verfeinern. Trocknen lassen – fertig sind herrlich duftende, knusprige Chips.

FRANKFURTER GRÜNE SOßE MIT WILDKRÄUTERN

Ein leichter, belebender Kräutergruß aus der Naturküche – klassisch und zugleich zitrusfein. Die traditionellen sieben Kräuter sind Petersilie, Schnittlauch, Kerbel, Borretsch, Pimpinelle, Sauerampfer und je nach Saison Dill oder Wildkräuter wie Giersch, Schafgarbe oder Spitzwegerich.

Zutaten (für 4 Personen):

5–7 Handvoll Kräuter, 250 g saure Sahne (oder Sojacuisine), 250 g Joghurt (oder Sojajoghurt), 3–4 Tropfen Capri (Vegaroma), 1–2 Tropfen Grapefruit- oder Bergamotteöl (bio), ½–1 TL Orangen-Zitronensalz, Pfeffer nach Geschmack, 2–3 hart gekochte Eier

Zubereitung:

Kräuter fein schneiden, nach der Schneidebrett-Methode aromatisieren, saure Sahne mit den ätherischen Ölen verrühren, Joghurt zugeben und mit den Kräutern mixen. Mit Salz und Pfeffer abschmecken. Eier schälen, fein würfeln, unterheben und mit den übrigen Eierspalten und frischen Kräutern garnieren. Dazu können Pellkartoffeln serviert werden.

DUFTENDE KÜRBISSPIESSE MIT PFLAUMEN UND KÜRBISKERNPESTO

Zutaten für die Spieße (für ca. 6 Personen):

Holz- oder Bambusspieße, 500 g Hokkaidokürbis, 18 getrocknete Pflaumen ohne Stein, 1 TL Orangen-Pfeffer-Zitronensalz, Meer- oder Steinsalz

Zutaten fürs Pesto:

100 g Kürbiskerne, 100 g Sesam, 6 EL Kürbiskernöl, 6 EL Sonnenblumenöl, 5 Tropfen Capri, ½ TL Orangen-Pfeffer-Zitronensalz, Pfeffer, 2 EL Capri-Würzöl

Zubereitung:

Spieße 1 Stunde wässern. Kürbis waschen, entkernen und in Stücke schneiden. In Salzwasser 7–10 Minuten garen, in der letzten Minute die Salzmischung zugeben. Abgießen, abkühlen lassen. Für das Pesto die Kerne und den Sesam rösten, mit Ölen und Gewürzen fein pürieren. Kürbiswürfel und Pflaumen abwechselnd aufspießen, 3–4 Minuten grillen, mit Capri-Würzöl bestreichen und mit dem fertigen Pesto servieren.

KÜRBIS-MANGO- ODER BIRNEN-INGWER-SUPPE

Ein farbintensives, exotisch-duftendes Gericht – ideal fürs Outdoor-Picknick oder hyggelige Abende im Garten.

Zutaten (für 5–6 Personen):

1 Zwiebel, 3 cm frischer Ingwer, 2 Karotten, 1 EL Kürbiskernöl, 1 Hokkaidokürbis (ca. 500 g), 250 ml Gemüsebrühe, 3 Birnen oder 1 Mango und 200 ml Mangopüree, 250 ml Kokosmilch, 2 Tropfen Capri, 4 Tropfen Euro-Asia-Würzöl,

50 g Sahne oder Sojacuisine, 1 TL Currypulver, ½ TL Orangen-Pfeffer-Zitronensalz, Pfeffer, 2 TL geröstete Kürbiskerne

Zubereitung:
Zwiebel und Ingwer schälen und auf aromatisiertem Schneidebrett hacken, Karotten schälen und in Scheiben schneiden. In Kürbiskernöl andünsten, entkernten und klein geschnittenen Kürbis zugeben, anrösten, mit Brühe ablöschen, weichkochen. Geschälte und entkernte Früchte plus Püree hinzufügen, kurz mitköcheln lassen, dann Kokosmilch und restliche Brühe zugeben, fein pürieren. Aromaöle in die Sahne einrühren, in die Suppe geben, mit Curry, Salz und Pfeffer abschmecken. Mit Kürbiskernöl und gerösteten Kernen garnieren.

Mixed Pickles süß-sauer

Einlegen und Fermentieren veredelt Gemüse und bewahrt Nährstoffe – ein Trend mit Tradition. Der Sud lässt sich wunderbar mit ätherischen Ölen wie Ingwer (bio) oder Zitrusölen (bio) verfeinern. Aromaöle können beim Fermentieren gezielt eingesetzt werden, um Geschmack zu intensivieren und Haltbarkeit zu fördern – ein Geschenk für Darmflora und Sinne gleichermaßen.

Süße Sünden

AFTER EIGHT, MAL ANDERS

Ein Klassiker neu interpretiert: Dunkle Schokolade trifft auf erfrischende Minze.

Zutaten:
200 g dunkle Kuvertüre, 3 TL Kakaobutter, 4 Tropfen Pfef-

ferminze (bio), 8 Tropfen Orange oder Orangenzauber (bio), Früchte oder Nüsse nach Wahl

Zubereitung:
Kuvertüre und Kakaobutter im Wasserbad (38–40 °C) schmelzen. Vom Herd nehmen, Aromaöle einrühren, gut verrühren und in Silikonformen füllen, die Nüsse oder Früchte hineintauchen oder mit der Schokolade überträufeln. Im Kühlschrank abkühlen lassen.

TIPP:
Der Überzug ist in der Adventszeit auch köstlich für Gebäck, Kuchen oder Muffins – mit weihnachtlichen Gewürzölen.

VEGANER KÄSEKUCHEN IM GLAS

Das Rezept stammt aus dem Vegaroma-Team.

Zutaten (für 4 Personen):
100 g vegane Haferkekse, 1–2 EL Margarine, 200 g veganer Frischkäse, 200 g Sojajoghurt, 40 g Ahornsirup, 7–8 Tropfen Zitrone (bio), 7–8 Tropfen Tonka-Extrakt, 70 ml Wasser, 70 ml Haferdrink, 10 g Agar-Agar, Beeren der Saison

Zubereitung:
Kekse fein zerbröseln, mit der geschmolzenen Margarine verrühren und auf 4 Gläser verteilen, leicht andrücken. Frischkäse, Joghurt, Ahornsirup, Zitronenöl und Tonka-Extrakt cremig rühren. Wasser und Haferdrink mit Agar-Agar in einem Topf aufkochen und ca. 2 Minuten sanft köcheln lassen. Unter Rühren zur Creme geben, auf die Böden verteilen und ca. 2 Stunden kalt stellen. Als Topping verwenden Sie die Beeren der Saison.

VEGANER SCHOKOTRAUM

Ein feines, zart schmelzendes Schokoladenrezept aus dem Vegaroma-Team mit einer harmonisierenden Würzmischung aus ätherischen Ölen, die Ruhe, Präsenz und Achtsamkeit schenken. Ideal als Begleiter zu Meditation, Yoga oder als kleine süße Auszeit für zwischendurch.

Zutaten:

120 g Kakaobutter (bio von Vegaroma), 4 Tropfen Vanilleextrakt (bio von Vegaroma), 60 g Agavensirup (bio), 20 g Kakaopulver (bio), 1 Prise Salz, 2–4 Tropfen Yogis Inspiration (von Vegaroma), Silikonformen

Zubereitung:

Die Kakaobutter in einem kleinen Topf bei niedriger Hitze unter ständigem Rühren langsam schmelzen. Vom Herd nehmen und den Vanilleextrakt, Agavensirup, Kakaopulver und Salz hinzufügen. Alles gründlich verrühren, bis sich der Kakao vollständig aufgelöst hat und eine gleichmäßige, seidige Masse entsteht. Zuletzt die Tropfen Yogis Inspiration einrühren und noch einmal gut vermengen. Die flüssige Schokolade in Silikonformen gießen und im Kühlschrank erkalten lassen, bis sie fest ist.

Aromatisiertes Wasser und Getränke mit Zitrusfrische

Zitrusöle lassen sich leicht in stilles Quell- oder Leitungswasser einarbeiten und machen das Trinken aromatisch und bekömmlich. Bergamotte, Grapefruit, Zitrone, Orange sind stimmungsaufhellende Energiequellen. Hochwertiges Trinkwasser unterstützt die Nierenfunktion, den Wasser-/Elektrolythaushalt und die Säure-Basen-Regulation.

Sie sind ideal beim Waldbaden, Wandern, zwischen Bewegungs-, Qigong- und Yogaübungen oder im Arbeitsalltag.

VITALDRINK (FÜR GEDÄCHTNIS U. KONZENTRATION)

Zutaten:

1 l stilles Mineral- oder Quellwasser, 3 Tropfen Capri (Vegaroma) oder 2 Tropfen Zitrone (bio) plus 1 Tropfen Orange (bio), Saft von ¼ Zitronenschnitz

Zubereitung:

Aroma in den Zitronensaft emulgieren, dann mit Wasser aufgießen.

Zitronenwasser – so trinken Sie mehr!

In Pflegeeinrichtungen z. B. trinken alte Menschen mit geschmacklich aufgepepptem Wasser oft bis zu 750 ml mehr pro Tag. Bio-Zitronenschalen in eine Karaffe Wasser geben, 1 TL Zitronensaft plus 2–4 Tropfen Zitronenöl verrühren und ins Wasser geben. Vor dem Trinken das Wasser gut durchrühren.

WASSER MIT EARL-GREY-NOTE (BERGAMOTTE) ODER GRAPEFRUIT

Wie oben beschrieben, nur 3 Tropfen Bergamotte (bio) oder Grapefruit (bio) in Zitronen-/Limettensaft emulgieren und mit 1 l Wasser auffüllen. Gut umrühren und bei Bedarf erneut mischen.

GRAPEFRUIT- ODER ORANGEN-EISWÜRFEL

Zutaten:

Saft eines Zitronenschnitzes, 5 Tropfen Grapefruit (bio), alternativ Orange (bio), optional 1 Tropfen Pfefferminze

Zubereitung:

Öle im Zitronensaft emulgieren, mit 50–100 ml Quellwasser mischen (formabhängig), in Silikonformen einfrieren.

Sesamöl – das goldene Öl des Ayurveda

Sesamöl gilt im Ayurveda als das klassische Öl zum Entschlacken und Ausleiten. Es zählt zu den ältesten bekannten Ölpflanzen der Welt und stammt ursprünglich aus Afrika. In der ayurvedischen Lehre – der »Wissenschaft vom langen Leben« – nimmt Sesamöl seit Jahrtausenden einen festen Platz in der täglichen Gesundheitsroutine ein.

Das Öl stärkt das Immunsystem der Haut, macht sie widerstandsfähig und geschmeidig. Durch seine antioxidativen Eigenschaften schützt es vor freien Radikalen, wirkt leicht schmerzstillend, wärmend und durchblutungsfördernd. Besonders bemerkenswert ist seine Fähigkeit, Schwermetalle aus dem Körper zu lösen und über die Hautoberfläche auszuleiten. Deshalb wird Sesamöl bevorzugt für die regenerierende Ölziehkur verwendet – ein einfaches, aber hochwirksames Ritual, um den Körper zu reinigen, den Stoffwechsel zu aktivieren und die Selbstheilungskräfte zu unterstützen.Phasen der Entlastung lassen sich innerlich durch eine Ölziehkur begleiten und äußerlich mit Leberwickeln, Kompressen oder speziellen Leberölen unterstützen. Die ideale Tageszeit: zwischen 13 und 15 Uhr, die Phase der natürlichen Leberregeneration.

Anwendung beim Öl-Ziehen: 1 TL bis 1 EL Sesamöl mit 1 Tropfen Zitronenöl mischen. Morgens auf nüchternen Magen 10–15 Minuten im Mund bewegen, durch die Zähne ziehen. Dabei werden Gifte und Schwermetalle gebunden. Wenn das Öl milchig wird, in ein Papiertuch spucken und im Restmüll entsorgen (nicht ins Waschbecken!). Wichtig: vor dem Zähneputzen durchführen. Diese Methode ist im Ayurveda seit Jahrhunderten bewährt – sie unterstützt die tägliche Entgiftung sanft und wirkungsvoll.

Shots und Smoothies

APFEL-ZITRONE-INGWER-SHOT

Zutaten (für 5–6 Personen):

3 mittelgroße, milde Bio-Äpfel (geviertelt, ohne Kerngehäuse), 1–2 Stück frischer Bio-Ingwer, 1 kleines Stück Kurkuma (optional), 1 Bio-Zitrone (gewaschen, halbiert, gedrittelt, mit Schale, ohne Kerne), 5 Tropfen ätherisches Öl (Zitrone oder Orange, Grapefruit, Limette, in Bioqualität)

Zubereitung:

Alles entsaften. Aromaöl direkt in den Saft träufeln und gut einrühren – die Fruchtsäure wirkt als natürlicher Emulgator.

Servieren:

20-ml-Portion pur oder mit Wasser verdünnt. Optional 1 TL Sanddornfruchtfleischöl oder Hanfsamenöl zugeben. Im Kühlschrank in Portionsflaschen lagern und innerhalb 1 Woche verbrauchen.

APFEL–AVOCADO–KRESSE-SMOOTHIE

Zutaten (für 4 Gläser):

1 Avocado, 2 säuerliche Bio-Äpfel, 1 Handvoll Bio-Babyspinat, Saft 1 Limette, 1 TL frisch geriebener Bio-Ingwer, 2 Tropfen Ingwer (bio), 3 Tropfen Orange (bio), 2 Handvoll Kresseblätter, 500 ml Wasser

Zubereitung:

Avocado und Äpfel schälen und entkernen und grob würfeln. Alle Zutaten (Spinat waschen) mit den ätherischen Ölen im Standmixer 2–3 Minuten fein pürieren; Konsistenz eventuell mit Wasser anpassen.

Glasrand-Extra:
Glasrand in etwas Limettensaft tauchen, dann in Asia-Gomasio (siehe Rezept Seite 171 f.) drücken. Smoothie einfüllen – aromatischer Sesamrand inklusive.

GRÜNKRAFT-SMOOTHIE

Zutaten (für 4 Gläser)
1 reife Avocado, 2 reife Bananen, 2–3 reife Aprikosen oder 1 kleiner Pfirsich oder ¼ Honigmelone, 2 Handvoll Babyspinat, 2 Handvoll Kräuter oder Sauerampfer, 2 Handvoll Romana- oder Lollo Rosso-Salat, 1 TL Hanf-, Lein- oder Sanddornfruchtfleischöl, Wassermenge nach Wunsch (etwa 350–500 ml), 1–2 EL Ahornsirup oder Agavendicksaft, 2–3 Tropfen Vanilleextrakt und 3 Tropfen Orange (bio) oder Orangenzauber (Vegaroma)

Zubereitung:
Avocado aus der Schale und vom Kern lösen, in einen starken Mixer geben, die Früchte waschen, entkernen und/oder schälen, grob schneiden und nach und nach in den Mixer füllen. Auch die Kräuter und Salatblätter hinzugeben. Sie können dazwischen schon etwas Wasser beimischen. Am Ende den Ahornsirup mit den ätherischen Ölen vermischen und darübergeben. Alles fein pürieren. Je nach Wunsch noch mehr Wasser dazugeben und in ansprechende Gläser füllen.

Kapitel 7
Natur-Retreat

»Nimm dir jeden Tag die Zeit,
stillzusitzen und auf die Dinge zu lauschen.
Achte auf die Melodie des Lebens, die in dir schwingt.«
Buddha

Ein achtsamer Rückzug in die Natur und mithilfe der Natur kann helfen, neue Kraft zu schöpfen und nachhaltige Selbstfürsorge zu entwickeln. Ein Natur-Retreat ist mehr als nur eine Pause vom Alltag. Es ist eine bewusste Hinwendung zur eigenen inneren Stärke und ein Weg, um Körper, Geist und Seele wieder miteinander in Einklang zu bringen. Dieses Kapitel zeigt, wie sich Retreats und Trainings so gestalten lassen, dass sie sowohl Struktur als auch Raum für persönliche Erfahrung bieten. Tages- und Wochenaufgaben, Rituale und Reflexionsübungen fördern mentale Klarheit, emotionale Stabilität und Resilienz.

Elementare Praktiken – etwa das *Kō-Dō*, die japanische Kunst, dem Duft zu »lauschen« – oder die verschiedenen Anwendungen natürlicher Düfte können dabei unterstützend wirken. Edle Harze wie indischer und afrikanischer Weihrauch, Patchouli, Sandelholz oder Zeder beruhigen und stärken zugleich. Sie fördern die innere Zentrierung, schaffen Klarheit und schenken Orientierung. Auch das bewusste Räuchern kann den Rückzug zu einem sinnlich-geistigen Erlebnis machen.

Der Sinn eines Retreats liegt darin, bewusst aus dem »Hamsterrad« des Alltags auszusteigen, um sich selbst wieder zu begegnen, Stress abzubauen und neue Energie zu tanken. Je nach Ausrichtung kann der Fokus auf Meditation, Bewegung, Achtsamkeit oder wohltuenden Naturerfahrungen liegen. Ziel ist es, zu entschleunigen, Ressourcen freizusetzen und die Balance zwischen Beruf, Alltag und innerem Erleben wiederzufinden. Ein Natur-Retreat ist eine Einladung zur Selbstbesinnung und dazu, eigene Bedürfnisse wahrzunehmen, den Körper zu beruhigen, den Geist zu klären und die Seele zu nähren. Es öffnet den Raum für neue Perspektiven, Antworten und Erkenntnisse. Viele erleben diese Zeit gern in Gemeinschaft – mit einem Partner, einer Freundin oder unter Gleichgesinnten. Der Austausch vertieft die Erfahrung, inspiriert und verbindet.

Meditation und Achtsamkeit – Praxis und Qualität

Meditation ist eine Praxis, Achtsamkeit eine Qualität – und die Natur spielt dabei eine entscheidende Rolle. Anders als in geschlossenen Räumen öffnet die Natur den Raum für unmittelbare Erfahrung, Verbundenheit und tiefe innere Ruhe. Rituale begleiten die Menschheit seit jeher. Es gibt drei wesentliche Formen: historisch geprägte, gesellschaftlich anerkannte und formelle Rituale, die oft feierliche oder spirituelle Handlungen beinhalten. Sie können sowohl weltlicher als auch religiöser Natur sein.

Die Achtsamkeitsmeditation befreit unseren Geist von Sorgen und ständiger Betriebsamkeit. Wenn wir meditieren und uns dabei auf unser Gewahrsein und unsere Seele besinnen, stellen wir zu anderen eine innere Verbindung her und bewirken im Außen eine Veränderung unseres Erfahrungshorizonts. »Wenn deine See rau ist und die Wellen des Lebens mit dir machen, was sie wollen, bleiben dir zwei Möglichkeiten: untergehen oder Wellenreiten.«[12]

Übung

Achtsamkeitstraining

Zur Einstimmung auf die Meditationspraxis können diese Übungen sehr gut in der Natur ausgeführt werden. Zunächst Elemente aus dem Duft-Qigong:

Öffnen und schließen

Die Arme in Höhe des Bauchnabels vor den Körper nehmen, dabei schauen die Handinnenflächen zueinander, Abstand ca. 15–20 cm. Vergrößern Sie den Abstand dann auf ca. 30–50 cm und dann wieder zurück. Die Arme bleiben dabei auf einer Höhe. Machen Sie diese Eröffnungsübung 5-mal.

Der goldene Drache schüttelt seinen Schwanz

36-mal Hände wie zum Gebet vor der Brust zusammenlegen, Arme nach links und rechts zur Seite bewegen, Bewegung kommt aus den Schultern. Hüften und Oberkörper drehen sich dabei nicht mit.

Der Pfau nickt mit dem Kopf

36-mal die Hände wie zum Gebet vor der Brust zusammenlegen, Hände mit den Fingerspitzen nach unten zum Bauchnabel senken und dann wieder nach oben kommen.

Übung

Öffnen und schließen

Machen Sie diese Übung 5-mal zum Übergang (siehe S. 189).

Der Tempelduft

30-mal Arme vor der Brust anwinkeln, die Ellbogen sind die tiefsten Punkte; Fingerspitzen und Hände zeigen zueinander, ohne sich zu berühren. Arme seitlich nach unten ausfächern (45 Grad). Zurück in Ausgangsposition in Schulterhöhe (wie der Duft einer Rauchsäule nach oben steigt).

Die Zehn Vollkommenheiten aus dem Qigong

Im Qigong gelten die Zehn Vollkommenheiten des Buddhismus als wertvolle Leitlinien, um die eigene Praxis zu vertiefen und eine harmonische Verbindung mit Körper, Geist, Umwelt und Qi zu fördern. Spiritualität beginnt bereits mit einem heiteren, friedvollen und glücklichen Geist.

1 GROẞZÜGIGKEIT Teilen Sie Ihre Qigong-Erfahrungen mit anderen, um das Wohl aller zu fördern. Üben Sie Großzügigkeit im Geben von Energie während gemeinsamer Praxis, und zeigen Sie Großzügigkeit gegenüber verschiedenen »Varianten«, Lehrern und Übenden.

2 ENERGIE Lenken Sie Ihre Energie bewusst, um den Qi-Fluss im Körper zu stärken. Jede Bewegung und jede Meditation trägt zur Ausstrahlung von Lebensenergie Qi bei.

3 ENTSCHIEDENHEIT Bleiben Sie beständig, und sehen

Übung

Sie Qigong als festen Bestandteil Ihres Lebens. Üben Sie mit Entschlossenheit, um Hindernisse mit innerer Stärke zu überwinden.

4 WOHLWOLLEN Kultivieren Sie Mitgefühl, und lassen Sie diese Haltung in Ihre Praxis einfließen. Dehnen Sie Ihr Wohlwollen auf den eigenen Körper, auf andere und auf das Qi in Ihrer Umgebung aus.

5 NICHT VERLETZENDES HANDELN Bewegen Sie sich achtsam und respektvoll, um Verletzungen zu vermeiden. Behandeln Sie auch die Umgebung und andere Übende mit Rücksicht und Achtsamkeit.

6 WAHRHAFTIGKEIT Erkennen und akzeptieren Sie den tatsächlichen Zustand Ihrer Energie. Seien Sie ehrlich mit sich selbst, und pflegen Sie Authentizität in Ihrer Praxis.

7 GEDULD Üben Sie Geduld – Fortschritt entsteht in seinem eigenen Rhythmus. Beobachten Sie den natürlichen Fluss des Qi, ohne ihn zu erzwingen.

8 WEISHEIT Vertiefen Sie das Verständnis für die Zusammenhänge zwischen Körper, Geist und Lebensenergie. Lassen Sie die innere Weisheit durch bewusste Praxis entwickeln.

9 GELASSENHEIT Finden Sie in Ihrer Übung Ruhe und Gleichgewicht. Bewahren Sie Gelassenheit, auch wenn äußere Umstände fordernd sind. Leben Sie Einfachheit.

10 LOSLASSEN Reduzieren Sie Ihre Praxis auf das Wesentliche. Lassen Sie Überflüssiges los, um Raum für freien Energiefluss zu schaffen – in Körper, Geist und Atem.

Integration von Übungen in der Natur

Die Natur hat selbst eine heilende und regenerierende Kraft, die Ruhe und innere Stärke fördert. Rituale können uns so helfen, Übergänge zu bewältigen, Ängste zu reduzieren und die Konzentration zu verbessern. Wenn wir dies immer wieder erneut wiederholen, wird unserem Gehirn ein Gefühl der Struktur und Vorhersehbarkeit vermittelt. Daher haben Achtsamkeitsrituale in der Natur psychologische und emotionale Wirksamkeit zur Stressreduktion und für Veränderungsprozesse.

Übung

Ritual um den heiligen Raum

Die Lebendigkeit und Natürlichkeit von Bräuchen und Ritualen kann uns helfen, bei uns selbst anzukommen. Sie geben Halt, Sicherheit und ermöglichen Rückbesinnung – dafür stehen Rituale.

Wenn wir uns lebendig fühlen, entsteht Veränderung – in uns und um uns herum. Ein bewusster Rückzugsort in der Natur kann zu einem persönlichen »heiligen Raum« werden. Einem Ort, an dem Sie sich geschützt, gesammelt und zentriert, sprich geborgen fühlen.

So gestalten Sie Ihren Raum:

★ Suchen Sie sich in der Natur einen Platz, der sich stimmig anfühlt.
★ Ziehen Sie mit einem Stock oder Ihrem Finger im Uhrzeigersinn einen Kreis um sich – ein sichtbares Symbol für Ihren inneren Raum.
★ Stellen Sie sich vor Ihrem inneren Auge vor, wie sich um Sie herum eine Kuppel oder ein lichtvoller Dom aufbaut. Spüren Sie, wie sich eine schützende, klare Energie entfaltet.

Übung

★ Erst jetzt beginnen Sie Ihr Ritual – ob im Sitzen oder im Stehen. Wenn wir innehalten, still werden und den Atem bewusst in den Unterbauch fließen lassen, entziehen wir unheilsamen Gefühlen allmählich ihre Energie. Wir geben ihnen keinen »Treibstoff« mehr – und plötzlich entsteht Raum. Raum für Weite, Stille und Wahrnehmung.

★ Lenken Sie Ihre Aufmerksamkeit auf den Atem. Mit jeder Einatmung nehmen Sie über Ihre Füße Energie und Kraft aus der Erde auf. Mit jeder Ausatmung lassen Sie diese Energie durch den ganzen Körper strömen. Spüren Sie, wie Ihr Stand sich festigt.

★ Wenn Sie sich verbunden und verwurzelt fühlen, beginnen Sie langsam, Ihre Arme aus dem Impuls heraus zu bewegen. Wie Äste eines Baumes schwingen sie sanft in alle Richtungen, während Ihre Füße fest mit dem Boden verbunden bleiben. Lassen Sie Bewegungen entstehen, ohne sie zu kontrollieren – dynamisch, frei, lebendig.

★ Vollenden Sie die Übung, indem Sie zur Ruhe kommen, Ihre Muskeln lockern und die Augen öffnen. Atmen Sie tief ein und aus. Spüren Sie Ihre Füße auf dem Boden. Sie sind angekommen – wach, geerdet und präsent.

★ Beenden Sie Ihr Ritual, indem Sie den heiligen Raum bewusst wieder auflösen. Fahren Sie mit der Hand oder einem Stock entgegen dem Uhrzeigersinn entlang der Linie, die Sie zuvor gezogen haben, und verwischen Sie sie sanft. Klatschen Sie anschließend dreimal laut in die Hände – als Zeichen, dass der Kreis geschlossen und die Energie wieder in den natürlichen Fluss übergegangen ist.

Übung

Baum-Meditation

Um die kleinen und großen Stürme des Lebens zu überstehen, brauchen wir Kraft, Energie und Verwurzelung. Diese Übung hilft, sich zu erden und das eigene Fundament wieder zu spüren.

★ Suchen Sie sich beim Schlendern einen Baum, der Sie anspricht – groß oder klein, kräftig oder zart. Stellen Sie sich dann vor, selbst ein Baum zu sein.

★ Stehen Sie aufrecht, die Füße hüftbreit geöffnet. Entspannen Sie Schultern, Gesicht und Rücken. Wenn Sie möchten, schließen Sie die Augen.

★ Richten Sie Ihre Aufmerksamkeit auf Ihre Füße. Spüren Sie den Boden unter sich – kühl, warm, weich, fest. Wie fühlt er sich an?

★ Lenken Sie dann Ihre Wahrnehmung auf den Atem. Mit jeder Einatmung nehmen Sie über Ihre Füße Energie aus der Erde auf. Mit jeder Ausatmung lassen Sie diese Kraft durch den ganzen Körper strömen – bis in die Fingerspitzen, den Kopf, das Herz.

★ Wenn Sie sich verbunden und geerdet fühlen, beginnen Sie, Ihre Arme aus dem Impuls heraus zu bewegen. Lassen Sie sie wie Äste sanft schwingen – nach allen Seiten, frei und fließend, ohne die Position zu verändern.

★ Beenden Sie die Übung, indem Sie die Bewegung ausklingen lassen, Schultern und Hände lockern und die Augen öffnen. Atmen Sie tief ein und aus. Heben Sie leicht die Füße, spüren Sie den Kontakt zum Boden – und gehen Sie Ihren Weg, ruhig, wach und kraftvoll.

Übung

Formelle Geh-Meditation

Die Praxis der Geh-Meditation schärft die Achtsamkeit im Alltag. Sie hilft, während jeder Bewegung wach und präsent zu bleiben, das Gehen selbst als erfüllende Handlung zu erleben und mit innerer Ruhe anzukommen – wo auch immer Ihr Ziel liegt. Bei der Geh-Meditation wird die Alltagspraxis geübt und geschult. In der Bewegung lernen wir, den Moment wahrzunehmen. Während des Gehens können wir uns immer wieder in eine positive mentale Haltung zurückholen, den Geist beruhigen und uns sagen: »Ich bin friedvoll und glücklich.« Es braucht zum Gehen auch kein bestimmtes Ziel. Jeder Schritt soll uns erfüllen mit Freude und Zufriedenheit.

- ★ Zu Beginn stehen Sie still und nehmen Ihren Körper bewusst wahr: den Stand, den Kontakt der Füße mit dem Boden, die Gelenke, die Haltung der Wirbelsäule. Der Körper ist aufgerichtet, aber entspannt. Sie spüren, wie der Atem kommt und geht, ohne ihn zu beeinflussen.
- ★ Dann entscheiden Sie sich dazu, ganz bewusst zu gehen. Sie nehmen jeden Schritt aufmerksam wahr, spüren das Heben und Senken der Füße, das Abrollen über die Ferse, den Moment, in dem die Fußsohle den Boden berührt und ihn wieder über den Ballen abrollend verlässt. Sie nehmen die Empfindungen in den Füßen wahr und den Kontakt mit dem Boden, der Sie trägt – mit der Erde, die Sie hält.
- ★ Sie gehen langsamer als gewöhnlich. Mit jedem Schritt kehren Sie zurück ins Hier und Jetzt.
- ★ Wenn Sie möchten, unterbrechen Sie die Meditation alle 5 Minuten – zum Beispiel mit einer kleinen Glocke. Bleiben Sie dann einen Moment stehen, lassen Sie den Blick ruhen, nehmen Sie die Umgebung wahr, und setzen Sie

Übung

anschließend das Gehen nach einem zweiten Glockenschlag wieder fort.

Diese Übung kann in den Alltag hineinwirken – beim Spazierengehen, Einkaufen oder auf dem Weg zur Arbeit. Damit uns achtsames Gehen im Alltag leichter fällt, ist es hilfreich, regelmäßig die »formelle« Geh-Meditation zu praktizieren. In der Natur barfuß über eine Wiese oder durch Gras zu gehen, vertieft die Erfahrung zusätzlich. Spüren Sie die Texturen des Bodens, die Kühle, die Feuchtigkeit, die Lebendigkeit der Erde. Eine kurze Geh-Meditation vor dem Schlafengehen kann den Geist beruhigen und zu einem erholsameren Schlaf führen. Wenn Sie sich in dieser achtsamen Form des Gehens wohlfühlen, können Sie beginnen, den Atem mit Ihren Schritten zu koordinieren – einatmen, ausatmen, im eigenen Rhythmus. Diese Harmonie von Atmung und Bewegung bringt tiefe Entspannung und wirkt regenerierend auf Körper und Geist.

Morgenritual

Beginnen Sie am geöffneten Fenster oder auf der Terrasse oder dem Balkon den Tag voller Energie, indem Sie mit Atemübungen den Blick auf eine positive Sichtweise lenken und so klar ausgerichtet in den Tag startet.

★ Atmen Sie viermal bewusst die Morgendämmerung ein.
★ Mit jeder Einatmung nehmen Sie die frische Energie des neuen Tages in sich auf.
★ Mit jedem Ausatmen schicken Sie eine Bitte oder einen Wunsch zu sich selbst, an andere oder ins Universum.
★ Wiederholen Sie dies viermal, und spüren Sie, wie sich Ihr

Geist klärt, Ihr Körper erwacht und das Gefühl entsteht: Alles ist heilig, alles beginnt neu.

★ Starten Sie mit diesem Bewusstsein in den Tag – ruhig, gesammelt und offen für das, was kommt.

Meditation: Kalligrafie

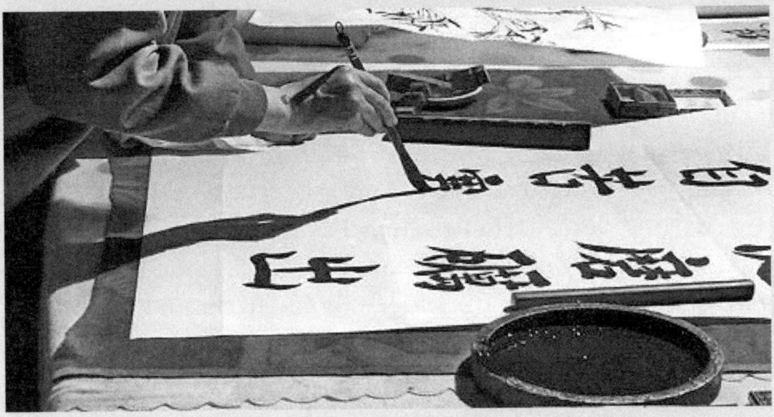

Die Kalligrafien von Thích Nhất Hạnh sind Ausdruck von Achtsamkeit, Stille und Mitgefühl. Seine Tuschearbeiten, ausgestellt in Nordamerika, Europa und Asien, verkörpern die Verbindung von innerem Frieden und schöpferischem Ausdruck. Kalligrafie ist im Zen keine Kunstform im klassischen Sinn, sondern eine Meditation in Bewegung – eine Übung der Präsenz. Die Linien entstehen nicht aus Anstrengung, sondern aus Achtsamkeit. Tinte, Atem, Konzentration und Stille verbinden sich zu einem meditativen Prozess.

Bereiten Sie Ihren Platz ruhig und achtsam vor. Verwenden Sie traditionelle chinesische Tinte auf Reispapier, oder wählen Sie einfach Papier und Pinsel. Achten Sie auf die Haltung: Der Atem führt den Pinsel, nicht die Hand.

Übung

Schreiben oder malen Sie Worte oder Affirmationen, die Sie im Inneren berühren – etwa Ruhe, Vertrauen, Liebe, Gleichmut. Diese Schriftzüge können an Orten Ihres Alltags hängen – als visuelle Erinnerung, als stiller Anker für eine positive innere Haltung. Jedes Zeichen wird so zu einem Spiegel Ihres Geisteszustandes im Moment des Schreibens.

Zen-Kalligrafie lädt dazu ein, sich selbst zu begegnen – Strich für Strich, Atemzug für Atemzug.

Anleitung zum Natur-Retreat

Das Retreat braucht Klarheit, Ruhe und Bewusstsein – in der Vorbereitung wie in der Durchführung. Ob Sie sich in der Natur oder zu Hause zurückziehen, entscheidend ist, dass Sie einen Raum schaffen, in dem Sie frei von Ablenkungen sind und sich auf Ihr Inneres konzentrieren können.

Vorbereitung

Ein Retreat beginnt, lange bevor es tatsächlich startet, mit der inneren und äußeren Vorbereitung. Überlegen Sie, was Sie mit dem Retreat erreichen möchten – Entspannung, spirituelle Einkehr, Achtsamkeit oder Klarheit über ein bestimmtes Thema? Legen Sie die Dauer fest, und entscheiden Sie, ob Ihr Rückzug zu Hause oder an einem stillen Ort in der Natur stattfindet. Schaffen Sie einen ruhigen, ungestörten Raum. Schalten Sie digitale Geräte aus, deaktivieren Sie Benachrichtigungen, und informieren Sie Familie und Freunde über Ihre Auszeit. Überlegen Sie, welche Praktiken Sie begleiten sollen: Meditation, Yoga, Atemübungen, Lesen oder kreative Tätigkeiten. Auch einfache, achtsame Mahlzeiten können Teil der Praxis sein. Legen Sie bequeme Kleidung bereit, sorgen Sie für eine angenehme Sitzgelegenheit, und halten Sie eventuell eine Decke, ein Tagebuch oder ätherische Öle bereit. Schaffen Sie eine Atmosphäre, die Ihnen guttut – sanftes Licht, klare Luft, natürliche Düfte, eine ruhige Umgebung. Der bewusste Beginn und das achtsame Ende sind Teil des Weges.

Was geschieht während des Retreats?

Starten Sie langsam. Nehmen Sie wahr, wie Ihr Körper ankommt und der Geist stiller wird. Konzentrieren Sie sich zunächst auf den Atem – er ist Ihr Anker im Moment. Lassen Sie Gedanken auftauchen und wieder vergehen, ohne ihnen zu folgen. Kommen Sie immer wieder sanft zum Atem zurück. Nehmen Sie sich Zeit für stille Meditationen, bewusste Atemphasen und einfache Körperübungen, etwa leichte Asanas aus dem Yoga. Geführte Meditationen oder Yoga-Sequenzen können hilfreich sein, aber vermeiden Sie zu viel Input von außen – das Ziel ist, im Hier und Jetzt zu bleiben. Erlauben Sie sich, das Tempo zu verlangsamen. Hören Sie auf Ihren Rhythmus. Alles darf sein.

Abschluss und Integration

Beenden Sie Ihr Retreat langsam und bewusst. Öffnen Sie sich Schritt für Schritt wieder der Außenwelt. Nehmen Sie sich Zeit, um zu reflektieren:

- ★ Was hat sich verändert?
- ★ Welche Erkenntnisse oder Gefühle möchten Sie mitnehmen?
- ★ Wie können Sie diese Haltung in Ihren Alltag integrieren?

Ein Retreat endet nicht mit dem letzten Tag – es wirkt nach. Jede Erfahrung, jede bewusste Pause, jeder Atemzug kann Sie auch im Alltag an diese Zeit der Stille erinnern.

Tagesablauf während eines Stille-Retreats

Ein Stille-Retreat – auch Silence- oder Schweige-Retreat genannt – ist eine Einladung, sich für eine gewisse Zeit ganz dem Schweigen, der Präsenz und der inneren Einkehr zu widmen. Es kann ein einzelner Tag oder ein mehrtägiger Rückzug sein. Der folgende Ablauf zeigt ein Beispiel für einen strukturierten Retreat-Tag, der sowohl Bewegung als auch Meditation, Ruhe und bewusste Aktivität miteinander verbindet.

6:30 Uhr – Wecken mit der Klangschale
Der Tag beginnt sanft. Der Klang der Schale öffnet das Bewusstsein und lädt dazu ein, wach und präsent in den neuen Tag zu treten. Wenn Sie allein leben, nehmen Sie als Telefonklang den Klangschalen-Ton auf!

7:00 Uhr – Tai-Chi oder Qigong
Dies sind Bewegungen im Rhythmus des Atems. Diese Übungen fördern den Energiefluss, öffnen Körper und Geist und stimmen auf den Tag ein.

8:00 Uhr – Sitzen in Stille
Das Sitzen erfolgt mit dem Gesicht zur Mitte des Raumes, der Blick ist weich, die Haltung aufrecht. Nichts muss erreicht werden. Einfach sitzen – einfach sein.

8:30 Uhr – Frühstück
Ein achtsames Frühstück, gern inspiriert durch Rezepte aus der Aromaküche. Essen in Stille, wahrnehmend, wie Geruch, Geschmack und Konsistenz sich entfalten.

10:30 Uhr – Osho-Meditation der vier Himmelsrichtungen
Dies ist eine kraftvolle Meditation, begleitet von Klang und Bewegung. Sie hilft, Spannungen zu lösen und den Geist zu

zentrieren. Die Phase gleicht einem tranceähnlichen Zustand, in dem Gedanken stiller werden und innere Weite entsteht. Die genaue Anleitung kann im Osho-Meditationshandbuch oder auf offiziellen Osho-Meditationsseiten gefunden werden.

12:30 Uhr – Mittagspause
Zeit zum Ausruhen, Innehalten, vielleicht zum Schreiben oder einfach zum Dasein.

13:30 Uhr – Wanderung in Stille
Eine dreistündige Wanderung in vollkommener Stille – allein, achtsam und verbunden mit der Natur. Vielleicht begleitet Sie ein Spazierstock, dessen Rhythmus sich mit Ihrem Atem verbindet. Gehen Sie mal im langsamen Schlendergang, mal im natürlichen, freien Rhythmus mit freiem Schwingen der Arme. Lassen Sie Gedanken ziehen, spüren Sie den Boden unter Ihren Füßen.

16:30 Uhr – Rückkehr und Journaling
Notieren Sie Ihre Eindrücke, Empfindungen und Gedanken in einem Tagebuch oder in einem Natur-Journal. Schreiben Sie ohne Bewertung, einfach als Ausdruck dessen, was war.

17:00 Uhr – Tee trinken
Eine kurze, bewusste Pause. Der Duft und Geschmack des Tees wirken erdend und verbindend.

18:00 Uhr – Sitzen in Stille
Dieses Mal sitzen Sie mit dem Gesicht zur Wand, um Ablenkungen zu vermeiden. Mit geschlossenen Augen spielt die Richtung keine Rolle – nur die innere Sammlung zählt.

18:30 Uhr – Zubereitung des Abendessens in Stille
Bereiten Sie Ihr Essen ohne Worte zu – etwa eine einfache

Buddha Bowl oder ein leichtes Gericht aus der Aromaküche. Der Akt des Kochens wird zur Meditation.

19:15 Uhr – Abendessen in Achtsamkeit
Essen in Ruhe, bewusst kauen, schmecken, wahrnehmen. Weniger tun, mehr spüren.

20:30 Uhr – Lesen eines Meditationstextes
Lesen Sie einen kurzen Text oder ein Gedicht, das Sie innerlich berührt. Worte, die in der Stille nachklingen dürfen.

21:00 Uhr – Schlafenszeit
Der Tag endet durch und durch ruhig. Kein Telefon, keine Gespräche – nur das Einlassen in den Schlaf, getragen von der Stille des Tages.

Die Heilkraft des Schweigens

Im Schweigen liegt eine besondere Form der Wandlung. Es braucht keine Worte, kein Nacherzählen des Erlebten. Veränderung geschieht leiblich-seelisch – im Moment, im Sein. Das Schweigen richtet den Blick nach innen und wirkt auf tiefere Schichten des Bewusstseins. Nach dem Psychologen Wolfgang Strobel wird diese Form der inneren Einkehr inzwischen auch therapeutisch genutzt. Im Zustand der Stille kann es zu einem spontanen »Absinken« in tiefere Bewusstseinsebenen kommen, das oft sprunghaft geschieht – ein Prozess, der Klarheit schafft und unsere gewohnte Wahrnehmung von Zeit und Struktur erweitert. Dieses Erleben führt zu einer Haltung des Gewahrseins, die nicht willentlich, sondern spontan geschieht. In dieser Offenheit nehmen wir die Welt nicht mehr als getrennt wahr, sondern als miteinander verwoben. Innen und außen, Körper und Geist, Mensch und Natur – sie treten in Beziehung und bilden eine kohärente Wirklichkeit.

Bereits Sigmund Freud (1856–1939) versuchte in seinen frühen Arbeiten, die Natur als psychische Instanz zu verstehen – die er angeblich als Gegenspieler zur Kultur, aber auch als Träger der ursprünglichen Lebenskraft sah. Der »Trieb« war für ihn Ausdruck dieser Natur in uns, eine motivierende Energie, die tief im Körper verankert ist. Das Schweigen öffnet den Zugang zu diesen Schichten und bringt uns mit jener natürlichen Ursprungsenergie in Verbindung.

Der Psychoanalytiker und Zen-Praktizierende Ralf Zwiebel beschreibt diesen Zustand als den sogenannten »Anfängergeist« – eine Haltung von wacher Offenheit, frei von Konzepten, Erwartungen, Vergleichen und Bewertungen. Diese Qualität lässt sich durch Schweige- oder Stille-Retreats wiederbeleben und pflegen. Sie führt uns zurück zu einer grundlegenden Präsenz, jenseits des analytischen Verstandes – zu einer Wahrnehmung, die unmittelbar, wach und lebendig ist.

Auch tibetische Lehrer wie Chögyam Trungpa (1939–1987), etwa in seinem Werk *Aktive Meditation,* verweisen auf diesen Zustand des klaren, nicht-wertenden Gewahrseins. Es ist kein Tun, sondern ein Geschehenlassen. In dieser Präsenz entsteht innere Freiheit – eine Form des Daseins, die in sich ruht und zugleich mit allem verbunden ist.

Die Kraft der Atmung

Zur Unterstützung eines Retreats sind gezielte Atemtechniken von großem Nutzen. Nach längerem Sitzen kann sich im Bauchraum Trägheit oder Spannung aufbauen – die bewusste Atmung hilft, diesen Bereich wieder zu beleben. Wie in vielen Body-Mind-Programmen beschrieben, ist der Atem eine zentrale Brücke zwischen Körper und Geist.

Im sogenannten IB (Integration des Körpers), einer Methode, die ihren Ursprung in den Lehren der *Kahunas* hat und auch als *Huna*-Technik bekannt ist, wird die bewusste Bauchatmung durch den Mund praktiziert. Diese Form der Atmung bewirkt eine sanfte Detonisierung – eine Entspannung im Bauch- und Brustbereich. Der Brustkorb öffnet sich, der Atem kann freier fließen, und die Energie im Körper kommt wieder in Bewegung.

Der Bauch gilt in vielen Traditionen als das Zentrum der Lebensenergie, Sitz der Emotionen und Quelle der Intuition. Wenn wir zu wenig Bewegung oder Achtsamkeit in diesen Bereich bringen, wird er träge, und unser inneres Gleichgewicht gerät aus dem Rhythmus. Durch die bewusste Bauchatmung aktivieren wir dieses Zentrum, fördern die Durchblutung, lösen Spannungen und kommen wieder in Kontakt mit unserer inneren Mitte. Ziel dieser Atempraxis ist es, über bewusste Atmung und sanfte Bewegung einen Zustand idealer Konzentration und innerer Sammlung zu erreichen – einen klaren, ruhigen Fokus, der Körper, Geist und Seele in Einklang bringt.

Fudoshin – die Kunst der Gelassenheit

Fudoshin stammt aus dem Japanischen und bedeutet wörtlich *Gelassenheit* – im weiteren Sinn auch Unerschütterlichkeit des Geistes. Es beschreibt einen Zustand innerer Ruhe, der selbst in schwierigen oder fordernden Situationen bewahrt werden kann.

Nach intensiven oder herausfordernden Wochen ist es entscheidend, wieder zu einem ruhigen, wachsamen Bewusstseinszustand zurückzufinden. *Fudoshin* hilft dabei, den Geist zu zentrieren, die Aufmerksamkeit zu bündeln und Klarheit zu bewahren – besonders dann, wenn es schwerfällt. Die Kunst besteht darin, aus dem unbeweglichen, starren Denken in eine weiche, offene Geisteshaltung zurückzufinden, die Herz und Verstand verbindet.

In dieser Haltung erkennen wir Konflikte oft schon in ihrem Entstehen und können sie auflösen, bevor sie Gestalt annehmen. *Fudoshin* schult die Fähigkeit, Abstand zu gewinnen und Situationen aus einer erweiterten Perspektive zu betrachten. Hilfreiche Fragen für Ihre Meditation sind:

- ★ Ist die Situation tatsächlich so, wie ich sie wahrnehme?
- ★ Was würde jemand anderes mir jetzt dazu sagen?
- ★ Was wäre, wenn alle Menschen gerade dieselbe Erfahrung machten?
- ★ Und: Was verändert sich, wenn ich eine Nacht darüber schlafe?

Fudoshin kann als innerer Schutz verstanden werden – ein Schild gegen Wut, Zweifel und Angst. Es ist die Fähigkeit, inmitten der Bewegung still zu bleiben und aus dieser Ruhe Gelassenheit zu entwickeln.

Ein Sinnbild dieser Haltung findet sich in der japanischen Teezeremonie. Sie lädt dazu ein, Stille, Einfachheit und Achtsamkeit zu erfahren. Der Moment, in dem die Teeschale – die *Chawan* – in den Händen ruht, wird zu einer Meditation über Reinheit und Präsenz.

Der Teemeister Sen no Rikyū (1522–1591) führte einst eine symbolträchtige Neuerung ein: Jeder Gast musste das Teehaus durch eine niedrige Öffnung, den *Nijiriguchi,* betreten – vom Shōgun bis zum einfachen Bauern. Damit legten alle ihre Unterschiede an der Schwelle ab. Im Raum des Tees waren alle gleich, vereint in Stille, Einfachheit und gegenseitigem Respekt – die Essenz von *Fudoshin.*

Kō-Dō – der Weg des Duftes

Kō-Dō (wörtlich: der Weg des Duftes) zählt zu den drei großen traditionellen Künsten Japans – neben der Teezeremonie *(Chadō)* und der Blumenkunst *(Ikebana)*. Sie ist eine fein ausgearbeitete Form der Achtsamkeit, die die Wertschätzung für Düfte und Räucherwerk kultiviert. In speziellen Ritualen, Zeremonien und Verhaltensregeln kommt diese Kunst zur Entfaltung.

Ihre Ursprünge liegen im Daoismus und Konfuzianismus, wo Räucherwerk als Mittel diente, um Verbindung mit dem Göttlichen herzustellen. Im Laufe der Jahrhunderte entwickelte sich daraus in Japan eine eigenständige Kunstform, in der der Duft zur Brücke zwischen Geist, Wahrnehmung und Natur wird.

Während einer *Kō-Dō*-Zeremonie wird meist Adlerholz – eines der kostbarsten Räucherhölzer der Welt – verwendet. Um die Sinne zu schulen, lauscht man förmlich dem Duft, der aus dem langsam verglimmenden Holz aufsteigt. Ziel ist es, den Duft nicht nur zu riechen, sondern ihn innerlich wahrzunehmen und in Worte zu fassen: Welche Landschaft oder Stimmung ruft er hervor? An welche Musik, an welches Gedicht, an welche Erinnerung erinnert er Sie?

Erfahrene Teilnehmer versuchen zudem, verschiedene Qualitäten des Adlerholzes zu unterscheiden. Diese Form der Zeremonie erfordert einen Zeremonienmeister, der die Reihenfolge der Düfte anleitet und den meditativen Rahmen wahrt.

In der Blütezeit des *Kō-Dō* entstanden prachtvolle Spielbretter aus Lack, Elfenbein, Silber oder feinen Intarsienarbeiten. Die Zeremonien wurden oft zu regelrechten Wettbewerben, bei denen es galt, die unterschiedlichen Duftqualitäten zu erkennen oder bestimmte Mischungen zu erraten – ähnlich wie in der Teezeremonie die Teesorte bestimmt wurde.

Aus diesen Wettbewerben entwickelte sich das sogenannte *Kumiko* – »Düfte in Gruppen«. Dabei stehen weniger die verwendeten Hölzer im Vordergrund, sondern die Verbindung zwischen Duft, Erinnerung und Poesie. Jede Räucherfolge wird zu einem feinen Spiel aus Wahrnehmung, Literatur und inneren Bildern – eine Übung in Achtsamkeit und ästhetischer Sensibilität.

Die zehn Tugenden des Kō-Dō

Der wahre Sinn des *Kō-Dō* liegt nicht im bloßen Erkennen eines Duftes, sondern in der Fähigkeit, ihn bewusst aufzunehmen, zu erspüren und zu beschreiben. Es ist ein meditativer Akt – ein Lauschen auf das Unsichtbare. Diese innere Schulung des Geistes wurde im 17. Jahrhundert von einem Zen-Priester im Werk *Kōdō Ran no Somo* (Der Orchideengarten – Der Weg des Duftes) beschrieben. Darin finden sich die zehn Tugenden der Dufthölzer, die bis heute als Leitprinzip für das achtsame Räuchern gelten.

Die zehn Tugenden lauten:

- ★ Öffnet den Weg zum Transzendenten
- ★ Reinigt Körper, Geist und Seele
- ★ Klärt die Atmosphäre von negativen Einflüssen
- ★ Erweckt die Sinne und schärft die Achtsamkeit
- ★ Ist Freund und Begleiter in Momenten der Einsamkeit
- ★ Bringt Besinnung und Ruhe in den hektischen Alltag
- ★ Selbst im Überfluss genossen: Man wird seiner nie müde
- ★ Auch in kleiner Menge erfüllt er mit Zufriedenheit
- ★ Er behält seinen Duft und seine Wirkung über lange Zeit
- ★ Selbst im täglichen Gebrauch wirkt er wohltuend und heilsam

Diese Tugenden spiegeln das Wesen des *Kō-Dō* wider – sie lehren Achtsamkeit, Einfachheit und Präsenz. Der Duft wird nicht konsumiert, sondern erlebt. Er lädt dazu ein, innezuhalten und zu lauschen, wie sich der Rauch entfaltet, wie sich der Duft verändert und schließlich vergeht.

Im Japanischen nennt man diesen Vorgang *Kō o kiko* – dem Duft lauschen. Ein Ausdruck, der das tiefe Wesen dieser Praxis auf den Punkt bringt: wahrnehmen, ohne festzuhalten.

Übung

Heilsames Räuchern

Sammeln oder besorgen Sie sich Ihr Räucherwerk. Verwenden Sie gut getrocknete Kräuter, Harze oder Rinden – am besten aus nachhaltiger Quelle oder selbst gesammelt. – Wählen Sie einen ruhigen, ungestörten Ort. Ein Platz, an dem Sie sich wohl und sicher fühlen, unterstützt die Konzentration und öffnet den Raum für Stille.

- ★ Bereiten Sie Ihr Räuchergefäß vor. Nehmen Sie eine feuerfeste Schale, füllen Sie sie mit Sand, und legen Sie eine Räucherkohle darauf (möglichst in Bioqualität). Halten Sie ein Feuerzeug griffbereit.
- ★ Kommen Sie zur Ruhe. Beim Räuchern in der Natur achten Sie auf die Umgebung und die regionalen Bestimmungen der Gemeinden und Kommunen.
- ★ Schließen Sie die Augen, atmen Sie tief ein und aus, und richten Sie Ihre Aufmerksamkeit bewusst auf das, was gleich geschieht. Zünden Sie die Kohle an. Warten Sie, bis sie vollständig durchgeglüht ist. Dann legen Sie einige Stücke Ihres Räucherwerks – Kräuter, Harze oder Hölzer – auf die glühende Kohle.
- ★ Lauschen Sie dem Duft.
- ★ Nehmen Sie die aufsteigenden Düfte wahr, lassen Sie sich

von ihnen einhüllen, und folgen Sie Ihrem Atem. Spüren Sie, wie der Rauch den Raum erfüllt, und lassen Sie die Gedanken still werden.

★ Danken Sie der Natur. Sprechen Sie innerlich Ihren Dank aus – für die Pflanzen, die Harze, die Erde und das Feuer, die diesen Moment ermöglichen.

★ Verweilen Sie in der Stille, während der Duft langsam vergeht.

Wir alle sehnen uns nach Stille, Muße und innerer Einkehr. Rituale wie diese helfen uns, aus der Beschleunigung des Alltags auszutreten und eine bewusstere Lebensweise zu pflegen. Sie fördern Selbstfürsorge, Tiefe und innere Schönheit.

Es ist ganz natürlich, wenn sich zu Beginn Unruhe oder sogar Sinnlosigkeit auftut – Stille kann ungewohnt sein. Doch wie der Psychologe Viktor E. Frankl (1905–1997) beschreibt, liegt in diesem ersten Widerstand eine Einladung. Sobald wir zulassen, dass sie uns berührt, erkennen wir: Die Stille ist ein innerer Raum, der uns guttut.

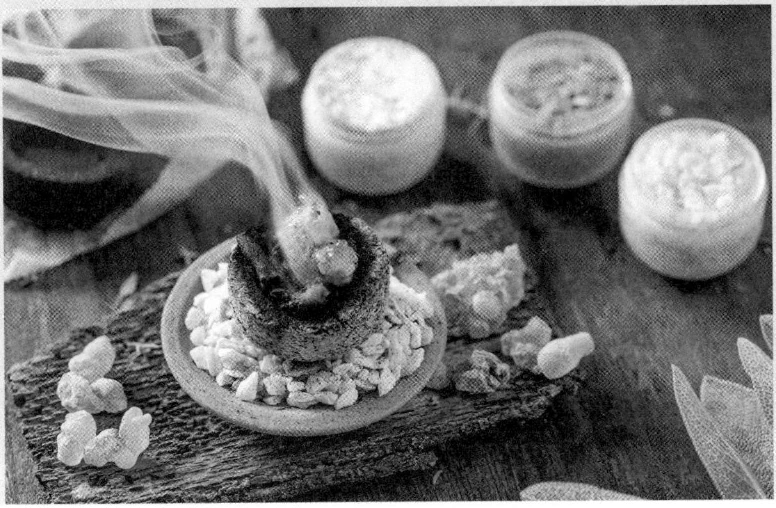

Die Philosophie des Teetrinkens – Chadō

Oft ist die Teezeremonie eng mit der Natur verbunden: Der Blick in einen Garten, das Spiel des Lichts auf den Blättern, der Klang von Wasser oder Wind im Bambus werden Teil des Rituals. So öffnet *Chadō* einen Raum, in dem der einfache Akt des Teetrinkens zu einer Begegnung mit sich selbst, mit anderen und mit der lebendigen Natur wird.

Chadō, der »Weg des Tees«, ist eine der schönsten Ausdrucksformen japanischer Kultur und eng mit dem Zen-Buddhismus verbunden. Doch beim *Chadō* geht es um weit mehr als das Aufbrühen von Tee – es ist eine Kunst der Achtsamkeit, eine stille Meditation in Bewegung.

In der traditionellen Teezeremonie wird fein gemahlener grüner Matcha-Tee mit größter Sorgfalt zubereitet und gemeinsam getrunken. Dazu werden kleine Stücke japanischen Gebäcks gereicht, die den herben Geschmack des Tees harmonisch ausgleichen. Jeder Handgriff ist bewusst gesetzt, jede Geste trägt Bedeutung. Jeder Schritt ist bewusst, jeder Moment einzigartig *Ichi-go Ichi-e* – »eine Zeit, ein Treffen« und ein Hinweis darauf, dass jeder Moment einzigartig und unwiederholbar ist. Der Weg des Tees vermittelt Harmonie, Respekt, Reinheit und Gelassenheit. Dabei schalten der Teemeister und seine Gäste vorübergehend ab von der Welt, um gemeinsam einen Moment der Schönheit und Gelassenheit zu teilen. Der Teeweg ist von Harmonie, Respekt, Reinheit des Geistes und Seelenruhe geprägt: Der Weg des

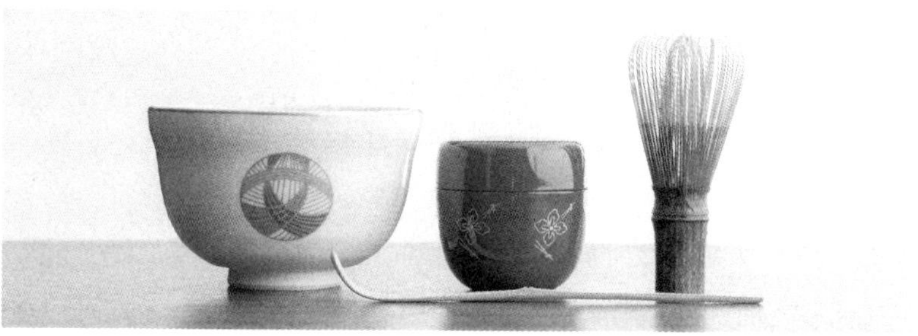

Tees vermittelt vier zentrale Werte: Harmonie *(Wa)*, Respekt *(Kei)*, Reinheit *(Sei)* und Stille *(Jaku)*.

***Wa* – Harmonie:** Inspiriert von der natürlichen Ordnung der Welt, erfüllt der Teemeister (Teishu) den Raum und den Garten mit einem Geist des Einklangs. Alles, was verwendet wird – Schalen, Kessel, Löffel, Blumen, das Arrangement des Raumes – steht in visueller und energetischer Harmonie miteinander.

***Kei* – Respekt:** Respekt gilt allen Anwesenden – unabhängig von Rang oder Herkunft. Jeder Gast verneigt sich, betrachtet die Gegenstände mit Achtsamkeit und behandelt alles mit größter Sorgfalt. Die Verneigung vor der Schriftrolle und der respektvolle Umgang mit der Teeschale sind Zeichen dieser Haltung.

***Sei* – Reinheit:** Wer den niedrigen Eingang zum Teeraum betritt, lässt die Welt draußen zurück. Die rituelle Reinigung der Utensilien symbolisiert äußere wie innere Klarheit. In dieser Reinheit finden die Gäste Ruhe, Präsenz und neue Kraft.

***Jaku* – Stille:** Der große Teemeister Sen no Rikyū (1522–1591) lehrte, dass wahre Gelassenheit erst entstehen kann, wenn Harmonie, Respekt und Reinheit im Inneren erfahrbar werden. Erst dann wird die Teezeremonie zu einer Meditation in Bewegung – einem Moment, in dem Zeit und Raum stillstehen und das Herz zur Ruhe findet. Die Teezeremonie ist nicht nur ein kulturelles Ritual, sondern auch ein wirksamer Weg zur Stressminderung und seelischen Balance. Sie erinnert uns daran, dass Achtsamkeit nicht in großen Gesten liegt, sondern in der stillen Präsenz jedes Augenblicks – in der Schale Tee, im Atem, im gemeinsamen Schweigen.

Übung

Das Kakaoritual

Der Kakaobaum gilt in Süd- und Mittelamerika seit jeher als Heilpflanze. Die alten Völker verehrten ihn als »Getränk der Götter« – als Elixier der Freude und Bewusstheit. Die Kakaobohne enthält Wirkstoffe, die wie ein Glücklichmacher wirken und den Geist öffnen.

Das Zubereiten des Kakaos ist Teil des Rituals selbst. Zeremonieller Kakao besteht zu 100 Prozent aus reiner Kakaomasse, meist aus Edelkakaosorten wie *Criollo, Arriba* oder *Trinitario,* die schonend und ohne Zusatzstoffe verarbeitet werden. Wichtig ist eine milde Wärme – keine starke Hitzezufuhr –, um die wertvollen Inhaltsstoffe zu bewahren. Bevor das Ritual beginnt, nehmen Sie sich Zeit, den Raum innerlich und äußerlich zu öffnen:

★ Gestalten Sie sich Ihren Lieblingsplatz so, wie er sich für Sie stimmig und geborgen anfühlt.

★ Kommen Sie mit bewussten Atemzügen im Moment an. Mit dem Duft des Kakaos beginnt die Wahrnehmung.

★ Setzen Sie sich eine Intention – eine Absicht, die Sie klar visualisieren und im Herzen verankern.

Zutaten für 1 Tasse:

Sie brauchen 200 ml Wasser oder pflanzliche Milch (Hafer-, Mandel-, Reisdrink), 30–40 g zeremoniellen Kakao (reine Kakaomasse), ½ TL Kokosblütenzucker oder Rohrohrzucker, ½ TL Zimtpulver, 1 Prise Chilipulver oder Kardamom und ½ TL Zimt/Orange-Würzzucker (Vegaroma).

Zubereitung:

Erwärmen Sie Wasser oder Milch in einem Topf; nicht kochen lassen. Dann geben Sie die Kakaomasse in die warme Flüssigkeit und rühren so lange, bis sie sich vollständig auf-

Übung

gelöst hat. Die Temperatur sollte max. 42 °C betragen – ist die Oberfläche wellig, ist der Kakao bereits zu heiß. Sobald der Kakao cremig ist, mit Zimt, Würzzucker und Gewürzen abschmecken. Erst am Ende das Chilipulver hinzufügen. Chili (oder auch Cayennepfeffer) und Zimt stärken das innere Feuer. Während Sie trinken, spüren Sie, wie Sie der Kakao wärmt, zentriert und Herz und Geist verbindet.

TIPP:
Sie können am Ende auch 2 Tropfen Kakaoextrakt hinzufügen – dieser intensiviert das Aroma.

Abschluss des Kakaorituals

★ Beenden Sie das Ritual bewusst – verbinden Sie sich mit dem Gefühl der Dankbarkeit.
★ Erden Sie sich in einer kurzen Abschlussmeditation, atmen Sie tief, und spüren Sie, wie Ruhe und Klarheit zurückkehren.
★ Kehren Sie immer wieder in Ihr Herz zurück – die bewusste Atmung hilft, in der eigenen Mitte zu bleiben.
★ Nach dem Kakaogenuss trinken Sie ein Glas Wasser, um den Körper gut zu hydrieren.

Kakao und die kreative Praxis

Zeremonieller Kakao lässt sich wunderbar mit achtsamen Tätigkeiten verbinden – zum Beispiel mit Zentangle, Meditation, Journaling, Visualisierung, Tanz oder kreativem Arbeiten. Kakaozeichnungen im Rahmen von Zentangle symbolisieren die Verbindung zur Natur und zu spirituellen Kräften. Sie dienen als visuelle Manifestationen von Intentionen und Wünschen, die während der Zeremonie entstehen und herzerweiternde Wirkung haben können.

Übung

Duftmeditation – Zirbelkiefer und Zeder

Wenn möglich, führen Sie diese Meditation in der Natur durch. Zur Vorbereitung benötigen Sie Sitzkissen, Matte oder Stuhl, eine angenehme Unterlage, Riechstift oder Riechsalz mit Zirbelkiefer und Zeder.

Durchführung

★ Setzen Sie sich aufrecht und bequem hin – entweder auf einen Stuhl, die Füße hüftbreit parallel zum Boden, Knie im rechten Winkel, oder auf ein Kissen im Lotus- oder Halblotussitz. Ihr Rücken ist aufgerichtet, Ihr Scheitel strebt sanft nach oben, als würde ein unsichtbarer goldener Faden Sie Richtung Himmelsmitte ziehen. Dadurch senkt sich Ihr Kinn leicht in Richtung Brustbein. Die Schultern sind entspannt, der Kopf ruht locker auf der Wirbelsäule, der Mund ist leicht, die Augen sind sanft geschlossen.

★ Lenken Sie Ihre Aufmerksamkeit auf Ihre Wirbelsäule. Spüren Sie, wie sie sich vom Becken aus aufbaut – stabil und zugleich flexibel. Mit jedem Atemzug fließt Ihr Atem entlang der Wirbelsäule nach unten bis zum Beckenboden und steigt beim Ausatmen wieder hinauf – ruhig, gleichmäßig, kraftvoll.

★ Atemzug für Atemzug spüren Sie die Lebendigkeit in Ihrem Rückgrat.

★ Stellen Sie sich vor, wie Sie entlang dem goldenen Faden nach oben wachsen – wie ein Baum, der sich dem Licht entgegenstreckt – und gleichzeitig beim Einatmen tiefe Wurzeln in die Erde schlagen. Diese Wurzeln reichen hinab bis zum goldenen Urgrund der Erde.

★ Nun nehmen Sie Ihren Riechstift oder das Riechsalz mit Zirbelkiefer und Zeder zur Hand. Atmen Sie den Duft

Übung

sanft ein. Spüren Sie, wie sich durch diesen Impuls Ihre Verbindung zur Erde vertieft – zentrierend, stabilisierend, schützend. Der frische und sehr klare Duft der Zirbelkiefer verleiht uns Standhaftigkeit und Mut – wie ein Baum, der jedem Sturm trotzt. Der warme, holzige Duft der Zeder stärkt und verankert, gibt Stabilität und inneren Halt.

★ Bleiben Sie einige Atemzüge in dieser heilsamen Vorstellung. Spüren Sie, wie Sie mit jeder Einatmung verwurzelter und stabiler, beweglicher und zugleich kraftvoller werden – wie eine starke Bambuspflanze, die sich im Wind biegt, ohne zu zerbrechen.

★ Wenn Sie bereit sind, lösen Sie die Meditation langsam auf. Strecken und recken Sie sich, öffnen Sie sanft die Augen.

★ Nehmen Sie die gewonnene Ruhe, Stärke und Energie mit in Ihren Tag.

Magische Steinkreise

Seit jeher üben Steinkreise – auch Keltenrad genannt – eine besondere Anziehungskraft auf den Menschen aus. Sie sind Urbilder der Welt, Symbole für Ganzheit, Zeit und Ewigkeit. Der äußere Kreis steht für das Unendliche, das Kreuz im Zentrum für die Ordnung der vier Elemente, Himmelsrichtungen, Tages- und Jahreszeiten sowie die vier Mondphasen.

Im Mittelpunkt fließt die Urkraft, aus der alles Leben entspringt. Der Kreis selbst symbolisiert die Brücke zur Anderswelt – die horizontale Linie steht für die physische, die vertikale für die spirituelle Ebene.

Übung

Einen eigenen Steinkreis gestalten

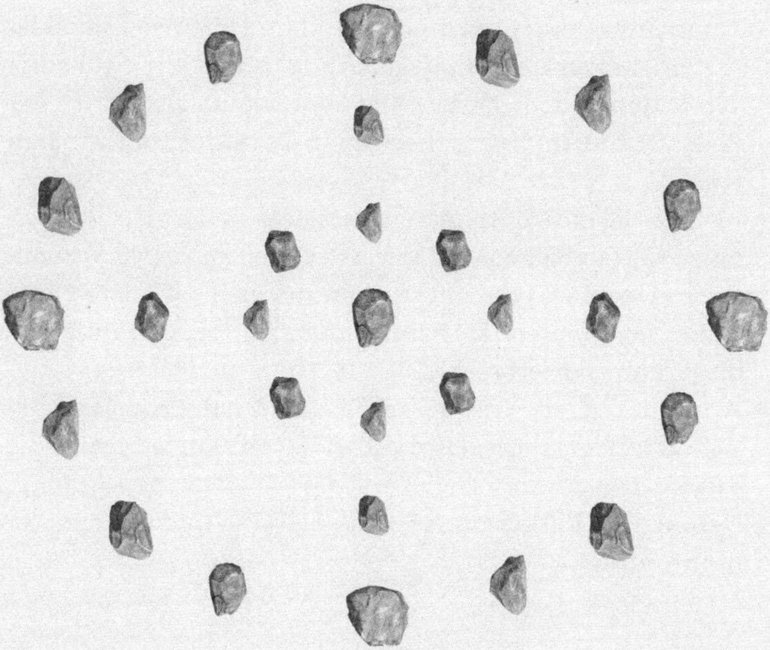

Wenn Sie einen Garten besitzen, können Sie sich Ihren eigenen Steinkreis anlegen – als Ort der Sammlung, Meditation oder einfach der Stille. Sie können dazu Feldsteine verwenden, die Sie selbst sammeln oder sich liefern lassen. Oft finden sich an Feldrändern kleine Steinhaufen, die Bauern dort ablegen – wahre Schatzkammern voller Formen, Farben und Strukturen. Auch in Wäldern oder alten Sandgruben lassen sich geeignete Steine entdecken – manchmal sogar Fossilien oder Flintsteine. Nehmen Sie sich Zeit, betrachten Sie jeden Stein, bevor Sie ihn an seinen Platz legen. So entsteht ein persönlicher, magischer Kreis – ein Ort der Verbundenheit mit der Erde, der Zeit und den Kräften der Natur.

Übung

Auch ohne Garten

Auch ohne eigenen Garten können Sie sich einen magischen Steinkreis erschaffen.

Nehmen Sie dafür eine größere, runde Holzscheibe als Basis, und kleben Sie darauf Ihre gesammelten Steine in verschiedenen Größen. Verwenden Sie am besten eine Heißklebepistole – der Klebstoff sorgt für festen Halt.

Wenn Sie lieber eine natürlichere Variante bevorzugen, können Sie als Klebstoff Birkenteer – auch Birkenpech genannt – verwenden. Er wurde bereits in alten Zeiten als natürliches Bindemittel genutzt und trägt zusätzlich die Energie des Baumes in sich.

Ein solcher Steinkreis kann Ihnen auf vielfältige Weise dienen: Sie können darin meditieren, sich auf Ihre innere Mitte konzentrieren oder auch magische Handlungen und Rituale durchführen.

So wie unsere Vorfahren – die Germanen – in ihren Thingplätzen Schutz- und Ritualkreise zogen, können auch Sie Ihren Steinkreis als Ort der Kraft und Einkehr nutzen.

Er schenkt Ihnen Schutz, Erdung und Stärke – oder einfach einen Raum, um sich für eine Weile aus der Welt zurückzuziehen und in die Stille einzutauchen.

Jahreskreisfeste und das Sammeln des Neunerleiholzes

Das sogenannte Neunerleiholz spielt in den Jahreskreisfesten eine besondere Rolle und wird in verschiedenen Variationen verwendet. Doch das Sammeln des Holzes ist weit mehr als ein einfaches Einsammeln von Ästen – es ist ein Wahrnehmungsritual. Es verbindet uns mit der Energie des alten grünen Pfades unserer Ahnen.

Bevor Sie beginnen, treten Sie mit Achtsamkeit und Respekt in den Wald ein. Bitten Sie – etwa mit einem leisen Gesang, einer kleinen Räucherung oder einer symbolischen Gabe – um Einlass in das Reich des Waldes.

In Stille und Demut, konzentriert und in sich ruhend, beginnen Sie, das Holz zu sammeln. Verwenden Sie ausschließlich Totholz, das bereits auf dem Boden liegt – nur das, was die Natur freiwillig und in Fülle schenkt.

Am Ende sollten Sie neun verschiedene Holzarten gesammelt haben. Binden Sie daraus Ihr persönliches Neunerleiholzbündel:

- ★ Wickeln Sie ein rotes Band neunmal um die Hölzer, verschließen Sie es mit neun Knoten, und schmücken Sie das Bündel nach Belieben.
- ★ Halten Sie kurz inne, danken Sie der Natur, und bitten Sie um die Energie und Kraft des Holzes.
- ★ Traditionell wird das Bündel an Haus- oder Zimmertüren angebracht – als Schutzsymbol und Segenszeichen. Doch auch über dem Kamin oder als natürlicher Tischschmuck entfaltet es seine Wirkung im Jahreskreis.

Kapitel 8
Aromakultur und Aromatherapie

»Suche in den Düften der Blüten und Früchte
die Heiterkeit des Geistes und die Freude am Dasein.«
Wang Wei, Dichter der Tang-Dynastie

Aromatherapie ist Teil der Naturheilkunde. Ätherische Öle werden aus Blüten, Blättern, Hölzern, Harzen oder den Schalen von Zitrusfrüchten gewonnen – meist durch Wasserdampfdestillation oder Kaltpressung der Zitrusöle. Im Gegensatz zu synthetischen Duftstoffen sind sie lebendige Vielstoffgemische, reich an natürlichen Inhaltsstoffen. Sie fördern Konzentration, Vitalität und Immunkraft, helfen bei Stress, Ängsten und Schlaflosigkeit und wirken stimmungsaufhellend. Psychisch unterstützen sie Antrieb, emotionale Balance und den natürlichen Schlaf-Wach-Rhythmus. Wird ihr Duft mit positiven Naturerfahrungen – etwa beim Waldbaden oder Achtsamkeitstraining – verknüpft, können ätherische Öle als innerer Anker dienen: Sie rufen die gespeicherte Kraft eines heilsamen Moments in Erinnerung.

Die Wissenschaft des Duftes

Ätherische Öle zeigen messbare psychophysiologische Wirkungen. Studien belegen ihre Effekte auf Stimmung, Blutdruck und Immunfunktion. Wald- und Zitrusdüfte, reich an Monoterpenen wie alpha- und beta-Pinen oder Limonen senken Stresshormone, fördern Ruhe und steigern das Wohlbefinden.

Auch in der medizinischen Forschung rücken ätherische Öle mehr in den Fokus: Einige können die Zellwände resistenter Keime durchdringen und Antibiotika in ihrer Wirkung unterstützen. So verbinden sich Naturweisheit und moderne Wissenschaft auf ganz neue Weise zielführend miteinander.

Die Sprache der Pflanzen

Die Forschung des italienischen Botanikers Stefano Mancuso und der schweizerischen Genetikerin und Pflanzenforscherin Florianne Koechlin zeigt: Pflanzen kommunizieren über Duftstoffe, Licht und Schwingungen.

Über zweitausend pflanzliche »Duftvokabeln« wurden durch sie bekannt – sie dienen der Verständigung, dem Schutz und der Anpassung. Diese fein abgestimmte Kommunikation prägt auch unsere emotionale Resonanz: Diese Sprache der Pflanzen wirkt in uns weiter, verändert Stimmung, Atem, Hautwiderstand, Traumtätigkeit und Herzrhythmus.

Beim Eintauchen in die Waldatmosphäre entsteht dabei ein tiefgreifender Regenerationsprozess, wie zahlreiche Studien zum *Shinrin Yoku* (Waldbaden) belegen.

Herstellung und Qualität ätherischer Öle

Nur naturreine Öle entfalten ihre volle Wirkung. Achten Sie beim Einkauf auf Herkunft, Gewinnungsmethode und Zertifizierung:

- ★ Neben dem deutschen Namen sollte unbedingt der lateinische Name benannt sein.
- ★ Notiert sein muss der Pflanzenteil, der verwendet wurde.
- ★ Das Herkunftsland muss erwähnt sein.
- ★ Ein besonderes Qualitätsmerkmal stellt zudem die Angabe der Charge dar.
- ★ Die Art des Anbaus sollte erwähnt werden:
  - Wildsammlung: von Fachkräften gesammelt.
  - Demeter-Anbau: biologisch-dynamisch, ohne Pestizide oder Gentechnik.
  - Kontrolliert biologisch: fair produziert, umwelt- und sozialverträglich.
  - Konventionell: nur bei geprüfter Reinheit und Pestizidfreiheit.

Pflanzen produzieren ätherische Öle durch ihren Stoffwechsel und speichern sie in feinen Öldrüsen. Gewonnen werden sie aus Blüten, Blättern, Kräutern, Zweigen, Wurzeln, Samen, Früchten, Schalen, Hölzern oder Harzen.

Ätherische Öle sind licht- und luftempfindlich. Besonders Zitrusöle sollten nach dem Öffnen innerhalb von zwölf Monaten aufgebraucht werden. Baumdüfte mit einem hohen Anteil an Monoterpenen (wie Alpha- und Beta-Pinen) oder Zitrusdüfte mit d-Limonen sind empfindlich und sollten innerhalb von eineinhalb Jahren aufgebraucht werden. Deshalb empfiehlt es sich, sie beim Öffnen mit dem Datum zu beschriften. Manche werden besser und reifen heran wie spezielle Weine, meist sind es die Öle der Basisnoten: Zeder, Benzoe oder Patchouli.

Natürlich oder synthetisch?

Seit 1879 lassen sich ätherische Öle synthetisch aus Erdölausgangsprodukten herstellen – doch sie bleiben schlicht

Nachahmungen. Echte Pflanzenöle enthalten Hunderte biochemischer Komponenten, die zusammenwirken und eine komplexe Resonanz erzeugen. Synthetische Stoffe wirken oft flach und können zum Teil im Körper nicht abgebaut werden und eventuell Unverträglichkeiten auslösen. So zum Beispiel Maiglöckchen, Flieder, Fresie, Apfel- und Kirschblüte, Geißblatt, Lotus oder Veilchenblüte.

Diese Düfte sind in der Pflanze an Enzyme gebunden und oxidieren im Zusammenwirken mit Sauerstoff. In der Aromatherapie und in der Präventionsarbeit wird nur mit reinen ätherischen Ölen gearbeitet – in Bioqualität.

Ein Ausflug in die Biochemie

Der Charakter eines ätherischen Öls entsteht aus dem Zusammenspiel seiner komplexen Inhaltsstoffe – das Ganze ist mehr als die Summe seiner Teile. Den größten Anteil bilden meist zwei Gruppen: Monoterpene und Sesquiterpene.

Monoterpene sind stark fettlöslich, eher dünnflüssig und leicht flüchtig. Sesquiterpene dagegen sind größere Moleküle, die langsamer reagieren und als besonders hautfreundlich gelten: Sie wirken mild entzündungshemmend, leicht schmerzlindernd, können bei Allergien unterstützen und helfen, seelisches Ungleichgewicht zu harmonisieren – sie führen zurück in die eigene Mitte.

Monoterpene

Monoterpene – oft verkürzt auch Terpene genannt – umfassen zum Beispiel Limonen, Pinen und Myrcen. Sie wirken überwiegend antiseptisch, antiviral, antimykotisch sowie anregend, belebend und erfrischend.

In vielen Baumölen finden sich hohe Anteile an alpha- und beta-Pinen, in Zitrusölen vor allem d-Limonen; auch Angelikawurzel und Lorbeer sind reich an Monoterpenen, in geringeren Mengen kommen sie etwa in Narde, Neroli und indischem Weihrauch vor. Monoterpene können teilweise hautreizend sein, insbesondere in Verbindung mit heißem Wasser, weshalb eine achtsame Anwendung wichtig ist.

Monoterpenalkohole

Monoterpenalkohole sind in der Aromatherapie besonders geschätzt, weil sie als sehr hautfreundlich gelten. Zu ihnen gehören unter anderem Geraniol, Linalool, Menthol und Terpinen-4-ol. Sie wirken antiseptisch, antiviral, antimykotisch, hautpflegend und -regenerierend, können die Stimmung aufhellen und den Antrieb sanft unterstützen.

Vertreten sind Monoterpenalkohole zum Beispiel in: Bergamotte, Douglasfichte, Ho-Blättern, Lavendel, Lorbeer, Narde, Neroli, Rosengeranie, Pfefferminze, Ylang-Ylang superieur und in kleinerem Anteil auch in Lärche.

Monoterpenester

Monoterpenester – kurz oft einfach Ester genannt – umfassen Verbindungen wie Geranylacetat, Linalylacetat oder Nerylacetat. Sie gelten als besondere Schätze in der Psychoaromatherapie, weil sie entspannend, psychisch ausgleichend, stimmungshebend und krampflösend wirken. Zu den ätherischen Ölen mit einem höheren Esteranteil zählen unter anderem: Benzoe Siam, Bergamotte, Lavendel, Lorbeer, Narde, Neroli, Rosengeranie, Weihrauch afrikanisch und Ylang-Ylang; in geringeren Mengen finden sie sich auch in Douglasfichte, Lärche, Weißtanne und in Spuren in Vetiver.

Monoterpenoxide

Monoterpenoxide – kurz oft Oxide genannt – werden in der Aromatherapie vor allem durch 1,8-Cineol repräsentiert. Sie wirken antibakteriell, antiviral, auswurffördernd, schleimlösend, entzündungshemmend, schmerzlindernd, geistig anregend und unterstützen rheumatische Beschwerden.

Zu finden sind Monoterpenoxide unter anderem in: Eukalyptus, Lorbeer und Weihrauch, in kleinerer Menge auch in Pfefferminze sowie in Rosengeranie, das ein sogenanntes Rosenoxid enthält. Bei 1,8-cineolreichen Ölen ist eine besonders behutsame Dosierung wichtig, vor allem bei Säuglingen und Menschen mit Neigung zu Krampfanfällen.

Sesquiterpene

Zu den Sesquiterpenen zählen unter anderem Bisabolol, Chamazulen, Elemen, Himachalen, Patchoulen oder Zingiberen. Sie wirken entzündungshemmend, krampflösend, kräftigend, stressreduzierend und antiallergisch.

Sesquiterpene finden sich zum Beispiel in: Ingwer, Lavendel fein, Patchouli, Rosengeranie, Zirbelkiefer und Ylang-Ylang, in besonders hohem Anteil in Atlas- und Himalaja-Zeder sowie in geringerer Menge in Weißtanne.

Sesquiterpenalkohole

Zu den Sesquiterpenalkoholen zählen unter anderem Bisabolol, Himachalol, Cedrol, Nerolidol und Patchoulol. Sie wirken antiallergisch, entzündungshemmend, immunstärkend, tonisierend, stimmungsaufhellend und zugleich beruhigend.

Enthalten sind Sesquiterpenalkohole vor allem in: Narde, Neroli, Patchouli, Sandelholz sowie in Atlas- und Himalaja-Zeder.

Sesquiterpenketone

Zu den Sesquiterpenketonen zählen unter anderem Atlanten, Jonone und Vetivone. Sie wirken hautregenerierend, wundheilend, angstlösend, harmonisierend, stärkend, kreativitätsfördernd und zugleich schleimlösend.

Enthalten sind Sesquiterpenketone vor allem in Iris und Vetiver sowie in geringerer Menge in Atlas- und Himalaja-Zeder.

Lernen Sie zu riechen

Riechtraining gelingt in der Natur oder an Riechsalzen, mit Riechstreifen und mithilfe eines Duft-Memorys – und über ein Dufttagebuch, in dem sie die jeweilige Riecherfahrung notieren und es wie ein Journal anlegen. Notieren Sie das Datum, beschreiben Sie Ihre Erfahrungen, und vergleichen Sie sie miteinander. Wir könnten weit über zehntausend Gerüche erkennen, in unserem Kulturkreis sind wir extrem ungeübt, sodass ein Stadtbewohner oft nur auf etwa dreißig Unterscheidungen kommt. Werden Sie Forscher, und lernen Sie zu riechen, dies stärkt die Intuition.

Das Ordnungssystem

Das Ordnungssystem stammt aus der Parfumherstellung und basiert auf der Zeit, die ein ätherisches Öl benötigt, um sich zu verflüchtigen. Der Duftverlauf wird genau beobachtet und beschrieben – ebenso seine Veränderung und Intensität. Diese Beobachtung wird in einem Verlaufsbogen oder Datenblatt festgehalten. Die Duftentwicklung ist ausschlaggebend für die Einteilung in Kopf-, Herz- oder Basisnoten.

○ Kopfnoten (auch Tête-Note)

1–3 Stunden

Die Kopfnote leitet in das Duftbild ein und kündigt die eigentliche Duftgeschichte an. Kopfnoten machen munter und regen an. Diese Komponenten sind kurzlebig und verflüchtigen sich spätestens nach 2–4 Stunden, entfalten sich am intensivsten in den ersten 20–30 Minuten.

Innerhalb eines Parfums treten sie nach wenigen Minuten in den Hintergrund. Düfte mit kurzer Evaporationszeit (Verflüchtigungszeit) entwickeln sich sofort in der Raumluft und bauen sich auch rascher wieder ab – vergleichbar mit hohen Tönen eines Triangels.

Beispiele: frische Baumdüfte, Zitrusnoten, Lorbeer, Lemongras oder Minze

Sie entsprechen dem hohen C.

△ Herznoten (auch Coeur-Note)

3–12 Stunden

Die Herznote bringt das eigentliche Duftbild zum Entfalten. In ihr liegen die Geheimnisse der Komposition. Sie bildet die Verbindung zwischen Fond (Basis) und Kopfnote und macht den unverwechselbaren Charakter einer Mischung aus. Diese Duftnoten entfalten sich nach etwa 1–4 Stunden am intensivsten; manche bleiben bis zu 8–12 Stunden erkennbar.

Beispiele: Typisch sind intensive, blumige Charaktere, wie Angelika mit Tendenz zur Basis, Douglasfichte mit Tendenz zur Kopfnote, Iris, Ho-Blätter, Lärche, Lavendel, Narde, Neroli, Rose, Rosengeranie, Ylang-Ylang; manche Baumnoten haben eine Tendenz von der Kopf- zur Herznote.

Sie entsprechen der mittleren Tonlage, dem Kammerton A.

□ Basisnoten (auch Fondnote)

4–24 Stunden (teils bis 72 Stunden)

Die Basisnote dient als Fundament und soll lange haften. Sie ist auch dann noch wahrnehmbar, wenn das obere Duftthema des Parfums längst verflogen ist. Basisnoten sind oft schon von Anfang an sehr intensiv wahrnehmbar, sie entfalten ihren Duftcharakter mit der Zeit mehr und mehr und werden oft noch feiner, differenzierter und weicher. Man nennt sie auch Fixative, da sie übrige Duftkomponenten verbinden und verstärken.

Sie entsprechen den tiefen Trommeltönen.

Beispiele: Benzoe Siam, Narde, Patchouli, Vanille, Tonka, Oud, Sandelholz, Weihrauch, Ho-Blätter, Vetiver, Weihrauch, Zeder
Sie entsprechen dem tiefen C.

Kombinieren wir diese drei Duftkategorien miteinander, entsteht ein sogenannter Duftakkord.

Übung

Führen Sie ein Dufttagebuch

Suchen Sie sich einen geeigneten Platz ohne Ablenkung und zu viele andere Sinnesreize. Nehmen Sie sich Ihr Dufttagebuch für die entsprechenden Notizen, riechen Sie blind an drei bis maximal fünf Düften – am geeignetsten auf einem Riechstreifen. Notieren Sie Ihre Erkenntnisse in einem Buch, und trainieren Sie das Riechen. Öffnen Sie eine Flasche, geben Sie den Duft auf den Riechstreifen, und schließen Sie die Flasche sofort wieder. Halten Sie die Hand, die den Riechstreifen umfängt, mit der anderen fest. Versuchen Sie, nicht zu wackeln. Schließen Sie die Augen, um den Duft rezeptiv aufzunehmen. Sie können auch einen Riechstreifenhalter (z. B. Holzwäscheklammer) benutzen. Nun empfangen Sie den Duft, erkennen, verankern, merken, beschreiben und beurteilen ihn in einem Dufttagebuch.

Zwischen den Düften können Sie, um sie zu neutralisieren, an Kaffee riechen und viel Wasser trinken. Nach der TCM sind ätherische Öle vor allem den Elementen Erde und Metall zugeordnet. Kaffee ist dem Feuerelement zugeordnet und schwächt bzw. »schmilzt« Metall, darum: Kaffee riechen, ob in Form von Pulver, Bohnen oder gebrüht. Nach fünf verschiedenen Düften ist Ihr System erschöpft.

Ein Dufttagebuch ist der ideale Ort, um diese Beobachtungen festzuhalten und zu vertiefen. Nutzen Sie die

Übung

Fragen zur Duftwahrnehmung direkt als Leitfaden für Ihre Einträge ins Dufttagebuch:

- ★ Notieren Sie zu jedem Duft, ob er angenehm oder unangenehm wirkt und ob er facettenreich oder eher flach erscheint.
- ★ Halten Sie fest, ob und wie sich der Duft im Verlauf der Zeit verändert, welche Stimmung er auslöst und ob Bilder, Farben oder innere Klänge auftauchen.
- ★ Schreiben Sie dazu, ob Ihnen der Duft bekannt vorkommt und woran er Sie erinnert.

Im Dufttagebuch können Sie außerdem Ihre Riechschwelle dokumentieren:

- ★ Wann ist der Duft nur vage wahrnehmbar, wann klar erkennbar?
- ★ Achten Sie auf Folgendes: Die Erkennungsschwelle (»Heureka-Effekt«) lässt sich eindeutig benennen, bei der Unterschiedsschwelle sind die Qualitätsunterschiede zwischen ähnlichen Düften klar unterscheidbar.
- ★ Ab wann können Sie feine Unterschiede zu anderen Düften auseinanderhalten?
- ★ Und wann merken Sie, dass Ihr Geruchssinn »satt« ist und eine Pause braucht?

So wird das Dufttagebuch zu einem persönlichen Forschungsbuch: Es sammelt nicht nur Fakten zu einzelnen Ölen, sondern zeigt auch, wie sich Ihre Wahrnehmung, Stimmung und Duftkompetenz mit der Zeit entwickeln.

Anwendung der ätherischen Öle

Je nach Alter, Ziel und Befindlichkeit erfolgt die Aufnahme ätherischer Öle auf unterschiedliche Weise:

- ★ Über die Nase: durch Aromastream, Vernebler, Duftlampe, Spray, Inhalation, Riechstick, Roll-on oder Duftbrunnen
- ★ Über die Haut: durch Massage, Einreibungen, Bäder, Roll-on, Kompressen oder Wickel
- ★ Über die Schleimhäute: z. B. durch Zäpfchen oder Tampons
- ★ Über den Mund: über Nahrung, Tropfen, Kapseln oder Inhalation

Eine besonders einfache und wirkungsvolle Methode ist die Raumbeduftung.

Ätherische Öle reinigen und desinfizieren die Luft, neutralisieren unangenehme Gerüche und wirken zusätzlich ionisierend.

Weitere Anwendungsmöglichkeiten sind:

- ★ Riechen an Inhalierstiften, Duftsteinen, Vliesen oder Duftschmuck (z. B. Naturfilz, Tonkugeln)
- ★ Verwendung von Riechsalzen mit ausgewählten ätherischen Ölen
- ★ Genuss von aromatischen Zitrusnüssen oder Dörrobst – ideal für unterwegs, beim Sport, im Homeoffice, auf Reisen oder als kleine Stärkung für ältere Menschen.

Faszinierende Duftporträts

Auf den folgenden Seiten haben wir einige der wichtigsten Öle für Sie zusammengestellt. Lesen Sie zur Einteilung der Düfte in Kopfnote △, Herznote ○ und Basisnote □ auch auf Seite 225 ff. nach.

ANGELIKAWURZEL (BIO)

»Engelwurz – Kraft und Schutz aus der Erde«

Botanischer Name: *Angelica archangelica*
Familie: Apiaceae (Doldengewächse)
Herkunft: Frankreich, Kroatien, Ungarn u. a.
Gewinnung: Wasserdampfdestillation der Wurzeln
Ausbeute: ca. 300 kg ergeben 1 kg ätherisches Öl
Duftnote: Herznote ○ – verfeinert und mildert sich mit der Reife

Duftprofil

Aromatisch, erdig-würzig, krautig und vielschichtig, mit frischer pfeffriger und leicht süßer bis moschusartiger Note; verfeinert und mildert sich mit der Reife

Physische Wirkung

Antiseptisch, antibakteriell, antiviral, krampflösend, blähungswidrig, ausleitend, abwehrsteigernd und entzündungshemmend, zudem schleimlösend, verdauungsfördernd, immunstimulierend, herz- und kreislaufstärkend; ein wertvolles Öl zur Unterstützung bei Erschöpfung und Schwächezuständen

Psychische Wirkung

Sehr beruhigend, ausgleichend und erdend, angstlösend, aufbauend, psychisch stärkend; ein echtes Stabilisierungsöl für die Seele; Vertrauen und Zuversicht bildend; schenkt

Mut und hilft, innerlich standhaft zu bleiben; ein Duft, der tief mit der Erde verwurzelt und dennoch nach oben hin öffnet; eine Brücke zwischen Himmel und Erde

Besonderheiten
Im Mittelalter galt das Öl als Vorbeugung gegen Ansteckung und wurde auch als Mittel gegen die Pest bekannt. Das Öl steht für Mut, Standhaftigkeit und innere Stabilität. Es hilft, in schwierigen Zeiten geerdet zu bleiben, sich den »Stürmen des Lebens« zu stellen und dabei zentriert zu sein. Angelikawurzel stärkt, kräftigt und harmonisiert gleichermaßen – ein schützender Begleiter in Zeiten innerer und äußerer Belastung. Der Duft wirkt appetitanregend und wird mit zunehmendem Alter weicher und runder.

Anwendung
Als »Kraft- und Angstöl« hilft es in Roll-on oder Splash, Massage- und Körperöl zum Durchhalten bei Aktivitäten und in anstrengenden Zeiten.

Wichtige Hinweise
Angelikawurzelöl enthält Furanocumarine, die phototoxisch wirken können. Nach äußerer Anwendung sollte daher für mindestens zwei Stunden direkte Sonneneinstrahlung vermieden werden. Bei einer Verdünnung von 0,5 Prozent (z. B. 1 Tropfen auf 10 ml Mandelöl) besteht kaum noch ein Risiko – ideal etwa für Massage- oder Körperöle.

BENZOE SIAM (BIO)
»Der Seelenschmeichler«

Botanischer Name: *Styrax tonkinensis*
Nicht zu verwechseln mit: *Benzoe sumatra*; kann allergenisierend wirken, deshalb immer auf die botanische Bezeichnung achten.

Familie: Styracaceae (Styraxbaumgewächse)
Herkunft: Thailand, Laos, Indien, Vietnam
Gewinnung: Alkoholextraktion aus dem Harz der Baumrinde, ein Resinoid
Ausbeute: ca. 1,5 kg Benzoe-Harz ergeben 1 kg Benzoe-Resinoid
Duftnote: Basisnote □

Duftprofil

Vanillig, süßlich, harzig, balsamisch-warm

Physische Wirkung

Antioxidativ, antiseptisch, entkrampfend, entzündungshemmend, epithelisierend, mild schleimlösend, desodorierend, ausgleichend

Psychische Wirkung

Angstlösend, antidepressiv, Stress reduzierend, beruhigend; schenkt Geborgenheit, Wärme, Trost und emotionale Heilung und schafft eine wohlige, einhüllende Atmosphäre – ideal bei innerer Unruhe oder Erschöpfung

Besonderheiten

Echtes Benzoe-Siam-Extrakt stammt aus Thailand (ehemals Siam). Durch das Anschneiden der Bäume wird das Harz gewonnen – allerdings erst ab einem Alter von etwa 8–10 Jahren. Die Bäume regenerieren sich nach der Ernte wieder vollständig. Es wurde auch »Javanischer Weihrauch« genannt. Bereits in Ägypten wurde früh erkannt, dass es eine positive Wirkung auf die Atemwege und die Haut hat.

Anwendung

Als Fixativ ist es in vielen Massage- und Körperölen enthalten; gut zu kombinieren mit Baum-, Blüten- und Kräuterölen für Körper-, Massageöle, Roll-on, Riechstifte und

Schüttelemulsionen. In Duftlampen zur Nachtruhe z. B. mit Lavendel. Geben Sie es besser nicht in die Aromastreamer, da es zu dickflüssig ist. Gut geeignet für die Kinderseele zur Beruhigung.

BERGAMOTTE (BIO)

»Bringt Sonne und Licht in dunkle Zeiten«

Botanischer Name: *Citrus bergamia*
Familie: Rutaceae (Rautengewächse)
Herkunft: Hauptanbau Kalabrien/Italien (Region Reggio Calabria)
Gewinnung: Kaltpressung der grünen Fruchtschalen
Ausbeute: ca. 250 kg Schalen ergeben 1 kg ätherisches Öl, zwischen November und Februar wird das smaragdgrüne Öl gewonnen
Duftnote: Kopfnote △

Duftprofil

Frisch, grün-fruchtig, leicht, süß, originell; mit charakteristischer Earl-Grey-Note

Physische Wirkung

Stark antibakteriell, mild antiseptisch (desinfizierend), antiviral, immunstimulierend, fiebersenkend, entkrampfend, bei Lymphstau, Blasenentzündung

Psychische Wirkung

Angstlösend, gegen depressive Verstimmungen, erfrischend, stimmungshebend, bei Konzentrationsmangel und nervös bedingten Muskelverspannungen; balanciert Energie und bringt Sonne ins Gemüt

Besonderheiten

Bergamotte ist eine Kreuzung zwischen der Urzitrone und

der Bitterorange – ein universeller Begleiter für Wohlbefinden und seelische Balance, vor allem bei Angst. Bergamotteöl enthält die Leitsubstanz, Linalylacetat (Ester) und Linalool (Monoterpenalkohol) wie der Lavendel, allerdings enthält es weniger Limonen (Terpene) als andere Zitrusöle. Ein komplexer Ausnahme-Zitrusduft, der Lebensfreude, Leichtigkeit und Helligkeit schenkt. Geeignet gegen Winterblues und Niedergeschlagenheit. Er ist in vielen Duftmischungen enthalten und gehört zu den klassischen Zitrusölen. Bis heute ist der Duft unverwechselbar mit dem Earl-Grey-Tee verbunden, ebenso mit Aqua mirabilis, das später als *Kölnisch Wasser* berühmt wurde.

Anwendung
Wunderbar geeignet für Duftlampe, Aromastream, Roll-on, Splash, Bäder, Sauna, Naturparfum und auch für die Aromaküche – z. B. in Süßspeisen oder Getränken

Wichtiger Hinweis
Der Inhaltsstoff Furanocumarin erhöht die Lichtempfindlichkeit der Haut. Bergamotte daher nicht in Sonnenpflege, direkt vor Sonneneinstrahlung oder dem Solariumbesuch anwenden (siehe auch Seite 269).

CISTROSE (BIO)

»Für das zerknitterte Herz«

Botanischer Name: *Cistus ladanifer*
Familie: Cistaceae (Cistusgewächse)
Herkunft: Spanien, Portugal, Kreta u. a.
Gewinnung: Wasserdampfdestillation der Blätter und Zweige (je nach Herkunftsland schwanken die Inhaltsstoffe)
Ausbeute: ca. 2000 kg ergeben 1 kg ätherisches Öl
Duftnote: Herznote ○ mit Tendenz zur Basisnote □

Duftprofil

Harzig-herb, holziger, weicher, amber-weihrauchartiger Duft, der sich erst in der Verdünnung voll entfaltet

Physische Wirkung

Stark antiviral, antiseptisch, antibakteriell, antimykotisch, epithelisierend, bei Schnittwunden stark blutstillend, entstauend, entzündungshemmend, immunstimulierend, mild schleimlösend, stärkt die Atemwege; regt die Lymphe an, Gewebe straffend, hautregenerierend bei Narben

Psychische Wirkung

Seelisches Gleichgewicht aufrichtend, ausgleichend; bei sensibler Empfindsamkeit stimmungsaufhellend, seelisch tröstend, Trauma auflösend, Selbstvertrauen aufbauend

Besonderheiten

Wurde schon bei den Ägyptern, im vorderen Orient und bei den Griechen als Rauchopfer und als Schönheitsmittel in der Pflege und als Arzneimittel, Wund- und Schmerzmittel eingesetzt. Auch in der Parfümerie ist es bis heute noch von Bedeutung als Nuanceur.

Anwendung

Es verleiht Körper- und Massageölen eine besondere Tiefe; in Schüttelemulsion besonders geeignet mit Lavendel fein, Benzoe Siam und Baumdüften wie Zeder.

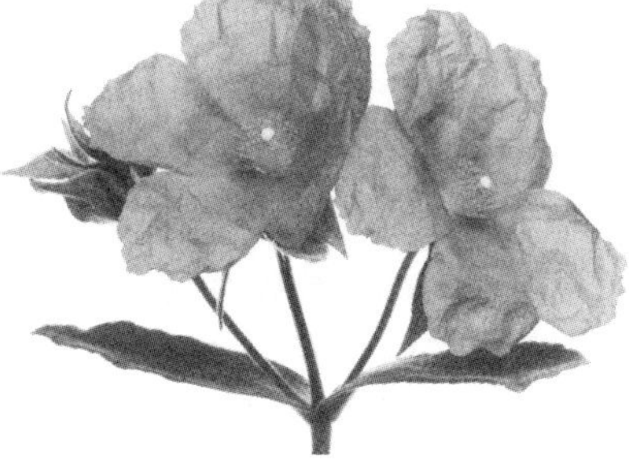

DOUGLASFICHTE (BIO)
»Die Belebende«

Botanischer Name: *Pseudotsuga menziesii*
Familie: Pinaceae (Kieferngewächse)
Herkunft: Frankreich, USA, Balkanländer
Gewinnung: Wasserdampfdestillation der Zweige (Destillationsdauer bis zu 8 Stunden)
Ausbeute: ca. 120 kg Zweige ergeben 1 kg ätherisches Öl
Duftnote: Kopfnote △ mit Tendenz zur Herznote ○

Duftprofil
Klar, frisch, sanfter weicher Waldduft mit einer Zitrusnote

Physische Wirkung
Antiseptisch, kräftigend, reinigend, krampf- und schleimlösend; wirkt auswurffördernd, stärkt die Atemwege und hilft bei Erkältungen und Atemwegsbeschwerden, immunstimulierend, bei Muskelverspannungen, Erschöpfungszuständen und Antriebslosigkeit

Psychische Wirkung
Klärend, belebend und stimmungsaufhellend, konzentrationsfördernd; hilft bei mentaler Überforderung und schenkt emotionale Stabilität; auf psychischer Ebene stärkt es die innere Mitte (nach TCM), harmonisiert bei Nervosität und verleiht neuen Mut. Ein Öl, das Stabilität und Klarheit bringt und die Lebensgeister weckt. Ihr Duft öffnet die Sinne, hebt die Stimmung und vermittelt Leichtigkeit.

Besonderheiten
Ein Duft wie ein Spaziergang durch einen lichten Bergwald nach einem Regen – klar, frisch und ermutigend. Die Douglasfichte bringt Ordnung und neue Energie in Körper und Geist. Sie richtet auf, belebt und schenkt Standfestigkeit – ein Waldöl mit klärender und erhebender Kraft.

Anwendung
Aromastream, Duftlampe, Riechstick, Roll-on; für Einreibungen, Inhalationen oder Bäder verwendet, um den gesamten Organismus zu vitalisieren und die Atmung zu erleichtern

GRAPEFRUIT (BIO)
»Happy Mind«

Botanischer Name: *Citrus paradisi*
Familie: Rutaceae (Rautengewächse)
Herkunft: Argentinien, USA, Israel, Mexiko
Gewinnung: Kaltpressung der Fruchtschalen
Ausbeute: ca. 200–250 kg Schalen ergeben 1 kg ätherisches Öl
Duftnote: Kopfnote △

Duftprofil
Zart-herbes, fruchtig-spritziges Aroma; klar, frisch, typisch spritzige Zitrusnote

Physische Wirkung
Antiseptisch, immunstimulierend, fiebersenkend, entkrampfend, klärend und entgiftend; fördert den Stoffwechsel, regt den Lymphfluss an – besonders hilfreich bei Cellulite, venöser Stauung; gewebefestigend; hilfreich bei Übelkeit, Kopfschmerzen, Husten; bei leichter Migräne sanft lindernd; ein klassisches Öl zur Entschlackung und Entlastung des Körpers – das klassische »Detox-Öl« der Aromatherapie

Psychische Wirkung
Stark stimmungsaufhellend, aktivierend, motivierend, klärend, belebend, anregend ohne aufzuregen, stimmungshebend; löst Ängste, fördert Konzentration und schenkt Zu-

versicht; hellt trübe Gedanken auf, mindert Erschöpfung und wirkt bei Niedergeschlagenheit oder depressiven Verstimmungen

Besonderheiten

Studien des Geruchsforschers Alan Hirsch zeigen, dass der Duft der Grapefruit eine verjüngende Wirkung auf das Erscheinungsbild von Frauen haben kann – er vermittelt Jugendlichkeit und Vitalität. Er aktiviert körpereigene Endorphine, die sogenannten Glückshormone, das »Joggerglück«, er wirkt wie ein Neustart für Körper und Seele – ein Duft, der pure Lebensfreude, Licht und Leichtigkeit verströmt, er bringt Sonne ins Gemüt. Ein klassisches Öl zur Entschlackung und Entlastung des Körpers – das »Detox-Öl« der Aromatherapie. Zudem wirkt Grapefruitöl appetitregulierend.

Anwendung

Alle Anwendungen vom Aromastream, Duftlampe bis zum Naturparfum, Splash, Roll-on bis hin zur Schüttelemulsion

Wichtiger Hinweis

Das Öl enthält in geringen Mengen Furanocumarine und erhöht damit die Lichtempfindlichkeit der Haut bei UV-Licht und Sonnenbad. Es können sich Pigmentflecken entwickeln (siehe Seite 269).

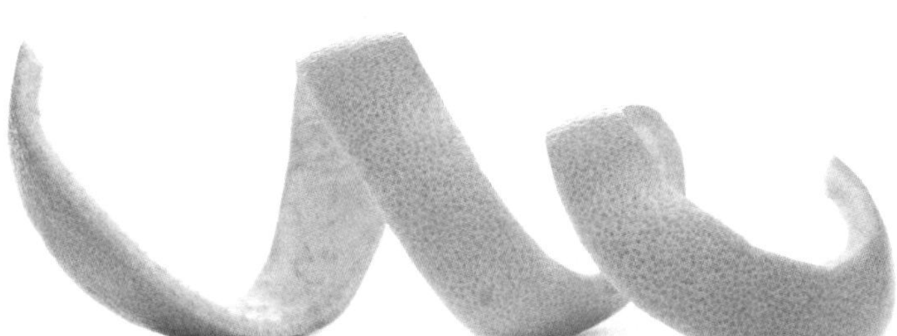

HO-BLÄTTER
»Haut- und Seelenschmeichler«

Botanischer Name: *Cinnamomum camphora ct. linalool*
Familie: Lauraceae (Lorbeergewächse)
Herkunft: China, Taiwan, Südostasien
Gewinnung: Wasserdampfdestillation der Blätter und Zweige
Ausbeute: ca. 333,3 kg ergeben 1 kg ätherisches Öl
Duftnote: Eine Herznote ○ mit Tendenz zur Kopfnote △ und zur Basisnote □; stellt eine Verbindung zu allen drei Duftebenen her

Duftprofil
Floral-holzig, frisch, süß-warme Komponente; Ersatz für Rosenholz oder sogar Rose; der leicht rosenartige Duftton balanciert viele Mischungen.

Physische Wirkung
Antiviral, antibakteriell, entzündungshemmend, schleimlösend, fördert das Abhusten, bindegewebsstärkend, hautfestigend und hautaufbauend, bei unreiner und zu Akne neigender Haut

Psychische Wirkung
Stimmungsaufhellende Wirkung, harmonisierend; stressreduzierend; stellt ein seelisches Gleichgewicht her, stärkt Zuversicht und Optimismus, fördert Kreativität und regt die Fantasie an

Besonderheiten
Der hohe Anteil an Linalool (ein Monoterpenalkohol) wirkt sehr hautfreundlich und enorm beruhigend sowohl auf die Haut als auch auf die Psyche. Ähnlich wie Grapefruit ist es ein Öl der Lebensfreude, nährt die Seele und balanciert. Ein ätherisches Öl, das Verbindung schafft, der leicht rosen-

artige Duftton tariert viele Mischungen aus; sehr geeignet in Kombination mit Baumdüften. Es ist in sich schon fast ein Dreiklang; ein Duft, der eine große Bandbreite abdeckt und eine Brücke zwischen Kopf-, Herz- und Basisnote aufspannt.

Anwendung

Kann in vielen Raumduftmischungen im Aromastreamer eingesetzt werden; in Splash, Roll-on und verschiedensten Duftmischungen, Körper- und Massageölen

INGWER (BIO)

»Sanfte Wärme ohne Feuer«

Botanischer Name: *Zingiber officinale*
Familie: Zingiberaceae (Ingwergewächse)
Herkunft: ursprünglich aus Indien, Madagaskar, Sri Lanka, heute weltweit kultiviert
Gewinnung: Wasserdampfdestillation der frischen oder getrockneten Rhizome
Ausbeute: ca. 333,3 kg ergeben 1 kg ätherisches Öl
Duftnote: Kopfnote △ mit leichter Tendenz zur Herznote ○

Duftprofil

Würzig, fast fruchtig-zitronig, aromatisch bis pfeffrig, erdig, ohne Schärfe des Rhizoms

Physische Wirkung

Leicht entzündungshemmend, antiviral, schmerzstillend und verdauungsfördernd, blähungswidrig; hilft bei Verdauungsbeschwerden; wirkt sanft durchblutungsfördernd und bei Schwangerschafts- und Reiseübelkeit; hautpflegend und vitalisierend; hilft bei Erkältung, Muskelverspannung und niedrigem Energielevel

Psychische Wirkung

Ausgleichend, harmonisierend und erdend, beruhigend und zugleich belebend; stresslindernd, stabilisierend; vermittelt innere Wärme, Geborgenheit und seelische Stabilität, stärkt das Nervensystem – ein Öl, das sanft den Lebensmut stärkt, ohne zu überhitzen

Besonderheiten

Die Ingwergewächse sind eine verhältnismäßig kleine Familie mit rund sechzig Arten, die fast ausschließlich aus Indien stammen. Im Ayurveda und in der Traditionellen Chinesischen Medizin gilt Ingwer seit Jahrtausenden als »Breitbandmedizin« – ein universelles Heilmittel zur Harmonisierung von Körper und Geist. Ein besonders bewährtes Mittel bei »seelischem Bauchweh« – wenn Stress, Sorgen oder emotionale Belastung auf den Magen schlagen. Ein Duft, der wie ein leises Feuer wirkt – wärmend, aber nicht brennend, beruhigend und zugleich belebend. Ideal wirkt er in Phasen von Erschöpfung oder emotionaler Kälte, wenn Körper und Geist wieder in Einklang zurückfinden sollen. Auch in der modernen Komplementärmedizin und in der feinen Aromaküche hat er längst seinen festen Platz in asiatischen Mischungen gefunden. Das Ingweröl schenkt Lebenskraft und Zuversicht. Es stabilisiert, harmonisiert und öffnet den Raum für Vertrauen und innere Balance.

Anwendung

In Körper- und Massageöl, Roll-on, Schüttelemulsion oder im Würzöl

Wichtiger Hinweis

Das Rhizom enthält neben ätherischen Ölen auch die bekannten Scharfstoffe, die Gingerole, die beim Destillationsprozess nicht ins ätherische Öl übergehen. Deshalb unterscheidet sich das ätherische Ingweröl in seiner Wirkung deutlich von der frischen Ingwerwurzel – es ist milder, sanfter und hautfreundlich.

IRIS
»Verbindung zwischen Himmel und Erde«

Botanischer Name: *Iris pallida*
Familie: Iridaceae (Schwertliliengewächse)
Herkunft: Frankreich, Italien
Gewinnung: Wasserdampfdestillation der getrockneten, über mehrere Jahre fermentierten Rhizome
Ausbeute: ca. 5555,5 kg fermentierte Wurzeln ergeben 1 kg ätherisches Öl
Duftnote: Herznote ○ (mit Basischarakter durch außergewöhnlich lange Fixierung)

Duftprofil
Veilchenartig pudrig, intensiv, zart-blumig, samtig, unvergleichlich himmlischer Duft

Physische Wirkung
Schleimlösend, auswurffördernd und hautpflegend; sanfte, ausgleichende Energie; harmonisiert die Atmung, beruhigt gereizte Haut und stärkt bei körperlicher und seelischer Schwäche

Psychische Wirkung
Stabilisierend und schützend, transformierend, unterstützt das Loslassen und die Wandlung in Zeiten des Übergangs; auf seelischer Ebene ist die Iris ein Öl der Inspiration, Kreativität und inneren Balance; ihr Duft berührt tief – beinahe himmlisch in seiner Klarheit und zugleich erdend durch seine subtile Tiefe; ein kostbares Öl, das die Intuition weckt, kreative Blockaden löst und als sanfter Begleiter durch innere Wandlungsphasen wirkt

Besonderheiten

Das ätherische Irisöl ist ein Juwel und gehört zu den wertvollsten der Aromatherapie. Ein Duft von seltener Schönheit. Iris steht als Symbol für Reinheit, Inspiration und Transformation. Es verbindet Himmel und Erde, Geist und Körper, Vision und Ausdruck. Die aufwendige Herstellung – der mehrere Jahre dauernde Prozess der Fermentation des Rhizoms und die Kunst der Destillation erklären den hohen Preis. Es wird meist bereits als 6-prozentige Verdünnung in Jojobaöl oder 3-prozentig in Weingeist angeboten, da es in dieser Konzentration optimal wirksam ist. Irisöl unterstützt Transformationsprozesse, Umbrüche und Erschöpfungszustände – selbst im Sterbeprozess kann es Trost, Ruhe und Akzeptanz schenken; ein Wegbegleitöl und Balsam für die Seele.

Anwendung

In dieser Form lässt es sich hervorragend als Parfum, Roll-on oder Aura-Spray verwenden – ein Soloöl, das Herz und Seele gleichermaßen berührt. Ein Hauch Iris genügt – und die Welt scheint für einen Moment stillzustehen.

KAKAO (BIO)

»Geborgenheit und Wärme«

Botanischer Name: *Theobroma cacao*
Familie: Malvacea (Malvengewächse)
Herkunft: Süd-, Mittelamerika, Peru, Mexiko, Afrika
Gewinnung: Alkoholextraktion der fermentierten Samen, auch Bohnen genannt
Ausbeute: siehe Tonkaextrakt
Duftnote: Herznote ○ mit Tendenz zur Basisnote □

Duftprofil

Typisch kakaoartig, vanillartig, süß bis herb

Physische Wirkung
Muskelentspannend, sedierend, beruhigend, antioxidativ für die Zellen, entzündungshemmend, herz- und kreislaufanregend, hautpflegend, lymphanregend; schützt vor Feuchtigkeitsverlust; positiver Effekt auf den Fettstoffwechsel

Psychische Wirkung
Stimmungsaufhellend, herzöffnend, stressreduzierend, Nerventonikum, Trost spendend; ein sinnlicher Alkoholextrakt, der an das Aroma von Schokolade erinnert

Besonderheiten
Der Gattungsname bedeutet »Götterspeise« – ein immergrüner Unterholzbaum, der das ganze Jahr Früchte trägt; botanisch gelten sie als Beeren. Positive Wirkung des Kakaoextrakts ist die seelische Balance und Umhüllung.

Anwendung
Passt in sehr viele Mischungen zur Abrundung und Verfeinerung, schenkt Heiterkeit. In der Aromaküche verleiht er Speisen Tiefe und emotionale Wärme. Der Duft ist gut für das Kakaoritual geeignet (siehe Seite 212 f.).

LÄRCHE (BIO)
»Magischer Baum der Erneuerung und der Berge«

Botanischer Name: *Larix europaea (L. decidua)*
Familie: Pinaceae (Kieferngewächse)
Herkunft: Österreich, Italien, Südtirol
Gewinnung: Wasserdampfdestillation der Zweige und Nadeln
Ausbeute: ca. 500 kg Zweige ergeben ca. 1 kg ätherisches Öl
Duftnote: Herznote ○ mit leichter Tendenz zur Kopfnote △

Duftprofil
Waldig, weich, sanft, mild würzig, harzig; leichte Zitrusnote

Physische Wirkung
Antiseptisch, auswurffördernd, entkrampfend, immunstimulierend, antirheumatisch, schmerzlindernd, Raumluft reinigend

Psychische Wirkung
Energetisierend, Nerven stärkend, Selbstvertrauen und Mut stärkend, Erschöpfung, Burn-out und seelische Regeneration unterstützend

Besonderheiten
Lärche wurde früher zur seelischen Unterstützung verräuchert, gekaut als Harzkügelchen bei Zahnschmerzen; als Lärchenpech in Seifen und Salben verarbeitet. Ein einzigartiger, komplexer Waldduft mit hohem Anteil an Terpenen wie alpha- und beta-Pinen macht sie zu einem besonderen Naturbegleiter. Zur Raumbeduftung eingesetzt, holt Lärchenöl die Atmosphäre des Waldes direkt nach Hause und schenkt ein Gefühl von Weite und Klarheit.

Anwendung
Aromastream, Duftlampe, Riechstick, Roll-on und Splash, Schüttelemulsion und Körperöl

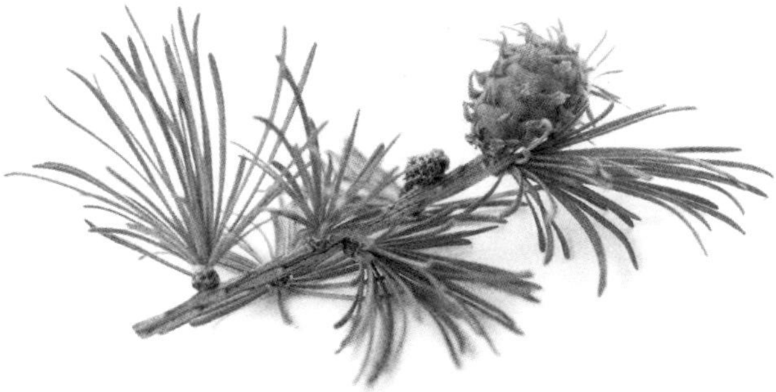

LAVENDEL FEIN (BIO)

»Hausapotheke in der Flasche«

Botanischer Name: *Lavandula angustifolia*
Familie: Lamiaceae (Lippenblütler)
Herkunft: Frankreich, Italien, Mittelmeerraum
Gewinnung: Wasserdampfdestillation Blüte und Kraut
Ausbeute: ca. 180 kg Blüten und Kraut ergeben 1 kg ätherisches Öl
Duftnote: Herznote ○

Duftprofil

Lavendelig, weich blütig, krautig, mild aromatisch

Physische Wirkung

Antiseptisch, antibakteriell, entspannend, krampflösend, wundheilend, zellregenerierend, schmerzlindernd und hautregenerierend, epithelisierend, juckreizstillend, antimykotisch; hilft bei Verbrennungen und Stichen

Psychische Wirkung

Ausgleichend, beruhigend, schlaffördernd, stimmungshebend, harmonisierend, Stress reduzierend, Nerven stärkend, bei Gedankenkreisen; ein duftender Vermittler zwischen Spannung, Unausgeglichenheit und Entspannung

Besonderheiten

Lavendel ist das Herzstück der Aromatherapie – ein wahrer Alleskönner für Körper, Geist und Seele. Er schenkt Ruhe, Balance und Regeneration, wenn das Leben aus dem Gleichgewicht geraten ist. Sein sanfter, klarer Duft führt zurück in die Mitte. Nicht zu verwechseln mit dem meist verkauften Lavandinöl, das tendenziell eher anregend wirkt.

Anwendung

Hervorragend geeignet für Aromastream, Duftlampe, Massageöl, Kompresse, Bäder, Gesichts- und Körperöle, Roll-on, Splash etc.; ein echter Alleskönner!

TIPP

Es kann pur oder verdünnt (1–3 Tropfen) auf kleine Verbrennungen, Schürfwunden, Insektenstiche, Sonnenbrand, Husten (Brust) oder Verdauungsbeschwerden (Bauch) aufgetragen werden – selbst bei Kindern. Ein Tropfen Lavendel, und die Seele atmet auf. Er erinnert uns daran, dass Heilung auch im Loslassen liegt – im tiefen, stillen Atemzug zurück in die eigene Mitte. Ein Öl der inneren Sammlung: besänftigend, aber auch klärend und ordnend, wenn Gedanken und Gefühle zu laut werden. Lavendel löst innere Unruhe, Ängste und Anspannung.

LORBEER (BIO)

»Licht und Klarheit«

Botanischer Name: *Laurus nobilis*
Familie: Lauraceae (Lorbeergewächse)
Herkunft: Bosnien, Frankreich, Marokko
Gewinnung: Wasserdampfdestillation der trockenen Blätter
Ausbeute: ca. 100 kg ergeben 1 kg ätherisches Öl
Duftnote: Kopfnote △ mit leichter Tendenz zur Herznote ○

Pflanzenporträt und Geschichte

Schon in der Antike war der Lorbeer dem Gott Apollo, dem Lichtbringer und Heiler, geweiht. Sein Kranz war das Symbol für geistige Größe, Klarheit und Erkenntnis – getragen von Dichtern, Philosophen und Siegern. Auch Äskulap, der Gott der Medizin, trug Lorbeer als Zeichen heilender Kraft.

Duftprofil
Frisch, würzig und durchdringend

Physische Wirkung
Antibakteriell, antiviral, antimykotisch, auswurffördernd, entzündungshemmend, immunstimulierend, regenerierend, schmerzstillend, haut- und schleimhautstärkend, zellerneuernd, muskelentspannend, gegen chronische Erschöpfung; ein idealer Begleiter in der kälteren Jahreszeit oder in Phasen, in denen Immunsystem und Geist gleichermaßen Stärkung brauchen

Psychische Wirkung
Konzentrationssteigernd, zentrierend, ausgleichend und stimmungsaufhellend; sorgt für geistige Klarheit, Selbstvertrauen und Durchhaltevermögen, besonders bei mentaler Überforderung, Prüfungsangst oder kreativer Erschöpfung; verbindet innere Ruhe mit lichtvoller Wachheit und mentaler Präsenz

Besonderheiten
Lorbeer ist verwandt mit Kampfer und Zimt und trägt in seinem Duft die Wärme des Südens und die Helle des Geistes. Das komplexe Öl ist durch den hohen Anteil des Oxids 1,8-Cineol, die Terpene und Ester ein geeigneter Begleiter in Erkältungszeiten und stärkt zugleich Körper, mentale Präsenz und die Seele. Es ist das Öl der Erkenntnis – für Menschen, die Licht in Gedanken, Vision und Sprache bringen möchten.

Anwendung
Ein Öl der Klarheit, Würde und inneren Stärke; es weckt die Sinne, stärkt den Geist und schenkt Mut, Klarheit und Orientierung auch in schwierigen, herausfordernden Zeiten. Geeignet für Aromastream, Duftlampe, Gesichts-, Massa-

ge- und Körperöle, Inhalation, Kompresse, Bäder, Roll-on, Splash, Riechstick, Naturparfum

- ★ Kombiniert mit Zeder – für Stärke und Standfestigkeit
- ★ Kombiniert mit Neroli oder Zitrusölen – zur Aufhellung und emotionalen Leichtigkeit

NEROLI (BIO)

»Notfallöl für die Seele«

Botanischer Name: *Citrus aurantium ssp. amara*
Familie: Rutaceae (Rautengewächse)
Herkunft: Italien, Sizilien, Marokko, Ägypten
Gewinnung: Wasserdampfdestillation der frischen Blüten
Ausbeute: ca. 1200–1500 kg der Bitterorangenblüten ergeben 1 kg ätherisches Öl
Duftnote: Herznote ○

Pflanzenporträt und Geschichte

Der Name »Neroli« geht auf die italienische Prinzessin von Nerola zurück, die diesen betörenden Blütenduft liebte und ihre Handschuhe, Gewänder und Räume damit beduftete. Seitdem gilt Neroli als Inbegriff edler, reiner Weiblichkeit und feiner Sinnlichkeit. Typischer Duft des Eau de Cologne. Ein Öl mit langer Tradition, das als Mazeration schon lange in China eingesetzt wurde.

Duftprofil

Zart-blumig, voll-frisch, lieblich bis süß

Physische Wirkung

Antibakteriell, schmerzstillend bei Kopfdruck; entzündungshemmend und pflegend bei empfindlicher Haut und bei Schwangerschaftsstreifen; zur Regeneration bei Verspannungen und Übelkeit; kann in Einreibungen oder Bädern wohltuend wirken

Psychische Wirkung

Antidepressiv, angstlösend, stresslösend, stimmungsaufhellend, entspannend, nervenstärkend, bei Schock, Trauma, Prüfungsängsten, bei Anspannung, Suchterkrankungen; warmer Duft vermittelt Sicherheit, Schutz und Geborgenheit – als würde man sich in ein unsichtbares, duftendes Licht hüllen

Besonderheiten

In der Psycho-Aromatherapie gilt Neroli als das »Rescue der Aromatherapie« – ein Öl für seelische Notlagen.

Anwendung

In Duftlampen, Kompressen, Gesichts- und Körperölen, Bädern, Massageölen, Roll-ons, Splashs, Schüttelemulsionen und als Naturparfum; in Kombination mit Lavendel bei Nervosität und Unruhe; in der Aromaküche für feine Desserts

TIPP

Orangenblütenwasser, das Beiprodukt der Wasserdampfdestillation, eignet sich hervorragend als fein duftendes Gesichtswasser oder zur sanften Reinigung sensibler Haut; auch für Raumspray, Splash und Naturparfum geeignet. Ein einziger Tropfen öffnet das Herz und schenkt tiefe Ruhe – besonders, wenn alles zu viel erscheint. Neroli erinnert uns daran, dass Sanftheit eine Form von Stärke ist. Ein Fläschchen 10-prozentiges verdünntes Neroliöl ist ideal als Riechöl für akute emotionale Belastung.

ORANGE (BIO)

»Sonne und gute Laune«

Botanischer Name: *Citrus sinensis dulci*
Familie: Rautengewächse (Rutaceae)
Herkunft: Italien, Spanien, Brasilien, Israel, USA
Gewinnung: Kaltpressung der Schalen
Ausbeute: ca. 200 kg frische Schalen ergeben 1 kg ätherisches Öl
Duftnote: Kopfnote △

Duftprofil

Fruchtig-frisch, süß, warm, leicht herb

Physische Wirkung

Antiseptisch, antibakteriell, adstringierend für die Haut, entzündungshemmend, immunstärkend, blähungsmindernd, lymphanregend

Psychische Wirkung

Angstlösend, ausgleichend, belebend, geistig erfrischend, energetisierend und entspannend, stimmungsaufhellend; fördert Freude, Zuversicht und Optimismus; leicht konzentrationssteigernd

Besonderheiten

Seit dem 16. Jahrhundert ist der Orangenbaum, aus China kommend, in unseren Orangerien ansässig. Es ist eines der ätherischen Öle, das enorm beliebt ist – zur Raumbeduftung, als Gute-Laune-Duft. Das Öl fördert den Schlaf bei unruhigen Kindern, besonders in Kombination mit Benzoe Siam. Seine adstringierende Wirkung hilft bei Cellulite und wird gern für entschlackende Wickel und Auflagen benutzt.

Anwendung

In Aromastream, Duftlampen, Kompressen, Körperölen,

Bädern, Massageölen, Roll-on, Splash, Schüttelemulsion, Naturparfum

Wichtiger Hinweis
Das Öl kann zu Hautreizungen führen. Machen Sie stets einen Test am Unterarm (siehe auch Seite 269).

ROSENGERANIE
»Entspannen und Wohlgefühl«

Botanischer Name: *Pelargonium graveolens*
Familie: Geraniaceae (Storchschnabelgewächse)
Herkunft: Ägypten
Gewinnung: Wasserdampfdestillation der Blätter
Ausbeute: ca. 400 kg ergeben 1 kg ätherisches Öl
Duftnote: Herznote ○

Duftprofil
Blumig, rosig, mit einer zarten, grünen Frische und einem leicht herben Bouquet; wirkt entspannend, harmonisierend und sanft stärkend

Physische Wirkung
Zellregenerierend, entzündungshemmend, pilzhemmend, insektenabweisend und narbenpflegend; wirkt bei unreiner Haut; zur Hautpflege bei Wundheilung, Ekzemen, Hautreizungen; bei PMS-Beschwerden; ein duftender Schutzschild aus der Natur

Psychische Wirkung
Beruhigend, entspannend, angstlindernd, ausgleichend, harmonisierend, stressreduzierend, stärkend bei Erschöpfung, balancierend, herzöffnend, emotional stabilisierend, bei innerer Unruhe, erzeugt Geborgenheit und emotionale Erdung; Duft gleicht Extreme aus: beruhigt, wenn wir ange-

spannt sind, und erfrischt, wenn wir erschöpft sind; öffnet das Herz, umschmeichelt die Sinne und bringt die Seele in Balance; steht für innere Harmonie, vereint Sanftheit und liebevolle Selbstfürsorge – ein Seelenbalsam

Besonderheiten

Als klassisches Frauenöl reguliert sie den Hormonhaushalt und ist ein sanftes Begleitöl in den Wechseljahren. Rosengeranie ist eine Hautschützerin. Zugleich schenkt sie seelische Wärme und vermittelt ein Gefühl von Sicherheit.

Anwendung

Perfekt für Duftmischungen in Körper- und Massageölen, wohltuenden Bädern, im Aromastream, in Duftlampe und Roll-on, Splash und Naturparfum. Harmoniert besonders gut mit Ho-Blättern, Zitrusölen, Lavendel, Neroli, Sandelholz, Palmarosa, Ylang-Ylang und vielen anderen Blütendüften; auch gut mit Baumdüften wie Zeder und Fichtennadel. Gemeinsam entstehen Kompositionen, die sowohl pflegend als auch stimmungsaufhellend wirken. Ein Tropfen Rosengeranie ist wie ein sanftes Lächeln des Lebens – er erinnert uns daran, dass Schönheit, Ruhe und Liebe in uns selbst wohnen.

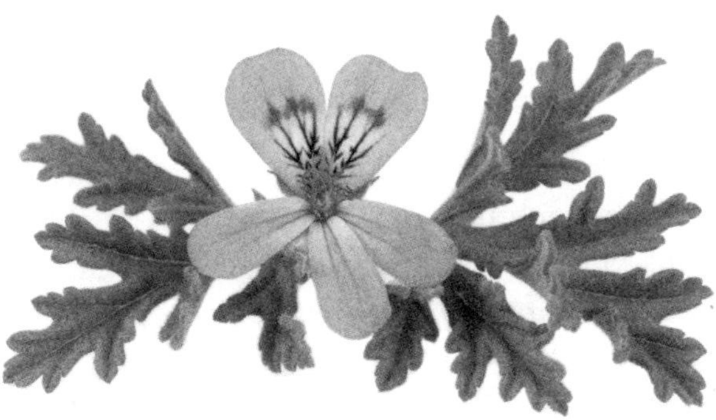

SANDELHOLZ
»Im Königreich der Liebe«

Botanischer Name: *Santalum album*
Familie: Santalaceae (Sandelholzgewächse)
Herkunft: Indien, Australien, Südostasien
Gewinnung: Wasserdampfdestillation des fein geraspelten Holzes
Ausbeute: ca. 20 kg Kernhölzer aus dem Wurzel- oder Stammholz ergeben 1 kg ätherisches Öl
Duftnote: Basisnote □ mit Tendenz zur Herznote ○

Duftprofil
Warm, weich, holzig, exotisch, balsamisch, mit einer warmen, weichen, süßen Tiefe

Physische Wirkung
Antiseptisch, antibakteriell, entzündungshemmend, lymphanregend; traditionelle Hautpflege bei trockener, empfindlicher und gereizter Haut, Ekzeme, venentonisierend; hilfreich bei Wundheilungsprozessen; hormonregulierend; hilft bei Blasenschwäche

Psychische Wirkung
Ausgleichend, harmonisierend, aphrodisierend, herzöffnend, spannungslösend, regenerierend, reizmindernd; baut seelische Widerstandskraft auf

Besonderheiten
Sandelholz gilt als Duft der Liebe und Hingabe, der Herz und Geist verbindet, beruhigt und zugleich belebt; ein Duft, der wie ein leiser Herzschlag der Erde in uns nachklingt, sein zarter Schleier von Frieden und Geborgenheit füllt den Raum aus. Er schenkt Ruhe, Sinnlichkeit und innere Stabilität, besonders in Zeiten emotionaler Erschöpfung oder Unruhe.

Spirituelle Bedeutung

Seit Jahrtausenden ist Sandelholz ein heiliger Duft Indiens – untrennbar mit Tempelritualen, Meditation und Gebet verbunden. Es symbolisiert Reinheit, Liebe, göttliche Verbindung und Mitgefühl. In der Yoga- und Meditationspraxis öffnet es das Herz- und Kronenchakra, harmonisiert Energieflüsse und fördert innere Einkehr, Achtsamkeit und eine liebevolle Haltung zu sich selbst und anderen. Ein idealer Begleiter für Meditation, Regeneration und stille Momente des Rückzugs.

Anwendung

In Massage- und Körperölen oder in Meditationsmischungen entfaltet es seine volle, samtige Tiefe; geeignet für Duftlampe, Roll-on, Splash, Naturparfum; lässt sich wunderbar kombinieren mit: Rosenöl, Vetiver, Patchouli, Benzoe, Zeder, Vanille oder Lavendel. Sandelholz ist von zäher, honigartiger Konsistenz, das kostbare Öl wird inzwischen in Jojobaöl (10 Prozent) angeboten und ist in sich dann schon wie ein Naturparfum.

TONKA-EXTRAKT

»Ein Traum von süßer Mandel«

Botanischer Name: *Dipteryx odorata*
Familie: Schmetterlingsblütler (Faboideae)
Herkunft: Brasilien, Asien, Afrika
Gewinnung: Alkoholextraktion der exotischen fermentierten Samen der Tonkabohne
Ausbeute: ca. 50 kg Bohnen ergeben 1 kg Tonka-Extrakt
Duftnote: Basisnote ☐

Duftprofil

Süß, warm, sinnlich, euphorisierend, aphrodisierend – mit

Noten von Bittermandel, Vanille, Heu, stark nach Waldmeister duftend durch die fast ausschließlich enthaltenen Cumarine und Karamell

Physische Wirkung
Entzündungshemmend, enorm schmerzstillend, krampflösend, entspannend, schlaffördernd, muskelentspannend, durchblutungsfördernd, bei rheumatischen Beschwerden, lymphentstauend; hilfreich bei Bauch- und Rückenschmerzen, Hexenschuss

Psychische Wirkung
Beruhigend, einhüllend, emotional stabilisierend, mild angstreduzierend, euphorisierend, stimmungsaufhellend, aphrodisierend, besonders hilfreich bei Depressionen, Trauer; stärkt das innere Gleichgewicht

Besonderheiten
Tonka duftet nach Geborgenheit, Kindheitserinnerung und Gebäck. Der Duft gilt als Aroma des Vertrauens, des Trostes und der seelischen Heilung. Er ist eine Note der Behaglichkeit und Herzenskraft – des inneren Schutzes. Er erinnert daran, dass in jeder Sanftheit eine tiefe Stärke wohnt, und dass Wärme der erste Schritt zur Heilung ist. Seine muskelentspannende und durchblutungsfördernde Wirkung macht ihn zu einem wertvollen Bestandteil in Massageölen und bei Einreibungen; hilft, das innere Gleichgewicht wiederzufinden. Er stärkt das Vertrauen ins Leben, wärmt das Herz, spendet Trost und seelische Heilung, dazu schenkt er ein Gefühl von Sicherheit und innerer Ruhe; ein duftender Begleiter in Zeiten der seelischen Erschöpfung oder des Loslassens. Tonka lässt sich harmonisch kombinieren mit: Bergamotte, Grapefruit, Douglasfichte, Ho-Blättern, Lärche, Lavendel, Orange und Zeder. In Duftkompositionen wirkt er als Abrunder und Weichzeichner, verleiht Tiefe und

Wärme. In der Aromaküche ist er eine kreative und raffinierte Komponente, und seine kulinarische Magie entfaltet Tonka in Süßspeisen, Desserts, Schokolade, warmen Getränken oder Gebäck.

Anwendung
Im Aromastream, in Duftlampe, als Roll-on, Splash, Raumspray und Schüttelemulsion

VETIVER
»Erdung und Ausgleich«

Botanischer Name: *Vetiveria zizanoides*
Familie: Süßgräser *(Poaceae)*
Herkunft: Madagaskar, La Réunion, Indien, Indonesien
Gewinnung: Wasserdampfdestillation der Wurzeln
Ausbeute: ca. 100 kg ergeben 1 kg ätherisches Öl
Duftnote: Basisnote □

Duftprofil
Erdig, holzig, schwer, würzig und tief warm – mit einer leicht rauchigen Tiefe; beständig, schützend, kraftvoll

Physische Wirkung
Antibakteriell, antimykotisch, durchblutungsfördernd, entzündungshemmend, immunstimulierend, schleimlösend, antiallergisch, hormonell ausgleichend; ein stark regenerierendes und schützendes Hautöl, kräftigt das Gewebe und hilft bei Akne, Wunden, Narben, Venenschwäche und Krampfadern, hormonellen Dysbalancen, Kopfschmerzen und Hitzesymptomen

Psychische Wirkung
Angstminimierend, stressabbauend, erdend und antidepressiv; hilft, innere Ruhe zu finden; bei Erschöpfung und

Überforderung, Schlafstörungen und Nervosität; harmonisierend und psychisch stärkend

Besonderheiten

Vetiver schenkt Bodenhaftung und Ruhe, wenn Gedanken fliegen und die Seele Halt sucht. Es führt zurück zur Mitte, in den Körper, ins Hier und Jetzt. Vetiver bringt die Energie vom Kopf zurück in den Körper – ideal für Menschen, die »zu viel denken« oder ihre innere Mitte verloren haben. Ein Duft, der wie Wurzeln trägt, wenn alles ins Wanken gerät, und uns daran erinnert, dass Ruhe aus der Tiefe entsteht. Es ist der Duft der Verwurzelung, des inneren Friedens und der Stabilität. In der Parfümerie wird er als Fixateur geschätzt, der Blüten- und Nadelholznoten Tiefe und Struktur verleiht. Er mischt sich hervorragend mit Zedernholz, Patchouli, Sandelholz, Orange, Lavendel, Rosengeranie oder Bergamotte.

Anwendung

Massage- und Körperöle bei Muskelverspannungen, nervöser Unruhe oder Erschöpfung, Bäder und Kompressen zur Tiefenentspannung; zur Hautpflege bei Narben, trockener Haut oder Entzündungen; zur Raumbeduftung für Zentrierung in der Duftlampe oder im Spray, bei Meditation und für ruhige Klarheit; in Roll-on und Splash

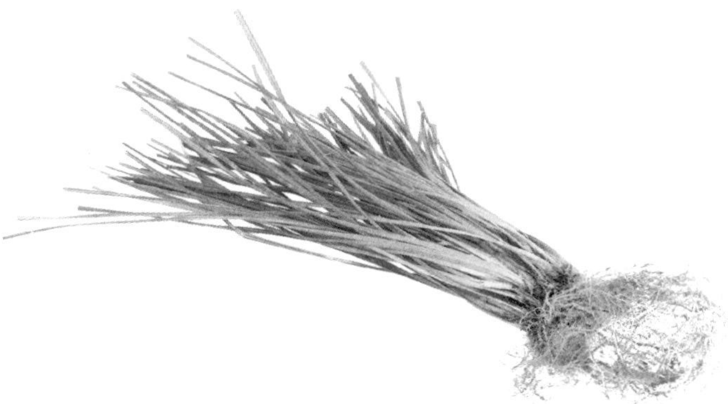

YLANG-YLANG EXTRA SUPÉRIEUR
»Duft der Weiblichkeit«

Botanischer Name: *Cananga odorata*
Familie: Flaschenbaumgewächse (Annonaceae)
Herkunft: Madagaskar, Komoren, Indonesien
Gewinnung: Wasserdampfdestillation der Blüten in Fraktionen, hier erste Fraktion
Ausbeute: ca. 250 kg Blüten ergeben 1 kg ätherisches Öl
Duftnote: Herznote ○

Duftprofil
Süß, exotisch, blumig und betörend – mit warmen, balsamischen Untertönen

Physische Wirkung
Entspannend, entkrampfend, stresslindernd, schmerzlindernd und entzündungshemmend, immunmodulierend, zellregenerierend, tonisierend, wundheilend; bei hormoneller Dysbalance, PMS, klimakterischen Beschwerden, zur Haut- und Haarpflege; unterstützt die natürliche Regeneration von Haut und Gewebe; ein Schönheitsöl im besten Sinne

Psychische Wirkung
Aphrodisierend, ausgleichend, angstmildernd, seelisch balancierend, beruhigend, entspannend; stärkt das Vertrauen in das eigene Selbst, bei Nervosität und Erschöpfung, depressiven Verstimmungen, Angstzuständen und »seelischem Bauchweh«, Pubertäts- oder Lebenskrisen; harmonisiert Herz und Geist, schenkt Leichtigkeit, Selbstwert und liebevolle Verbindung

Besonderheiten
Ein sinnlicher goldener Blütenduft, der Herz und Seele umhüllt; Ylang-Ylang gilt als Duft der Weiblichkeit und des Vertrauens, er gleicht aus, besänftigt, öffnet das Herz – und

schenkt Frieden mit sich selbst. Es ist ein Blütenduft voller Sinnlichkeit und Tiefe, zugleich erdend und aufhellend. Er symbolisiert Zärtlichkeit, Selbstliebe und inneren Frieden – ein Duft, der Spannung in Sanftheit verwandelt und das Herz öffnet. Für kosmetische Anwendungen gilt Ylang-Ylang supérieur und für therapeutische Zwecke Ylang-Ylang komplett als besonders wertvoll.

Anwendung

Duftlampe, Körper- und Massageöle, Roll-on, Schüttelemulsion, Körperspray, Splash und Naturparfum

ZIRBELKIEFER (BIO)

»Ankerduft und klare Bergatmosphäre«

Botanischer Name: *Pinus cembra*
Familie: Kieferngewächse (Pinaceae)
Synonyme: Zirbe, Arve
Herkunft: Österreich, Italien, Schweiz
Gewinnung: Wasserdampfdestillation der zerkleinerten Zweige und Nadeln, 4 Stunden
Ausbeute: ca. 250 kg ergeben 1 kg ätherisches Öl
Duftnote: Kopfnote △ mit Tendenz zur Herznote ○

Duftprofil

Holzig, frisch, harzig und klar – mit balsamischer und leicht zitrusartiger Nuance; der Inbegriff alpiner Stärke und Reinheit

Physische Wirkung

Antiseptisch in der Raumluft, schleimlösend, durchblutungsfördernd, atmungsvertiefend, Insekten abwehrend

Psychische Wirkung

Angstlösend, stressreduzierend, seelisch stabilisierend; verbessert die Schlafqualität, hilft bei Abgrenzungsschwierigkeiten und schenkt innere Ruhe und Halt; verbindet Erdung und Weite, schenkt Schutz und das Gefühl, wieder fest verwurzelt zu sein; wahrer »Ankerduft«, ideal, wenn äußere Reize überfordern oder das Gedankenkarussell nicht zur Ruhe kommt; erdet, stärkt und öffnet zugleich den Atem – ein Öl der Stärke, Klarheit und Gelassenheit

Die Wirkung auf den Schlaf

Eine Studie des Human Research Instituts für Gesundheitstechnologie und Präventionsforschung in Graz (Österreich) zeigte beeindruckende Ergebnisse: Der Duft von Zirbenholz senkt die Herzfrequenz um etwa 3500 Schläge pro Nacht – das entspricht rund einer Stunde Herzarbeit weniger. Er verlängert die Tiefschlafphasen, fördert die Regeneration und stärkt den Vagustonus – den wichtigsten Erholungsnerv des Körpers. Zirbelkiefer – ein duftender Anker für gestresste Zeiten, der hilft, durchzuatmen, loszulassen und sich getragen zu fühlen.

Anwendung

Als Einreibung, Badezusatz oder in der Duftlampe hilft es, das Immunsystem zu kräftigen und die Atmung zu vertiefen. Geeignet zur Raumluftreinigung und zur Neutralisierung unangenehmer Gerüche (etwa Zigarettenrauch).

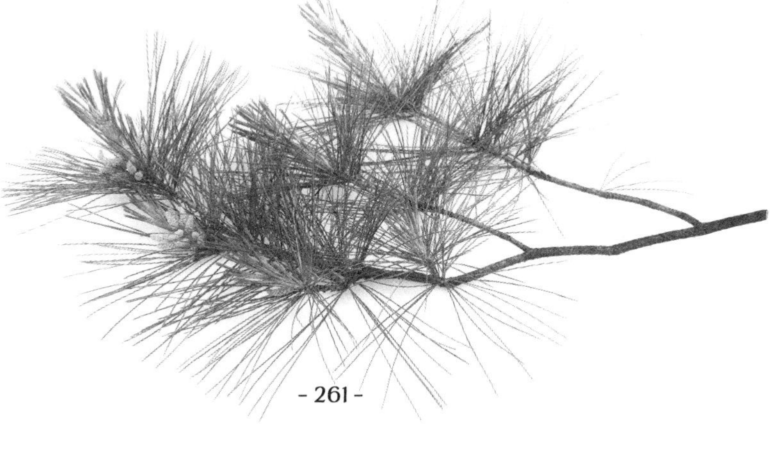

ZITRONE (BIO)
»Heiterer Geistesblitz«

Botanischer Name: *Citrus limon*
Familie: Rautengewächse (Rutaceae)
Herkunft: Italien, Argentinien, USA
Gewinnung: Kaltpressung der frischen Fruchtschalen
Ausbeute: ca. 200 kg der Fruchtschalen ergeben 1 kg ätherisches Öl
Duftnote: Kopfnote △

Duftprofil
Frisch, klar, spritzig und rein – wie ein Schluck Morgensonne

Physische Wirkung
Antiseptisch, antibakteriell (besonders gegen Streptokokken), antiviral, gefäßstärkend, lymphflussaktivierend, immunstimulierend, fiebersenkend, wirkt entgiftend und entschlackend, desodorierend, tonisierend, erfrischend und stoffwechselaktivierend

Psychische Wirkung
Angstlösend, belebend, konzentrationssteigernd; stärkt das logische Denken und hilft, Gedanken zu ordnen; stimmungsaufhellend, motivationsteigernd

Besonderheiten
Zitronenöl vermittelt Leichtigkeit und Optimismus, bringt Struktur in Gedanken und öffnet den Blick für das Wesentliche; es vertreibt den »geistigen Nebel«. Sein frischer Duft hellt die Stimmung auf, löst Lethargie und schenkt neue Motivation – ideal in Phasen geistiger Erschöpfung, bei Prüfungsstress oder emotionaler Schwere. Eine Studie mit College-Studenten zeigte, dass das Einatmen von Zitronenöl während Tests die geistige Leistungsfähigkeit stärker

verbesserte als jedes andere getestete Öl – es steigerte Aufmerksamkeit, Gedächtnisleistung und Reaktionsfähigkeit. Das Öl wirkt zudem fiebersenkend; gut als Massageöl gegen Cellulite, zur Straffung von Haut und Bindegewebe, bei Reiseübelkeit und Halsschmerzen – ein Öl, das belebt, aber zugleich harmonisierend auf die Nerven wirkt.

Anwendung
Desinfektion der Raumluft als Diffuser, Duftlampe, Raumspray, Inhalation

Wichtiger Hinweis
Es enthält in minimalen Mengen Furanocumarine, sie erhöhen die Lichtempfindlichkeit der Haut bei UV-Licht. Es können sich Pigmentflecken entwickeln (siehe Seite 269).

Weitere erwähnenswerte ätherische Öle

NARDE (NARDOSTACHYS JATAMANSI)

»Wurzel der inneren Ruhe«

Duftnote: Herznote ○ mit leichter Tendenz zur Basisnote □

Nardostachys jatamansi, ist eines der kostbarsten Salböle des Altertums, und zwar der Auszug der Wurzel eines Baldriangewächses, das im Himalaja wächst. Man fand das Öl als Grabbeigabe in Ägypten, in der Bibel wird die Narde erwähnt als wertvolles Öl. Es ist erdig, warm und balsamisch-schwer; fördert die Tiefenentspannung und seelische Sammlung; gilt seit Jahrhunderten als Öl der Hingabe und Spiritualität. Der hohe Anteil an Sesquiterpenen stabilisiert die Haut und die Psyche. Kann als Massageöl auf Solarplexus oder Fußsohlen angewendet werden. Ein spezielles Fixativ.

OUD (ADLERHOLZ)

»Kostbarkeit der Transformation«

Duftnote: Basisnote ☐

Ud Aquilaria agallocha ist ein erhabener, kostbarer, seltener Duft mit tiefem, balsamischem Charakter; symbolisiert die Verbindung zwischen Erde und Geist, zwischen Materie und Spiritualität; unterstützt Grenzgänger, Transformationsprozesse und spirituelle Reifung. Wenn der Laubbaum aus Südostasien nach langem Wachstum (ca. 80 Jahre) von einem Pilz befallen wird, dann erst entwickelt er diesen dunklen aromatischen Duft – das wird heute künstlich aktiviert. Das ätherische Öl ist eine solche Kostbarkeit, dass es auch »flüssiges Gold« genannt wird. Es wird für Parfum- und Räucherkreationen verwendet. Die tiefen schweren Sesquiterpenverbindungen erklären die Anwendung bei den Sufis und anderen Religionsgemeinschaften als Einstieg in die Meditation. Es ist ein außergewöhnliches Fixativ in Mischungen zur Transformation.

PATCHOULI

»Erde und Sinnlichkeit«

Duftnote: Basisnote ☐

Pogostemon cablin, ein Kraut aus Südostasien aus der Familie der Lippenblütler, wird vor allem zur Herstellung von Räucherstäbchen und Räucherwerk verwendet. Das ätherische Öl wirkt erdend, stabilisierend und regenerierend; es unterstützt innere Ruhe und Sinnlichkeit. Durch die hohen Sesquiterpenanteile kommt es in der Hautpflege und zum Entstauen der Venen zum Einsatz. Ein klassisches Öl der 1960er-Jahre, zugleich stark fixativ, geheimnisvoll, exotisch. Es wird gern in Naturparfums eingesetzt. Nach zehn Jahren wird es erst besonders fein duftend.

PFEFFERMINZE
»Erfrischender Klarheitsbringer«

Duftnote: Kopfnote △

Mentha x piperita, die echte Pfefferminze, ist eine noch recht junge Kreuzung, vor 300 Jahren wurde sie erstmals in England gezüchtet. Es gibt viele verschiedene Minzarten. Pfefferminze ist in der Aromatherpie sehr wichtig wegen ihrer stark kühlenden und zellerneuernden Wirkung, sie ist belebend und krampflösend, löst Kopfschmerzen und Migräne. Sie erfrischt den Geist und schenkt Energie; sie ist bei Verdauungsbeschwerden und Übelkeit sowie bei Jetlag geeignet und auch in der Aromaküche beliebt – z. B. für Getränke oder Schokoladenrezepte. Kinder unter drei Jahren sollten das Öl nicht verwenden, beim Baden kann es Frösteln auslösen, deshalb ist es nicht für warme Bäder geeignet; nicht innerlich bei Schwangeren; kann in geringen Dosierungen auch bei homöopathischen Anwendungen verwendet werden.

WEIHRAUCH
»Überlebenswunder der Natur«

Duftnote: Basisnote □

Boswellia carterii, der afrikanische Weihrauch, ist weich, harzig und süß, durch das mehrmalige Anritzen der Baumrinde erhält man die Harzkügelchen, die dann auch destilliert werden. Das Harz wurde seit frühesten Zeiten zum Räuchern und für Heilzwecke und Hautpflege verwendet – zum »Glätten der Falten«. *Boswellia serata,* der indische Weihrauch, ist eher frisch harzig bis kühl. Die Wirkweisen der beiden Weihrauchöle sind ähnlich, Ihre persönliche Duftvorliebe ist entscheidend. Weihrauch ist ein klassischer Räucherstoff seit der Antike und bekannt für seine reinigenden, ausgleichenden und meditativen Eigenschaften; Weihrauch bringt neue Klarheit, vertieft den Atem und fördert spirituelle Zentrierung. Zugleich wirkt er als natürliches Fixativ in Duftmischungen und symbolisiert das Aufsteigen der Seele zum Licht.

WEISSTANNE
»Atem des Waldes«

Duftnote: Kopfnote △ mit Tendenz zur Herznote ○

Abies alba, die Weißtanne – die weißlich graue Borke verleiht ihr den Namen. Lateinisch *Abies* bedeutet »Tanne«. Tannen galten unseren Vorfahren als Baum der Ausdauer und Stärke. Weißtannenduft reinigt die Raumluft, stärkt die Abwehrkräfte und erinnert an klare Waldluft und Waldspaziergänge, er hebt die Stimmung, öffnet die Atemwege – besonders in der Erkältungszeit wohltuend; sein seltenerer Anteil an Sesquiterpenen wirkt zusätzlich psychisch erdend und beruhigend; bei Erschöpfung und nervöser Anspannung ist er sehr geeignet, gleichzeitig stärkt er die Konzentration. Der klassische Weihnachtsduft.

ZEDER (ATLAS- UND HIMALAJA-ZEDER)
»Öle der Stärke und des Schutzes«

Duftnote: Basisnote □ mit leichter Tendenz zur Herznote ○

Cedrus atlantica, die Atlaszeder, steht für Mut, Würde und innere Standhaftigkeit. Die Atlaszeder war schon immer als wetterbeständiger Baum bekannt. Sie ist im nordafrikanischen Atlasgebirge beheimatet, heute auch in Frankreich und Korsika. Während der Destillation wird die Hitzezufuhr unterbrochen, sodass die Holzzellwände in der Pause aufbrechen. Die sehr starken Sesquiterpenanteile im ätherischen Öl erklären die antiallergische, juckreizstillende, entkrampfende Wirkung; ein stark aufbauendes, stabilisierendes Öl mit warmem, harzigem Duft; verleiht Kraft und Vertrauen in die eigene Vitalität. Der Duft wirkt erdend und beruhigend.

Cedrus deodara, die Himalaja-Zeder, kommt aus Nordindien, Nepal, Bhutan und Pakistan; sie wächst in 2000–3000 Metern Höhe. Es ist ein sehr seltenes Öl. Die antibakterielle Wirkung wurde 2015 in Pakistan nachgewiesen. Der Duft ist weich und blumig; wirkt regenerierend, hautpflegend, lymphentstauend, stabilisierend, immunmodulatorisch und stärkend bei Stress. Beide Zedern wirken antiallergisch, stärkend und zentrierend.

Duftanwendungen richtig zubereiten

Ätherische Öle wirken in Mischungen meist intensiver, da sie sich in ihrer Wirkung gegenseitig verstärken können (Synergieeffekt).

Synergieeffekte nutzen

Da ätherische Öle nicht wasserlöslich sind, benötigen sie Emulgatoren, und hier können wir Synergieeffekte nutzen, um sie zu kombinieren. Ätherische Öle und Biopflegeöle enthalten sekundäre Pflanzenstoffe. Die Biopflegeöle sind Basisöle, wie Mandel-, Aprikosenkern-, Jojoba- und Sesamöle, und verbinden sich sehr gut mit den ätherischen Ölen. Daraus entstehen nützliche Kombinationen für die Anwendung, wie Körper-, Massage-, Gesichtsöle oder Roll-ons, Schüttelemulsionen und viele mehr. Zu Beginn steht immer die Frage: Welche Wirkung soll meine Mischung haben, und welche Öle unterstützen dieses Ziel?

Kopf-, Herz- und Basisnote

Eine harmonische Duftmischung enthält immer alle drei Ebenen – Kopfnote, Herznote und Basisnote (siehe Seite 225 ff.). Das empfohlene Mischungsverhältnis lautet: sieben Teile Kopfnote, drei bis fünf Teile Herznote und ein bis drei Teile Basisnote. (Ausnahmen bestätigen die Regel.)

Über die Dosierung der Öle

Der Gesamtanteil der ätherischen Öle sollte bei Erwachsenen z. B. in einem Massageöl, Körperöl oder einer Schüttelemulsionen bei 1–2 Prozent liegen. Das entspricht bei 100 ml Basisöl etwa 25–50 Tropfen ätherischen Öls. Es kann natürlich auch weniger verwendet werden. Einige destillierte Blütenöle oder Absolues sind sehr intensiv und sollten geringer dosiert werden. Bei therapeutischer oder kleinflächiger Anwendung kann kurzfristig eine etwas höhere Dosierung eingesetzt werden.

Erwachsene (ca. 60 kg): 1–1,5 Prozent
Kinder (5–12 Jahre): 1 Prozent
Kleinkinder (2–5 Jahre): 0,5 Prozent
Babys: 0,25 Prozent

Ca. 50 Tropfen (2 ml) ätherische Öle auf 98 ml Basisöl entsprechen 2 Prozent.
Ca. 25 Tropfen entsprechen etwa 1 Prozent.
Ca. 12 Tropfen entsprechen etwa 0,5 Prozent.
Ca. 6 Tropfen entsprechen etwa 0,25 Prozent.

Bei Babys und Kleinkindern empfiehlt sich eine sehr geringe Dosierung und nur die phasenweise Anwendung. Bei Babys unbedingt sehr vorsichtig mit ätherischen Ölen umgehen. Nur wenige Öle gelten als sicher, z. B. Lavendel fein oder Rose.

Das richtige Mischen

Um das Mischen zu üben, beginnen Sie am besten mit einer Auswahl von drei bis fünf Ölen – mindestens eine Kopf-, Herz- und Basisnote. Verwenden Sie als Trägeröl Jojoba- oder Mandelöl. Riechen Sie an den Düften Ihrer Wahl auf Riechstreifen, und versuchen Sie, sich die Kombination vorzustellen.

Für Geübte ist es möglich, mit der Basisnote zu beginnen. Dosieren Sie diese sehr sparsam. Fügen Sie anschließend die Herznote hinzu, und dosieren Sie auch hier vorsichtig. Die Kopfnote wird zuletzt hinzugefügt – hier darf etwas großzügiger gearbeitet werden.

Wenn Sie versuchen, den Duft abzurunden, verändern Sie zuletzt etwas an der Basisnote. Intensivieren Sie zuerst die Herznote, dann die Kopfnote.

Für den Einsteiger ist es sinnvoll, mit zwei ätherischen Ölen zu arbeiten – einer Kopf- und einer Herznote. Meist sind die Kopfnoten die beliebtesten, und danach folgen die Herznoten. Starten Sie in dieser Reihenfolge.

Zwischendurch verschütteln Sie die Mischung und testen sie immer wieder auf der Haut. Die Mischung verändert sich in den nächsten Wochen – direkt nach dem Mischen kann nur ein erster grober Eindruck gewonnen werden.

Hautverträglichkeit beachten

Nützen Sie den Armbeugetest beim Einsatz eines neuen Öls oder einer neuen Mischung: einen Tropfen des ätherischen Öls mit einem Esslöffel Bio-Pflegeöl mischen, auf die Ellenbeuge auftragen und etwa 15–60 Minuten beobachten. Bei Reizungen oder Unsicherheit wenden Sie Ihre Mischung bitte nicht an.

Faszinierende Duftrezepte

Auf den folgenden Seiten stellen wir Ihnen Duftrezepte vor, die Ihnen im Alltag Gutes tun und für Wohlbefinden und Gesundheit sorgen.

Hilfreiche Raumdüfte

Ein frischer Raumduft hilft, sich zu konzentrieren, zur Ruhe zu kommen, Freude und Sinnlichkeit zu »tanken« oder einfach wieder besser durchzuatmen – je nach verwendetem Duftöl. Lassen Sie sich überraschen.

Konzentrationsförderung
Geeignete Düfte:

- ★ Zitrusöle: Zitrone (bio), Orange (bio), Grapefruit (bio)
- ★ Nadelhölzer (waldige Düfte): Douglasfichte, Zirbelkiefer
- ★ Kräuteröle: Rosmarin (bio), Pfefferminze (bio)

Entspannung
Geeignete Düfte:

- ★ Blütenöle: Neroli, Rosengeranie (bio), Ylang-Ylang (bio), Lavendel fein (bio)
- ★ Holzige Düfte: Ho-Blätter, Sandelholz, Atlas- und Himalaja-Zeder (bio)
- ★ Zitrusöle: Orange (bio), Bergamotte (bio)

Erkältung, Husten, Schnupfen
Besonders in der nasskalten Jahreszeit haben sich folgende Düfte bewährt:
Eukalyptus (bio), Thymian (bio), Cajeput (bio), Lorbeer (bio), Pfefferminze (bio), Latschenkiefer (bio), Lavendel (bio), Zirbelkiefer (bio)

Duftmischungen für jedermann

Die folgenden Duftmischungen sind für die meisten von uns geeignet, erfüllen sie doch viele Bedürfnisse, die uns alle angehen. Ob wir nun ein wenig »Konzentrationsförderung« brauchen oder einfach Geborgenheit zu Hause ...

Einfache Mischungen für das Wohlbefinden zu Hause

- ★ Orange (bio) (5 Tropfen) + Ho-Blätter (2 Tropfen)
- ★ Grapefruit (bio) (5 Tropfen) + Ylang-Ylang (bio) (1–2 Tropfen)
- ★ Zirbelkiefer (bio) (5 Tropfen) + Lavendel fein (bio) (2 Tropfen)
- ★ Mandarine (bio) (5 Tropfen) + Lavendel fein (bio) (2–3 Tropfen)
- ★ Orange (bio) (5 Tropfen) + Ho-Blätter (2 Tropfen)

Fürs Arbeitszimmer (z. B. in der Duftlampe)

- ★ Variante 1: 5 Tropfen Zitrone (bio), 3 Tropfen Douglasfichte (bio)
- ★ Variante 2: 3 Tropfen Zirbelkiefer (bio), 4 Tropfen Douglasfichte (bio)
- ★ Variante 3: 4 Tropfen Zitrone (bio), 3 Tropfen Grapefruit (bio)

Wohlfühlduft für »überall«

5 Tropfen Bergamotte (bio), 2 Tropfen Tonka-Extrakt (bio), 3 Tropfen Zirbelkiefer (bio)

Duftmischung für Herz und Seele

5 Tropfen Rosengeranie (bio) + 3 Tropfen Ho-Blätter
Schafft eine harmonische, offene Atmosphäre und unterstützt die Kommunikation – besonders geeignet in Büros oder bei privaten Gesprächen. Dieser Duft wird oft auch von Menschen geschätzt, die Rosendüfte sonst nicht mögen.

Airspray »Grippewelle«
20 Tropfen Zitrone (bio), 10 Tropfen Lavandin (bio), 5 Tropfen Zirbelkiefer (bio)
In 10 ml Weingeist emulgieren und mit 20 ml Orangenblütenwasser (bio) oder destilliertem Wasser auffüllen. Raum kräftig lüften und anschließend mit mehreren Sprühstößen ausgiebig besprühen.

Körper- und Massageöl »Erdend und haltgebend«
50 ml Mandel- oder Sesamöl, 7 Tropfen Grapefruit (bio), 5 Tropfen Orange (bio), 2–3 Spateltropfen Vetiver (bio)

Druck- und Stressbremse Roll-on
10 ml Mandel- oder Jojobaöl in ein Roll-on-Fläschchen geben, 1 Tropfen Pfefferminze (bio), 2–3 Tropfen Orange (bio)

Reisefit Roll-on

- ★ Variante 1: 10 ml Mandel- oder Jojobaöl in ein Roll-on-Fläschchen geben, 2 Tropfen Lorbeer (bio), 3 Tropfen Grapefruit (bio)
- ★ Variante 2: 2 Tropfen Zeder (bio), 2 Tropfen Pfefferminze (bio), 2 Tropfen Zitrone (bio)
- ★ Variante 3: 1 Spateltropfen Vetiver (bio), 4 Tropfen Orange (bio)

Zur punktuellen Anwendung an Handgelenkpulsen, Solarplexus und Schläfen

Notfallspray
20 ml Orangenblütenwasser, 8 Tropfen Neroli 10 % (bio)
Die Tropfen in den Sprühflakon geben und mit dem Orangenblütenwasser aufgießen, schütteln, je nach Bedarf die Augen schließen und direkt auf das Gesicht, über den Kopf oder auf den Nacken sprühen. Der feine Duftnebel wirkt enorm stärkend.

Schmerzmischung »Seelenschmeichler«
20 ml Jojobaöl (bio) Fläschchen mit Gießring,
1 Tropfen Lavendel fein (bio), 1 Tropfen Orange (bio),
2 Tropfen Tonka-Extrakt (bio), 4 Tropfen Zeder (bio)
Unterstützt bei chronischen Schmerzen.

Wohlfühlduft (für die Duftlampe)
5 Tropfen Bergamotte (bio), 2 Tropfen Tonka-Extrakt (bio),
3 Tropfen Zirbelkiefer (bio)

Beschützend und einhüllend (für Hand- oder Fußmassage)
5 Tropfen Ho-Blätter, 7 Tropfen Tonka-Extrakt (bio)
Für Hand- oder Fußmassage in 30 ml Mandelöl einträufeln.

Handmassage »Happy Mind«
6 Tropfen Grapefruit (bio), 3 Tropfen Ho-Blätter
20 ml Mandelöl mit den ätherischen Ölen mischen und die Innenhand und den Handrücken ausgiebig einmassieren, danach jeden einzelnen Finger ausstreichen.

Sinnlichkeit

- ★ Variante 1: Orange (bio) 5 Tropfen, Ylang-Ylang (bio) 2 Tropfen, Sandelholz 3 Tropfen
- ★ Variante 2: Grapefruit (bio) 5 Tropfen, Jasmin 2 Tropfen in Aprikose-, Mandel-, Jojoba- oder Sesamöl einträufeln und auf Fußsohlen, Solarplexus, Innenhandflächen oder Schulterpartie einmassieren.

Riechsalz »Kreativität duftet«
50 g Himalaya oder Natursalz, fein gemahlen,
10 Tropfen Bergamotte (bio), 5 Tropfen Iris 6 Prozent,
2 Tropfen Tonkaextrakt (bio)
Ätherische Öle in ein 50 ml Schraubglas träufeln und das Glas schwenken, sodass die Wand rundherum benetzt wird. Salz hinzugeben und gut schütteln.

Eau de Cologne »Walden« androgyn

10 ml Wodka, 8 ml Orangenblüten oder Zirbelkiefer-/ Zedernwasser, 8 Tropfen Zirbelkiefer (bio), 5 Tropfen Douglasfichte (bio), 5 Tropfen Ho-Blätter, 3 Tropfen Neroli 10 Prozent (bio), 4 Tropfen Atlas- oder Himalaja-Zeder (bio)
Alkohol in eine 20 ml Braunglassprühflasche füllen, die ätherischen Öle hinzugeben und mit Orangenblütenwasser auffüllen. Schütteln und 2–3 Wochen reifen lassen. Vor dem Anwenden immer schütteln, es wird milchig-opak.

»Standfest« – Schüttelemulsion

10 ml Mandelöl, 3 Tropfen Grapefruit (bio),
3 Tropfen Ho-Blätter und 7 Tropfen Himalaja-Zeder (bio) einträufeln und mit 10 ml Hamamelis-, Orangenblütenwasser oder Zirbel-Zeder-Wasser aufgießen.
Es ist ein 2-Phasen-Präparat und wird vor jeder Anwendung gut geschüttelt. Es verteilt einen feinen Nebel über der Haut. Feuchtigkeit und Öl vermischen sich ideal und ziehen sofort ein. Stärkt Psyche und innere Haltung.

Zur Hautregeneration

50 ml Mandelöl, 10 Tropfen Lavendel fein (bio),
8 Tropfen Rosengeranie (bio)
Trägeröl und ätherische Öle mischen und sanft in die Haut einmassieren.

Tonisierendes Körperöl (leicht straffend)

100 ml Sesamöl (bio), 25 Tropfen Orange (bio),
7 Tropfen Zirbelkiefer (bio) oder Douglasfichte (bio)
Trägeröl und ätherische Öle mischen und sanft in die Haut einmassieren.

Orangen-Celluliteöl

100 ml Sesamöl (bio), 20 Tropfen Orange (bio),
10 Tropfen Lorbeer (bio), 5 Tropfen Grapefruit (bio)

Ätherische Öle in das Sesamöl einträufeln, die Mischung kann für Auflagen und Wickel verwendet werden. Mit Heilerde, Hamamelis- oder Orangenblütenwasser anrühren und das Öl dazugeben und auf die betroffenen Hautpartien auflegen.

Wohlige Erholung – Fußbad

2 EL Meersalz, 5 Tropfen Lärche (bio) oder Zirbelkiefer (bio), 3–5 Tropfen Lavendel fein (bio)

Alles gut vermischen, in 3 Liter warmes Wasser geben und 7–12 Minuten darin baden. 1- bis 2-mal täglich anwenden.

»Sinnlich-Exotisch« – Vollbad

50 g Sahne, 4 Tropfen Sandelholz 10%, 1 Tropfen Patchouli (bio), 3 Tropfen Ylang-Ylang superieur (bio), 3 Tropfen Orange (bio) oder Grapefruit (bio)

Wasser in die Wanne einlaufen lassen, die ätherischen Öle in die Sahne träufeln, emulgieren und kurz vor dem Einsteigen in das warme Wasser geben.

Basisches Salzbad (ausleitend und entschlackend)

1–2 EL basisches Salzpulver, 5 Tropfen Lorbeeröl (bio), 7 Tropfen Zypressenöl (bio), 5 Tropfen Grapefruitöl (bio)

Gut vermischen und erst vor dem Einsteigen in ein warmes Vollbad geben.

Dankeschön und ein paar Worte zum Schluss

Mit diesem Buch entstand eine Atmosphäre des Öffnens für Erfahrungen mit und in der Natur, die unsere jahrelange Arbeit in den vielschichtigsten Facetten aufschließt und Ihnen einen ausgesuchten Blick in unsere Arbeit zeigt. Möge das Buch dazu beitragen, unser Da-Sein und unsere Aufgaben im Alltag resilienter und entspannter anzugehen und besonders die Natur mit anderen Augen wertschätzender zu betrachten. Ob es uns gelungen ist, können nur Sie als Leser bewerten und durch eigenes Handeln selbst erfahren.

Wir wünsche Ihnen den Mut, etwas für sich selbst zu verändern, und viele spannende Erkenntnisse für eine fruchtbare Umsetzung, fürs Ausprobieren und die Integration von Naturerfahrungen in den Alltag.

Wir freuen uns sehr über Ihre Kommentare, über Beiträge zum Buch, die Teilnahme an unseren Kursen und Ausbildungen oder auch über Impulse und Erfahrungen.

Schreiben Sie uns gern unter:
info@waldbaden-akademie.com
maria@villaroma.de

Unser besonderer Dank für das Gelingen und Entstehen dieses Buchprojektes gilt Alexander Herrmann, der uns zu unserem Verleger Raphael Mankau führte und die Verbindung zu dem Buch *Natur-Resilienz* schuf. Dank des Weitblicks von Raphael, der das Thema aus einer erweiterten Sicht in die Zukunft betrachtete, war es möglich, dieses Projekt Realität werden zu lassen. Dafür gilt unser allerherzlichster Dank und Respekt.

Unser Dank gilt auch den im Buch genannten Autoren, die die Genehmigung für die Verwendung ihrer Abbildungen, Rezepte und Übungen erteilt haben, so unter anderem Bea von Borcke, Cornelia Wriedt sowie Ingeborg Wäschenbach von *Vegaroma*.

Unsere Ideen und Entwürfe wurden viel diskutiert und dabei weiterentwickelt. Großen Dank an Julia Feldbaum, unsere Lektorin, die uns mit neuen Impulsen, Geduld und Kompetenz begleitet hat.

In der Zeit des Schreibens gab es immer wieder Motivatoren, die uns unterstützten, nahestehende Freunde, Arbeitskollegen und Teilnehmer sowie Trainer unserer Kurse. Danke an alle!

Ein liebevolles Danke auch unseren Ehemännern, Rudolf und Peter Jochen, sowie unseren Kindern, die für uns auf dem Weg des Buches Liebe, Zeit und Geduld aufbrachten, viel auf uns verzichteten und uns dabei mit Ratschlägen, Ideen, Verständnis und Austausch immer wieder zur Seite standen.

Anhang

Arbeitsblätter zur Achtsamkeit

TÄGLICHE ACHTSAMKEIT

Was kann ich sehen?

Wie geht es mir?

Was rieche ich?

Was kann ich hören?

Anmerkungen:

WÖCHENTLICHE REFLEXION

Datum: ______________________

Wie fühle ich mich diese Woche?

____

____

____

____

Was ging gut?

____

____

____

____

____

____

Ich muss loslassen ...

Ich bin stolz auf:

Ich muss mehr davon machen ...

____

____

____

____

____

____

TÄGLICHE DANKBARKEIT

Monat: ______________________ Datum: ____________________

Ich bin dankbar für:

Ich freue mich auf:

Tägliche Affirmationen:

Abend

Gute Dinge, die heute passiert sind:

Dinge, die ich tun kann, um den morgigen Tag noch besser zu machen:

MONATS-TRACKER

Monat: ______________________

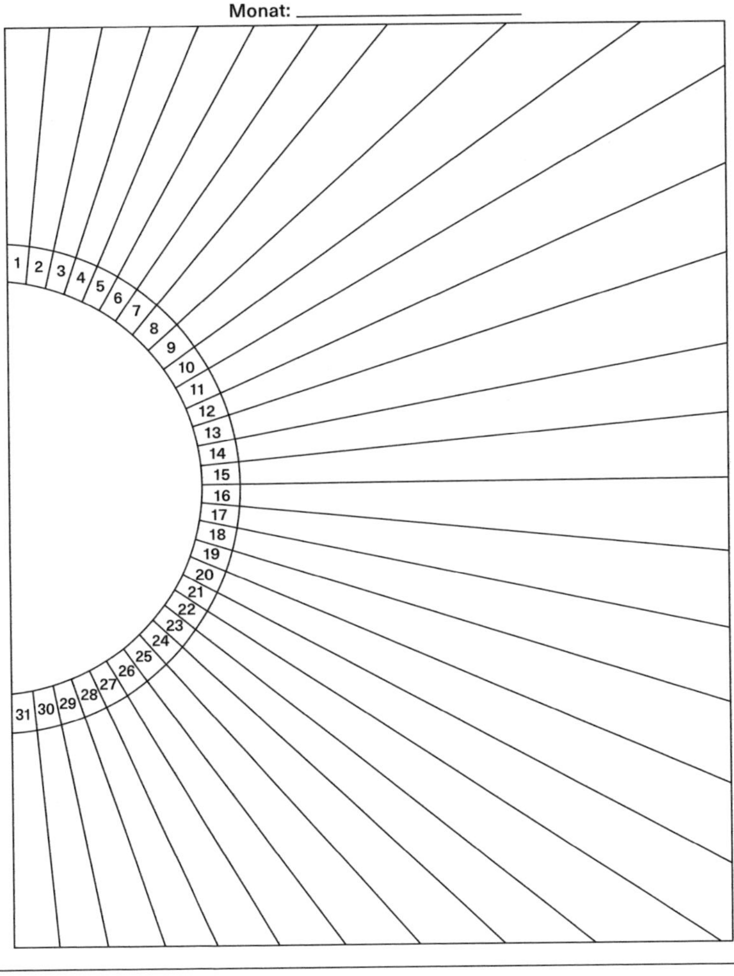

Literaturempfehlungen

Antonovsky, A.: Unraveling the mystery of health, seit 1997 unter dem Titel »Salutogenese. Zur Entmystifizierung der Gesundheit« veröffentlicht (Übersetzung A. Franke), dgvt-Verlag, 1997

Arvey, C.: Der Biophilia-Effekt, Heilung aus dem Wald, Ullstein Verlag, 2016

Beier, C., Demleitner, M., Hamm, D., Danner, H.: Aromapraxis Heute, Therapeutische Anwendung und Monografien, Urban u. Fischer, 2022

Berndt, C.: Resilienz: Das Geheimnis der psychischen Widerstandskraft. Was uns stark macht gegen Stress, Depressionen und Burn-out, dtv, 2013

Buchacher, W., Wimmer, J., Kölblinger, J., Roth, H.: Das Resilienztraining, Linde Verlag, 2015

Byron Katie: Lieben was ist. Wie vier Fragen Ihr Leben verändern können, Arkana Verlag, 2002

Faltermaier, T.: Gesundheitspsychologie, Kohlhammer, Stuttgart, 2005

Frasnellli, J.: Wir riechen besser als wir denken. Wie der Geruchssinn Erinnerungen prägt, Krankheiten voraussagt und unser Liebesleben steuert, Molden Verlag, 2021

Goldsworthy, A.: LandArt, Zweitausendeins Verlag, 1992

Gruber, J., Thoma, E.: Eigenschaften der Bäume und ihre Wirkung auf die Seele, Carl Überreiter Verlag, 2019

Grünewald, P., Moser, M., Gutberlet, W.: Wachsen am Widerstand, Adaptive Resilienz, Weg Verlag, 2015

Hạnh, T. N.: Das Wunder der Achtsamkeit, Theseus Verlag, 1996

Hạnh, T. N.: Innerer Friede Äußerer Friede, Theseus Verlag, 2001

Hatt, H., Dee, R.: Das kleine Buch vom Riechen und Schmecken, Knaus Verlag, 2012

Heller, J.: 7 Schlüssel für mehr innere Stärke, GU Verlag, 2013

Henderson, J.: Embodying Well-Being, AJZ Verlag, 2016

Huppertz, M., Schatanek, V.: Achtsamkeit in der Natur, Junfermann Verlag, 2015

Kabat-Zinn, J.: Die heilsame Kraft der Meditation, arcor Verlag, 2009

Kettenring, M.: Hausapotheke Ätherischer Öle, Joy Verlag, Neuaufl. Ulmer Verlag, 2014

Kettenring, M.: Duftküche, Kneipp Verlag, 2014

Kirschgruber, V.: Die Magie des Waldes, Kailash Verlag, München, 2018

Kitzler, A.: Vom Glück des Wanderns, Droemer Verlag, 2021

Li, Q.: Die wertvolle Medizin des Waldes, Rowohlt Polaris, 2018

Li, Q.: Effect of phytonicides from forest environment on immun function, Nova Biomedical Verlag, New York, 2013

Maehrlein, K.: Die Bambusstrategie: Den täglichen Druck mit Resilienz meistern, GABAL Verlag, 2014

Maitra, O.: Das duftende Büro – eine Untersuchung der Raumbeduftung in kleinen und mittleren Unternehmen, Primavera Fachbuch der Aromakultur Bd.2, 2009

Maslow, A.: Motivation und Persönlichkeit, übersetzt von Paul Kruntorad, Rowohlt, 1981

Miyazaki, Y.: Shinrin Yoku, Heilsames Waldbaden, Irisiana Verlag, 2018

Mogi, K.: Ikigai, japanische Lebenskunst, Dumont Verlag. 2021

Mojay, G.: Aromatherapie für die Seele, Goldmann-Verlag, 1999

Moser, M., Thoma, E.: Die sanfte Medizin der Bäume, Servus Verlag, 2018

Mourlane, D.: Resilienz: Die unentdeckte Fähigkeit der wirklich Erfolgreichen, Business Village GmbH, 2016

Nagel, B.: Art Parfum, Neue Wege zu altem Wissen, Art Parfum Verlag, 2019

Peter, K.: Coachingraum Natur, Schirner Verlag, 2019

Popp, F.-A.: Die Botschaft der Nahrung, Fischer Verlag, 1993

Reivich, K., Shatté, A.: The Resilience Factor: 7 Keys to Finding Your Inner Strength and Overcoming Life's Hurdles, Broadway Books, 2002

Roth, G.: Bildung braucht Persönlichkeit, Klett-Cotta Verlag, 2011/2015

Schlimm-Thierjung, J., Wriedt, C.: Wir lieben Waldbaden, Lippler Books, 2020

Scobel, G.: Nicht Denken, NP&I Nicolai Publishing & Intelligence, 2018

Späker, T.: Zur Bedeutung des Erfahrungsraums Natur für eine psychomotorisch-motologische Entwicklungs- und Gesundheitsförderung, Marburg, 2016, Dissertation

Stern, N.: Das Muße-Prinzip, arkana, 2016

Stock, C.: Resilienz – mit Achtsamkeit zu mehr innerer Stärke, Trias Verlag, 2019

Storch, M., Kuhl, J.: Die Kraft aus dem Selbst, Hogrefe Verlag, Bern, 2017

Storch, M., Cantieni, B., Hüther, G., Tschacher, W.: Embodiment, Hofgrefe Verlag, Bern, 2017

Storl, W.-D.: Wir sind Geschöpfe des Waldes, Gräfe und Unzer Verlag, 2019

Storl, W.-D.: Unsere Wurzeln entdecken, Aurum Verlag, 2009

Thumm, A., Kettenring, M.: Waldmedizin: Die Heilkraft der ätherischen Baumöle, Joy-Verlag, 2018

Thumm, A., Kettenring, M.: Zitrus Düfte - Die Heilkraft der ätherischen Öle von Orange, Zitrone, Limette & Co., Joy-Verlag, 2021

Thumm, A., Zeh, K.: Handbuch Ätherische Öle, Joy Verlag, 2023

Ulrich, R. S.: Psychophysological Stress Recovery Theory, Texas A&M University, 1984

von Borcke, B., Schlimm-Thierjung, J.: Karten-Set, Natur & Resilienz, Resilienztraining, Deutsche Akademie für Waldbaden und Gesundheit, 2024

Watzel, C.: Bioaktive Substanzen in Lebensmitteln, Hippokrates Verlag, 2005

Watzlawik, P.: Anleitung zum Unglücklichsein, Verlag Piper, München, 1983

Wellensiek, S. K.: Handbuch Resilienztraining, Beltz Verlag, 2017

Werner, M., Braunschweig, R. V.: Praxis Aromatherapie, Haug Verlag, 2005

Woelm, E.: Mythologie, Bedeutung und Wesen unserer Bäume, Verlagshaus Monsenstein und Vannerdat, 2006

Wohlleben, P.: Das geheime Leben der Bäume, Ludwig Verlag, 2013

Zarbock, G., Ammann, A., Ringer, S.: Achtsamkeit für Psychotherapeuten und Berater, Beltz Verlag, 2019

Endnoten

1 https://pneumologie-zimmermann.de/studien/Zimmermann et al., 2012
2 https://www.thieme-connect.de/products/ejournals/abstract/10.1055/s-2006-940036?innerWidth=412&offsetWidth=412&device=desktop&id=&lang=de, Artikel Thomas Heidenreich und Johannes Michalak, 2004
3 https://ulb-dok.uibk.ac.at/ulbtirolhs/content/titleinfo/7247350
4 Kartenset »Resilienzwurzeln« von Bea v. Borcke und Jasmin Schlimm-Thierjung
5 WHO, Beitrag 13.3.2023, https://www.who.int/europe/de/news/item/11-10-2023-by-2024--the-65-and-over-age-group-will-outnumber-the-youth-group--new-who-report-on-healthy-ageing
6 Vgl. Deutscher Wanderverband, https://www.wanderverband.de/wandern/wanderwissen/studien-und-leitfaeden
7 Natur & Resilienz – Übungen für Beruf und Alltag, Karten-Set mit 35 Übungen, Resilienztraining – alleine oder in der Gruppe, Deutsche Akademie für Waldbaden und Gesundheit
8 Sung-Joon I., Deeporteere I., Hatt H. »Therapeutic potential of ectopic olfactory and taste receptors«, Nature Reviews Drug Discovery, 2019. Pressemitteilung der Ruhr-Universität Bochum, Zusammenfassung auf idw-online.de
9 Qing Li, Forest Medicine – Effect of Phytoncides from Forest Environments on Immune Function, (bio)medical Verlag, New York 2013
10 Sendung mit Markus Lanz vom 29. Januar 2014
11 https://www.aok.de/pk/magazin/wohlbefinden/entspannung/13-farben-ihre-psychologische-wirkung/
12 Sandra Strixner, https://brainfood-magazin.de/wellenreiten/

Studien zum Waldbaden

Nachfolgend sind wissenschaftliche Studien in zeitlicher Reihenfolge aufgelistet, die den Nutzen und die positive Wirkung des Waldbadens belegen oder zumindest erhärten. Diese Liste der Forschung im Bereich der Waldmedizin ist nicht final. Laufend werden neue Studien publiziert. In der Datenbank der US National Library of Medicine (National Institutes of Health) sind unzählige wissenschaftliche Studien über das Waldbaden (forest bathing, forest therapy) einsehbar. Es gilt hier jedoch auch zu erwähnen, dass es Studien gibt, welche die Wirksamkeit von Waldbaden nicht bestätigen. Zum Beispiel die Studie von Morita et al., welche zeigt, dass es keinen Zusammenhang für das Vorherrschen von Bluthochdruck und der Häufigkeit von Waldaufenthalten gibt. Aktuell ist dies jedoch eine klare Minderheit unter allen wissenschaftlichen Ergebnissen.

https://mindfulmind.ch/wissenschaft-und-waldbaden/

https://ihrs.ibe.med.uni-muenchen.de/team/wiss_mitarbeiter/immich/friedmann2018_heilwirkung_wald.pdf

https://pmc.ncbi.nlm.nih.gov/articles/PMC5580555/table/ijerph-14-00851-t001/?report=objectonly

https://www.alpenverein.de/artikel/waldbaden-was-ist-so-gesund-daran_b159a110-ab62-40e2-b304-58f0f663ff24#:~:text=Au%C3%9Ferdem%20belegen%20die%20untersuchten%20Studien,auch%20

https://www.sciencedaily.com/releases/2024/02/240227172155.htm

https://environhealthprevmed.biomedcentral.com/articles/10.1186/s12199-019-0822-8

https://www.wpr.org/environment/uw-lacrosse-study-forest-bathing-nature-help-childrens-mental-health

https://pubmed.ncbi.nlm.nih.gov/27527193/

https://pubmed.ncbi.nlm.nih.gov/27493670/

https://pubmed.ncbi.nlm.nih.gov/28070397/

https://www.sciencedaily.com/releases/2024/02/240227172155.htm

https://www.newswise.com/articles/teens-benefit-from-forest-bathing-even-in-cities

https://www.mprnews.org/episode/2023/12/04/new-study-finds-variety-of-health-benefits-to-forest-bathing

Register